《江右文庫》編纂委員會

精華編

喻嘉言醫學全書

[清]喻昌 著
蔣力生 葉明花 點校

上册

江西科學技術出版社

圖書在版編目（CIP）數據

喻嘉言醫學全書 : 上、下册 / (清) 喻昌著 ; 蔣力生 , 葉明花點校 . -- 南昌 : 江西科學技術出版社 ,2024.8
（江右文庫 . 精華編）
ISBN 978-7-5390-8598-2

Ⅰ . ①喻… Ⅱ . ①喻… ②蔣… ③葉… Ⅲ . ①中國醫藥學—中國—清代 Ⅳ . ① R2-52

中國國家版本館 CIP 資料核字 (2023) 第 092262 號

喻嘉言醫學全書（上、下册）
［清］喻昌 著　蔣力生　葉明花 點校

責任編輯　王凱勛
設計總監　甯成春
設計製作　光亞平

出版發行　江西科學技術出版社
地　　址　江西省南昌市蓼洲街 2 號附 1 號
網　　址　www.jxkjcbs.com
電　　話　0791-86615241
郵　　編　330009
經　　銷　各地新華書店

排　　版　南昌市青雲譜區龍創設計工作室
印　　刷　浙江海虹彩色印務有限公司
開　　本　720 毫米 ×1000 毫米　1/16
印　　張　68.75
字　　數　920 千字
版　　次　2024 年 8 月第 1 版
印　　次　2024 年 8 月第 1 次印刷
標準書號　ISBN 978-7-5390-8598-2
定　　價　256.00 元（上、下册）
贛版權登字 -03-2024-199

《江右文庫》編纂委員會

出版前言

江西，別稱「江右」，向爲文化繁榮之地、文獻興盛之區，歷史上大家輩出，巨著紛呈，爲中華文明的進步發展做出過巨大貢獻。爲保存和利用鄉邦文獻，發掘和彰顯江西文化的厚重底蘊和豐碩成果，江西省委、省政府決定編纂出版彙集本省歷代優秀典籍的大型文獻叢書《江右文庫》。

江西「三面距山，背沿江漢，南距五嶺，北奠九江，當吴楚閩粤之交」。獨特優越的地理環境，孕育了江西悠久的歷史和璀璨的文化。萬年仙人洞和吊桶環、樟樹吴城、新干大洋洲等遺址，見證了江西早期文明的絢爛。隋唐以降，隨着大運河的開通、大庾嶺驛道的鑿通、政治中心的漸次東移，北方人口大量南遷，江西經濟文化迎來全面發展，農業文化、陶瓷文化、書院文化、科舉文化、戲曲文化、佛禪文化、理學文化、中醫藥文化等蓬勃發展，享譽中外。千百年來，江西大地耕讀傳家，詩書繼世，人文鼎盛，名賢輩起，被譽爲「文章節義之邦」。

江西多著名文人。在詩詞文曲方面都擁有開創文體及流派的大家和齊整的作家陣容。以詩而言，陶淵明開創田園詩派，黄庭堅創立江西詩派，楊萬里創造誠齋詩體，王安石創半山體，文天祥、劉辰翁等興起愛國詩體，「元詩四大家」中江西有虞集、范梈、揭傒斯三家，蔣士銓爲「乾隆三大家」之一，陳三立興起贛派同光體。以詞而言，《全宋詞》收録江西詞家一百七十四人，占全書作者的百分之十二。「宋詞四大開祖」中江西有晏殊、晏幾道、歐陽修，晏殊更有「北宋倚聲家之初祖」的譽稱。姜夔創立騷雅詞派，與辛棄疾豪放派齊名。以文而言，唐宋八大家江西有歐陽修、曾鞏、王安石三家，明代楊士奇爲首開創臺閣體，魏禧爲「清初散文三大家」之一。以戲曲而言，湯顯祖開創臨川派，「臨川四夢」家傳户誦。蔣士銓「妙筆天下」，堪稱清中葉第一曲家。

江西多學術英才。在經學史學、文字音訓、天文地理、音樂書畫乃至農工科技等方面，人才輩出。經學如吴澄、江永等，史學如樂史、歐陽修、劉敞、劉攽、劉恕、馬端臨等，藝術如鍾紹京、黄庭堅、八大山人、羅牧等，科技如宋應星、張潛等，中醫如龔廷賢、陳自明、喻昌等，碩學宗師，燦若星辰。

江西多思想大家。儒家的理學、佛教的禪宗與浄土宗、道教的天師道與浄明道，均創立或發揚光大於江西。朱熹上承二程而集理學之大成，是中國傳統社會後期影響最大的思想家。陸九淵獨闢蹊徑，開創心學，經弟子門人繼承發展，至王陽明而集大成，「陽明一生精神俱在江右」。

江西多忠烈之士。廬陵「五忠一節」輝耀青史，歐陽修忠言直道，輔佐三朝，天下景仰。楊邦乂爲金所虜，堅決不降，慷慨赴死。胡銓不避斧鉞，力請斬秦檜。周必大言事不避權貴，立朝剛正。文天祥以「人生自古誰無死，留取丹心照汗青」的浩然正氣，慷慨殉國。楊萬里清節勵萬世，爲直節名臣。洪皓出使金國，被拘十五年，不忘故土，被稱爲「宋之蘇武」。江萬里全家投「止水」拒降，以身取義。謝枋得「萬古綱常擔上肩，脊梁鐵硬對皇天」，浩氣凛然。

悠久的歷史，燦爛的文化，帶來典籍的興盛。江西人所撰述的典籍汗牛充棟，據不完全統計，目前存世的江西典籍超過一萬種。在《四庫全書總目》收録的一萬餘種圖書中，江西人的著述占比達十分之一；《四庫全書》著録的三千四百多種圖書中，江西人的著述有四百多種，占比超十分之一。浩瀚的典籍，既是古代江西歷史文化的重要載體，又是江西文明嬗變的歷史見證，其價值不可估量。

編纂出版《江右文庫》，通過對江西典籍和歷史文化資源做系統的調查、保護、整理、研究、出版，厘清「源」與「流」，講清「古」與「今」，辨清「陳」與「新」，展示江西文化的博大精深和獨特魅力，功在當代、利在千秋。

《江右文庫》分爲書目編、文獻編、方志編、精華編和研究編。書目編：系統梳理江西典籍資源，展示江西歷史上的著述成果以及記述江西的著述概貌；文獻編：收録約三千種歷代江西學人的代表性著作，集中呈現自秦漢以來至一九一一年爲止江西文化的文本面貌；方志編：選取江西現存各級各類舊志中史料和版本價值較高、品相較好的近三百部志書，以展示江西在方志編纂方面的成就；精華編：在文獻編所收文獻基礎上，精選江西學人在中國各種文化形態中有代表性意義和較大文化影響的著作，以嚴謹的學術規範進行整理；研究編：主要收録由當代江西學者撰寫的研究江西歷史文化的代表性著作，包括通史性著作、專題史著述、歷史文化名人傳記，集中展示當代江西學者在研究江西歷史文化方面所取得的成果。

修史立典，察往知來。編纂出版《江右文庫》，既是我們傳承弘揚中華優秀傳統文化的歷史責任，也是我們禮敬先賢激勵當下增强文化自信的光榮使命。新時代，江西人民將堅定不移沿着中國特色社會主義先進文化前進方向，踔厲奮發，勇毅前行，不斷推進文化强省建設，努力共襄民族復興偉業。

《江右文庫》編纂委員會

本編前言

中華民族有着五千年悠久的歷史和燦爛的傳統文化，作爲傳統文化最主要載體的古代典籍可謂汗牛充棟、浩如煙海。中國歷史文化通過古籍而代代傳承，在社會發展進程中起着巨大的作用。

中國傳統文化是中華民族在長期發展過程中積澱下來的，它與現代文化一樣，都具有顯著的中國特色，同時又都有着自己的鮮明時代特點。傳統文化又是一個發展變動的系統，會隨着時代的發展而不斷創新。因此，傳統文化是現代文化的源頭，是現代文化得以產生的母體，而現代文化則是傳統文化的自然延續和發展。民族傳統文化是永遠不會過時的，古代典籍也會在現代社會建設中發揮自己的作用。例如，有關中醫藥、農林、水利、氣象、建築營造、造紙、製瓷等傳統技藝、環境保護等典籍和文獻資料，至今仍在國家經濟建設和人民健康保障方面做出了重要貢獻，而有關人文社會科學方面的古籍，更在加强中華民族的道德建設，提高人民的思想文化素質和精神境界，增强中華民族的自信心和凝聚力，借鑒治國經驗，完善法治建設，發展社會主義文學藝術，推進社會文明等方面產生了重大影響。我們重視傳統文化，并非不加區别地全盤繼承，而是有選擇地取其精華、棄其糟粕，并結合時代特點推陳出新。古籍整理研究工作就是對中國傳統文化做一番認真的清理的過程，就是推陳出新的過程，從而使優秀傳統文化「創造性轉化，創新性發展」，不但把祖國寶貴的文化遺産繼承下來，還要讓它們爲國家的建設事業提供資源與借鑒。

俗語云，一方水土養一方人，一方水土也孕育一方文化。文化的産生和發展總是和一方區域的自然環境與人才興替相聯繫的。江西地處長江中下游南岸，西境、南境崇山聳立，峻嶺横亘，分别與湖南、廣東毗鄰；東部丘陵起伏，與浙江、福建接壤；北地隔長江與湖北、安徽相望，形成三面環山、一面臨水而相對封閉穩定的區域。江西境内河流縱横，水網密布，土地肥沃，農業生産發達，是歷代王朝的糧倉。江西有色金屬礦藏豐富，森林覆蓋率位居全國前茅，製瓷製茶、金屬冶煉、竹木製作等手工業發達。樟樹更是全國最著名的藥材集散地，被視爲「藥都」。而自唐代開鑿了大庾嶺之後，行旅物資自長江、鄱陽湖經贛江溯流而上，可直達虔州（今贛州），再經大庾嶺梅關而連通廣東、海南，江西便成了中原至嶺南最便捷的通道。交通的發達、經濟的發展大大促進了江西文化的繁榮和人才的繁盛，而文化繁榮最顯著的標志便是大量著作的涌現。

中國歷來重視地方文獻（或稱鄉邦文獻）的搜輯整理，因爲地方文獻是保存一地文化記憶的物質載體，這些鮮活的信息可以使後人全方位、多角度地了解一地文化的概貌和成就，方便他們研究相應時代的社會、歷史、經濟、文化現象，并使這些研究的進一步拓展和突顯時代化特徵有了寬廣深厚的基礎。因此，唐宋以後編輯鄉邦文獻的叢書層出不窮，明清以降更蔚成風氣。新中國建立以來，黨中央一直高度重視古代典籍的整理研究工作，多次發布整理我國古籍的指示。特别是新時代以來，國家的古籍整理研究事業蒸蒸日上，許多省區開展的地方文獻整理工作成果豐碩。中共江西省委、省政府爲了進一步弘揚江西傳統文化，提升江西的文化軟實力，推動江西文化强省建設，决定編纂《江右文庫》，這便自然成爲新時代江西文化建設中的重要基礎工程。

《江右文庫》分「書目編」「文獻編」「方志編」「精華編」「研究編」。其中「精華編」精選江西歷史文化名人的著作一百六十餘種，用現代方法加以校勘標點，以展示江西古代文化的精粹。「精華編」的編排，仍依照中國傳統文化知識體系的分類習慣，將所收典籍分爲經、史、子、集四類，以便讀者檢閲。

江西歷史文化名人及其著作的影響不拘於江西一地，他們的成就具有全國性意義，有些更具有世界性影響。例如，僅以經學而言，北宋王安石及其門人的經學著作在北宋晚期形成著名的「荆公新學」，更乘着變法之勢，風靡朝野五六十年。即使王安石變法失敗之後，「荆公新學」在學術界仍有流韵遺響，以至蘇軾仍稱贊他「網羅六藝之遺文，斷以己意；糠粃百家之陳迹，作新斯人」。「荆公新學」的興盛，還標志着「宋學」的最終形成。相對於「漢學」重章句釋解，「宋學」更重義理闡述，給中國古代學術帶來一股新風。另一方面，王安石變法雖然失敗了，但他製定的許多制度仍被後世沿用。王安石變法及其學術，也在世界學術界産生過影響，他本人被稱爲「中國十一世紀的改革家」。理學的集大成者朱熹，是南宋至明清中國思想界影響最廣博深遠的人物，也是中國經學理學化的最終完成者。他的經學著作一直得到後世的尊崇。他對《四書》的闡述，甚至成了明清時期科舉考試的依據，從而使《四書》的重要性超過了《五經》。朱熹的學説受到世界許多國家學者的重視，使朱熹在世界學術史上也占有一席之地。與朱熹同時的陸九淵則開創「心學」一派，强調内省功夫，與朱熹的理學主張常有論辯，又經後代學者進一步完善，使心學成爲與理學雙峰并峙的學術流派，對中國思想界影響深遠。元代吴澄以繼承朱熹道統自許，著有多種解經著作，與北方的許衡齊名，爲一代大儒。此外，北宋劉敞對《春秋》的闡述，南宋楊萬里對《易經》的研究，都頗具影響；宋代胡士行、段昌武、李如圭，元代胡一桂、毛應龍、袁俊翁、詹道傳，清代魏禧、江永、戴大昌、王朝榘、蔡孔炘、王曜南等的經學都有一定聲名，其中江永的聲望最顯。江永經學著作宏富，講求考據精核，矯正理學末流的空疏，又不墨守成説，繼顧炎武之後開考據之風，并直接推動了乾嘉學派的形成。經學之外，江永於天文曆算、文字音韵等研究都有精深成就。

江西文人中史學成就最高者當推歐陽修，他獨自撰成《新五代史》，又與宋祁先後主持官修《新唐書》。這兩部新史相對於《舊五代史》和《舊唐書》而言，因爲補充了許多新材料而受到人們重視，都被納入「二十四史」。歐陽修的學術成就遠不限於史學著作，他的解經著作《詩本義》可以説是《詩經》研究史上里程碑式的著作。因爲《詩本義》破除了歷代經師陳陳相因、日趨僵化的解經舊説，打破了「疏不破注」的舊規，解經不僅可以質疑傳、注舊説，甚至可以懷疑經文本身，這就在儒家經典研究領域大大解放了思想，并開闢了探究經典本義而闕其所疑的新路，爲宋代義理之學奠定了堅實的基礎。南宋徐夢莘《三朝北盟會編》爲編年體史書，詳列史料，繫以年月，分事記載，是研究南北宋之際宋金史事的重要參考資料。明代陳邦瞻《宋史紀事本末》爲紀事本末體史書，分專題詳列兩宋史實，記述大事的全過程，也是學界常用的史學名著。南宋徐天麟的《兩漢會要》和清人龍文彬的《明會要》分别記載西漢、東漢和明朝的典章制度及其沿革。宋元之際馬端臨的《文獻通考》則記載上古至南宋的歷代典制沿革，與杜佑《通典》、鄭樵《通志》并稱

「三通」，都是政書中的名著。此外，宋人趙汝愚的《諸臣奏議》、明代楊士奇的《歷代名臣奏議》，均輯録大臣奏疏，分門編次，可以幫助了解有關史實，借鑒歷代政治得失。北宋樂史的《太平寰宇記》和歐陽忞的《輿地廣記》，都是歷史地理類的名著，詳細記載了上古至宋代的疆域沿革、州郡設置。《太平寰宇記》還特別注意記載州郡人物、詩文、古蹟等，使地理類著作的體例更爲完備，後代的地方志亦多沿襲樂史的做法。明人郭汝霖的《使琉球録》記載奉使琉球國的行程，證明了釣魚島爲中國領土。元人汪大淵的《島夷志略》詳述親歷海外數十國的見聞，特別是當地的風土人情、物産人物，反映了七百年前中國人的航海意識和航海技術。

古人將經、史、詩文之外的著作一并歸入子部，又將其中不易明確歸類的著作一并歸入雜家，於是子部便無所不包，而雜家類著作便成了子部的大宗，筆記類著作因所記無所不包，也成了雜家類的大宗。筆記至宋而大盛，其中江西文人所著頗多。如吳曾的《能改齋漫録》、張世南的《游宦紀聞》、羅大經的《鶴林玉露》、洪邁的《容齋隨筆》《夷堅志》，都是宋人筆記中的名著，内容豐富，所記翔實，學術價值極高。這些筆記大半考據史實、討論學術，對清代考據學的形成亦有影響。其餘如五代時人王定保的《唐摭言》、元人劉壎的《隱居通議》，也是後人常加徵引的著作。明人鄭仲夔的《玉麈新譚》實近筆記小説，多記傳聞奇事。清人揭暄的《璇璣遺述》則反映了西學東漸對中國文人的影響。子部中另一大宗爲申論儒家性理之學的著作。如明人胡廣的《性理大全書》，彙編宋代理學家的著作和言論，實爲理學的百科全書。明人劉元卿的《諸儒學案》輯録了周敦頤、程顥、程頤、張載、邵雍、朱熹、陸九淵、王守仁等宋明理學二十餘家語録。明人張九韶的《理學類編》亦輯録周、張、二程、邵、朱六家言論，而分天文、地理、人物、性命等幾類編列，性質與前書相似。明人章潢的《圖書編》輯録諸書中有圖可考者爲一編，分經義、象緯曆算、地理、人道四類，所引資料頗有條理，亦類書中較實用者。此外，如清人藍浦的《景德鎮陶録》則記録景窑管理機構、人員分工、瓷器製作、工藝要求等。元人嚴德甫、晏天章的《玄玄棋經》有圍棋聖經之名，是影響頗大的圍棋理論著作。元人趙友欽《原本革象新書》則是涉及天文、曆法、氣候、星象、數算等傳統自然科學的著作，所論亦實有心得。中醫理論與實踐關係人類健康，一直受到古人的重視。宋人陳自明的《陳自明醫學全書》、元人危亦林的《世醫得效方》、明人龔廷賢的《龔廷賢醫學全書》、明人龔居中的《龔居中醫學全書》、清人喻嘉言的《喻嘉言醫學全書》等，均爲江西古代名醫的著作。其中，陳自明是江西古代十大名醫之一，他的《婦人大全良方》是中國古代最早的婦産科專著。《世醫得效方》輯録危亦林家族五世家傳經驗醫方，每方之下標列主治、組成、用法及加減變化，至今仍在中醫藥界使用。龔廷賢被譽爲明代「醫林狀元」。龔居中爲廷賢族人，亦曾供職太醫院。喻嘉言爲清初三大名醫之一。可見，上述五位中醫聖手皆非等閑之輩，他們留下的中醫藥著作亦非等閑醫書。最引人注意的是明代宋應星的《天工開物》，該書分類詳述農業、手工業的種類、産地、工藝、生産經驗等，是世界上第一部有關農業、手工業生産的百科全書式著作。

江西素稱文章節義之邦。東晋陶淵明不爲五斗米折腰，棄官歸隱，躬耕田園，成爲「隱逸詩人之宗」，開創田園詩派，是後世詩人追慕的偶像。他的詩風影響了無數詩人，而他的詩作則不斷被後世詩人追和、模仿，對中國詩歌的發展影響至巨。江西經濟文化在唐代得到大力開發，至宋而大放光采。晏殊以宰相之尊影響文壇，又極注意培養人才，范仲淹、韓琦、歐陽修、王安石都曾得到他的賞識。晏殊與其子晏幾道均以詞作著名，推動了宋詞的發展。歐陽修、王安石均爲北宋文壇巨擘。

歐陽修作爲文壇宗主，大力提倡古文，用以糾正唐末宋初纖弱文風，又極力獎掖青年才俊，王安石、曾鞏、蘇軾、蘇轍等人都得到他的提攜。在歐陽修的提倡和努力下，文壇風氣一新。王安石以古文名家，其文風格精悍勁峭，其詩則一改唐人格調而開「宋詩」先河，是「宋詩」的重要奠基者之一，古詩、律詩、絶句各體皆工，尤以絶句冠當時。曾鞏亦以古文名家，與韓、柳、歐、王、三蘇并稱「唐宋古文八大家」。黄庭堅詩與蘇軾齊名，世稱「蘇黄」，又被「江西詩派」推爲宗主，也爲「宋詩」風格的形成作出了重大貢獻。黄氏於詩文之外尤精書法，與蘇軾、米芾、蔡襄一起并稱「宋四家」。李覯爲北宋早期思想家，主張「康國濟民」、富國强兵，又立書院講學，解説多有新見，對理學的形成有重大影響。「清江三孔」（孔文仲、武仲、平仲）當時頗有文名，黄庭堅曾以「二蘇聯璧」「三孔分鼎」贊之。「鄱陽三洪」指洪适、洪遵、洪邁弟兄。他們的父親洪皓曾出使金國被扣十五年，不屈而歸，又遭秦檜嫉恨，謫居嶺南九載，赦歸途中去世，一生困頓而大節凛然，三子均有大名。洪适、洪遵官至宰輔，除詩文外，洪适又是著名的金石學家，洪遵則是錢幣學家，洪邁更以筆記見長，所著《容齋隨筆》《夷堅志》影響巨大。惠洪是北宋著名詩僧，與黄庭堅等往來密切，於北宋僧人中詩名最盛，詩集《石門文字禪》外，所著《冷齋夜話》是詩話名著，《僧寶傳》記録禪門宗師數十人的生平，爲禪宗名著。胡銓是南宋名臣，力主抗金，曾上書請斬秦檜，朝廷震動，被貶今海南三亞，爲人慷慨有氣節，爲文亦曉暢簡約、恢閎謹嚴。楊萬里爲南宋一代詩宗，與陸游、范成大、尤袤并稱「南宋中興四大詩人」，爲官清正廉明，頗有時譽，詩風清新自然，被稱爲「誠齋體」（萬里號誠齋）。姜夔是南宋著名詞人，也是著名的音樂家，與蕭德藻、楊萬里等交游唱和，爲南宋詞壇大家，其詞作《暗香》《疏影》，幾乎家喻户曉。南宋末民族英雄文天祥在南宋政權風雨飄摇之際，明知不可爲而爲之，堅持抗元，被俘不屈，慷慨赴死，詩風激昂忠憤，其《正氣歌》和「人生自古誰無死，留取丹心照汗青」的自白，至今激勵着國人的愛國情懷。吴澄、虞集、范梈、揭傒斯是元代文壇巨匠，虞集、范梈、揭傒斯、楊載四人號爲「元詩四大家」，四家中江西占其三。虞集、揭傒斯還是當時著名的書法家，當時人評虞集「古隸爲當代第一」，揭傒斯書法則有晋人風神。而吴澄除詩文外，經學成就當時亦罕有其匹。明代初期，文壇臺閣體盛行，楊士奇因任輔臣數十年，成爲文壇盟主，其詩作雍容平和，對仁政、盛世充滿嚮往，亦爲臺閣體本色。解縉以神童聞名，才華横溢，文章雄勁奇古，詩作豪宕豐贍。解縉主持纂修的《永樂大典》是中國最大的類書，也是世界上體量最大的名著，爲保存和弘揚中國傳統文化作出了重大貢獻。夏言曾爲首輔，治國有政績，遭嚴嵩構陷而死。夏言一生撰詩詞約二千首，風格多樣。羅汝芳爲明中後期思想家、泰州學派代表人物，應邀在各處講學，在當時有較大影響。譚綸，明後期軍事家、文學家，抗倭名將，與戚繼光、俞大猷等合力平定福建倭患，又善音律，喜戲曲，推動了海鹽腔和弋陽腔的融合，促進了宜黄腔的形成，於晚明戲曲的發展有大貢獻。湯顯祖爲明後期杰出的思想家、文學家，提倡「情」而不籠統反對「理」，認爲理與情相抗相争而又相輔相成，主張情理兼顧、順理遂情，憧憬一個法治和教化并舉、封建秩序協調而穩定的社會。他以「臨川四夢」名世，成爲中國文學史上劃時代的戲曲家；又以新鮮活潑的思想觀點和對「至情」的歌頌、對弊政的抨擊，而成爲處於時代前列的思想家。明清之際著名學者周亮工，博學多才，著述宏富，論文治學均主張兼收并蓄，「樹千萬五色幟」，詩文之外旁涉文字音韵、天文地理，尤善書畫，精篆刻，富藏書，喜交游，學術興趣廣泛，成果豐碩。李紱是清代康雍乾三朝名臣，爲官清正，曾因參劾河南巡撫田文鏡觸怒雍正帝而遭下獄論斬，但瀕死不悔。李紱治學謹嚴，爲學常調和朱陸而偏重陸王之學，爲清代陸王學中堅。蔣士銓在乾隆朝極有文名，與彭元瑞二人被乾隆帝譽爲「江右兩名士」，詩與袁枚、趙翼齊名，戲曲創作影響尤巨，是中國戲曲史的殿軍。謝啓昆科舉順利，仕宦顯達，爲官頗有政績，治學勤奮，著作等身，所著《小學考》爲治文字、音韵、訓詁者必讀書，詩文集及其他著作有廣泛影響，所作論詩詩頗得時人好評。黄爵滋與林則徐、鄧廷楨等爲禁煙名臣，而黄爵滋是首倡禁煙者。鴉片戰争發生後，黄爵滋親赴閩浙查禁鴉片，又與林則徐、龔自珍、魏源等提倡經世之學，力主富國濟民。文廷式是清末光緒帝黨的重要人物，主張變法維新，甲午戰争時上疏痛斥李鴻章誤國，力促抗戰。文氏詩文詞俱佳，詞尤有名，是異軍突起的詞壇勁旅，在當時頗有影響。

《江右文庫》「精華編」全面準確地體現了江西優秀傳統文化的深厚底藴。檢閲「精華編」，我們能體悟到群星璀璨的輝煌場景。「精華編」所體現的輝煌文化，一直和中國其他區域的傳統文化精華融匯在一起，形成了中國優秀傳統文化的長河，并且哺育了歷代先人。我們相信，中國優秀傳統文化的長河也一定會在新時代哺育一代又一代新人并創造新的輝煌。

（楊　忠）

整理説明

喻嘉言不僅是江西古代的傑出醫家，也是中國醫學發展史上具有崇高聲望、深遠影響的代表性人物，被譽爲明末清初的三大名醫之一，素有「江南聖醫」之稱。

一、生平傳略

喻嘉言，名昌，號西昌老人，江西新建（今屬南昌市）人。生於明萬曆十三年（一五八五），卒於清康熙三年（一六六四），享年八十歲。

喻氏少年聰穎，博極群書，「學足以達三才，智足以周萬物」，自命不凡，然科場淹滯，久久不拔。明崇禎三年（一六三〇）中副榜，翌年赴京會試，困於棘闈，遂留居京都三年多。其間曾上書言策，憤欲有爲，卒無所就。後受友人之勸，返歸鄉里。順治初，尋以詔徵，力辭不就，佯狂披鬀。未幾，蓄髮還俗，以醫爲業。往來新建、靖安間，居靖安最久，治療多奇中，名聞遐邇。後負笈遊歷，足跡遍及江淮汶泗間。

順治中，應錢謙益之邀，僑寓常熟，以醫術專精而冠絶一時。然畢竟是易地而居，雖可溘然塵外，而感時興物，難免煙火擾胸，故自詠詩云：「道脈相沿久若淪，垂絲萬丈探驪鱗。污衣裹病渾忘老，白飯酬年不計貧。」康熙三年，與國手李元兆對弈三晝夜，斂子而卒。錢謙益以佛龕奉之。康熙間，其甥迎歸靖安。雍正中，改葬南昌西湖邊徐孺子墓側。清名士蔣士銓有《喻嘉言先生改葬告詞》紀之。

喻氏「才辯縱橫，不可一世」，交遊甚廣，且多爲當時名流高士。如臨川才子陳濟泰、東南文宗錢謙益、婁東名士胡周鼒、圍棋國手李元兆等，都與喻氏交往甚密，對喻嘉言的學業醫術乃至日常生活產生過重大影響。尤其是錢謙益，不僅邀其定居常熟，提供安定平穩的業醫及生活環境，還爲其《尚論篇》《醫門法律》撰序，盛讚喻嘉言「道洽古今，學通術數」，有孫思邈遺風，神其術爲「聖醫」。並題詩相贈：「公車不就幅巾徵，有道通儒梵行僧。習觀湛如盈室水，煉身枯比一枝藤。嘗來草别君臣藥，拈出花傳佛祖燈。莫謂石城難遯跡，千秋高獲是良朋。」將其稱作「漢之高獲」，由此可見錢氏對喻嘉言的尊重。

喻氏在醫界的朋友也很多，武林張卿子、平湖李延昰、嘉定王東皋，都是莫逆之交。李延昰《脈訣彙辨》序稱得西江喻嘉言「教益弘多」。嘉定王東皋乃是忘年之交，王之本草書稿初成，呈示喻嘉言，喻贊其「手握靈珠，燭照千古」，王即以《握靈本草》名書，足證王氏對喻評的自珍。

喻氏定居常熟後，著書立説，課徒授業，及門弟子甚多，著名者有徐彬、程林、陳瑚、陳驥等。

徐彬，字忠可，浙江嘉興人。徐爲明太僕徐世淳第三子，因父死而轉習岐黄術，成爲喻嘉言的得意門生。所著《金匱要略論注》，入編《四庫全書》。另編集《喻嘉言先生傷寒尚論篇全書》，收入喻昌《尚論篇》四卷、《傷寒尚論篇編次仲景原文》一卷，另有徐彬自撰《傷寒百十三方發明》《傷寒抉疑》《傷寒圖論》三種。徐傳弟子南昌羅子尚，羅子尚又傳與舒詔。舒詔，字馳遠，江西進賢人。舒詔所著甚多，僅傷寒著作即有《傷寒集注》十五卷、《傷寒六經定法》一卷、《尚論翼》八卷等多種，將喻嘉言《尚論篇》預以補訂集注，發揮喻氏學術思想，並對喻氏之學多有匡正。

程林，字雲來，安徽休寧人。師事喻嘉言，與喻一問一答討論《傷寒論》，共十六問答成《答問篇》，收入《會講温證語録》，後又輯入《尚論後篇》。另著有《聖濟總録纂要》《傷寒論集》《金匱要略集解》《醫暇卮言》等，對喻氏傷寒温病之學多有發揮。

陳瑚，字言夏，號確庵，蘇州太倉人。師事喻嘉言，在喻七十歲時，感於喻著《寓意草》《尚論篇》《醫門法律》均已先後定稿，惜手抄不便，意欲合刻諸書爲一集，並撰《喻嘉言先生醫書全集序》，闡述醫理及喻嘉言從醫之始末，對喻氏學術思想及成就推崇備至。

陳驥，字千里，江蘇常熟人。爲喻嘉言入室弟子，治病隨手取驗。

除上述著名醫家外，喻氏的及門弟子還有古疁陳彥超、朱履謙，婁水錢僩、海隅王允達等，多爲一時俊彥。

喻嘉言學術思想影響深遠，傳承其旨緒者，尚有謝星煥、謝甘澍父子及程知、雷豐、李鐸、曾鼎、吴儀洛、張璐、周揚俊、沈明宗等衆多醫家。

謝星煥臨症主張先議病後用藥，每以喻氏所説爲矜式。其子甘澍，著有《寓意草注釋》，對《寓意草》全書字解句疏，引申發揮，旁道其義，對彰明喻氏心法功甚大焉。

程知，撰《傷寒經注》，高度推崇《尚論篇》，稱「近復得喻氏《尚論》一篇，快論掀翻，妙義標竪，破前人之窠臼，開後學之悟門，足爲張子功臣」。

雷豐，所撰《時病論》，極力讚美喻氏秋燥論，論及春温更是推崇喻氏之説，以爲「精且密矣」。

李鐸，撰《醫案偶存》，遵循喻氏「先識病，後議藥」之則，對謹防誤治有深刻認識。

曾鼎，仰慕喻嘉言之名，寄居喻氏禪息之所，刻苦研讀喻氏之書，終成京師名醫。

吴儀洛，編輯《傷寒分經》一書，即以《尚論篇》爲本，加以潤色發揮，多有創見。

張璐，編集《張氏醫通》，其中《傷寒緒論》《傷寒纘論》，多綜方有執、喻嘉言之學，切於實用。

周揚俊，棄儒習醫，讀書多年仍覺茫然，後讀喻嘉言《尚論篇》，豁然有悟。後取方有執《傷寒論條辯》、喻氏《尚論篇》，附以己見，編成《傷寒論三注》十六卷，對傷寒温病的發展大有貢獻。

沈明宗，精通醫典，著有《傷寒六經纂注》二十四卷、《傷寒六經辨證治法》八卷，對喻氏《尚論篇》多有取法。

此外，史以甲《傷寒正宗》、高學山《傷寒尚論辨似》、黄元御《傷寒懸解》、程應旄《傷寒論後條辨》，均屬錯簡重訂之作，深受喻氏《尚論篇》影響。

二、主要著述

喻氏移居常熟後，生活穩定，診事之餘，見天下醫學之敗壞，慨然曰：「吾執方以療人，功在一時；吾著書以教人，功在萬世。」於是，閉戶不出，撰以自見。據《新編中國中醫古籍總目》所載，署名喻昌的著作即有十多種，可以確考爲喻昌所著的有以下幾種。

《尚論篇》

又名《尚論張仲景傷寒論重編三百九十七法》，撰成於清順治五年（一六四八）。書凡四卷，卷首一卷，實五卷。全書在辨析《傷寒論》編次及注家得失之後，參攷方有執《傷寒論條辨》，重新編次《傷寒論》爲三百九十七法。編次時堅持「三綱鼎立」的主張，六經病證以太陽經爲大綱；太陽經中，又以風傷衛、寒傷營、風寒兩傷營衛爲大綱，從而分列上、中、下三篇，每篇類聚相應病證及大法。其餘各經也是如此，依綱統法，編次證候，並條分縷析，詳加詮釋。《傷寒論》經此編次後，綱舉目張，條理井然，醫家稱爲善本。

《尚論後篇》

《尚論後篇》亦爲四卷，成書時間與《尚論篇》同，刊行於清乾隆四年（一七三九）。該書論述温證、傷寒、真中風、小兒諸症及三陽、三陰各經證方，與《尚論篇》有相互發明之妙。魏元曠跋稱：「後四卷中所論温病，及長夏傷於濕、秋傷於燥、小兒無驚風之類，皆得之創獲，尤時醫所嫉，故但將前四卷付梓，後四卷則藏之以待身後。」認爲「《尚論》前後八卷，尤簡當明晰。譬諸紫陽，《醫門法律》乃其大全，而《尚論》前後篇則其四書集注也。欲知醫者，必津逮《尚論篇》而後可。」尤其是卷一的《會講篇》，對温病學説的發展完善作出了重要貢獻。

以上兩書收入《四庫全書》時，徑稱《尚論篇》八卷。

《寓意草》

《寓意草》是中醫學中著名的醫案筆記。書凡四卷，所載爲喻昌手訂治療内科雜病或傷寒等疑難病證的六十餘則案例。每案詳述其病因、病情，尤著力於辨證治療，推敲設問，層剖縷分，務求精審明晰。《四庫全書總目提要》稱其「反復推論，務闡明審證用藥之所以然，較各家醫案但泛言某病用某藥愈者，亦數有發明，足資開悟焉」。

《醫門法律》

《醫門法律》六卷，撰於清順治十五年戊戌（一六五八），是清初以來頗有影響的綜合性醫書。所謂「法」，即臨床辨證論治的法則；所謂「律」，即針對一般醫生辨證治療易犯之錯誤揭示禁例，故書名《醫門法律》。《四庫全書總目提要》謂「此書乃專爲庸醫誤人而作，其分別疑似，既深明毫釐千里之謬，使臨證者不敢輕嘗。其抉摘瑕疵，並使執不寒不熱、不補不瀉之方苟且依違、遷延致變者，皆無所遁其情狀，亦可謂思患預防，深得利人之術者矣」。

以上四書，喻嘉言七十歲時，門人陳瑚欲輯爲一帙，名《喻嘉言先生醫書全集》，惜未刊刻。後來合刻本，稱《喻氏三書》或《喻氏醫書三種》或《喻氏遺書三種》，相繼不斷，版存多種。

《痘疹生民切要》

此爲喻氏兒科著作，現存清順治十六年己亥（一六五九）刻本。書凡上下二卷，卷前有面部吉凶圖、臟腑所屬圖各一幅，圖説一篇，解説頭面形色主病。上卷主要闡述痘疹原委、預防調理、輕重症條例，痘疹表裏虚實的辨别要領，及三陰、三陽症治的臨床處理原則，偏於理論闡釋。下篇主要闡述痘疹臨床各種變症的診斷治療方法，偏於方藥應用。

喻氏著作除上述五種外，其餘署名者多爲改編或摘編之作。如《温症朗照》《春温》《瘟疫發微》《會講温証語録》等，即爲《尚論後篇》卷二之《會講篇》。《傷寒抉疑》爲徐彬所撰，《傷寒脈證歌》《喻選古方試驗》亦係他人所改編。另有《瘟疫明辨》一書，早有康熙十四年（一六七五）署名戴天章的刻本，難以認定是喻氏之作。此外，江西省圖書館藏有署名喻昌撰的《醫法精義》清刻本一册，残存一卷（二），亦難判其真僞。

三、突出貢獻

喻嘉言出儒入佛，參禪援道，最終以醫名世，其間坎坷心曲，自不待言。惟其儒佛道三家博通，故於醫學出神入化，機杼別具，卓然爲大家。喻嘉言在醫學上的成就與貢獻，主要體現在以下幾個方面：

一是對傷寒學説的研究與貢獻。

喻嘉言對傷寒學説的研究成果集中體現在《尚論篇》中，突出的成就有兩點。

其一是整理《傷寒論》，重新編次仲景原文。明清醫家對通行本《傷寒論》有了新的認識，如方有執就認爲張仲景《傷寒論》經王叔和編次後，已非原貌，再經成無己注釋，更多改竄。喻昌推崇方有執，發揮錯簡説，駁斥王叔和妄補《序例》《平脈法》等篇，並以六經證治爲綱，捃拾詮次，重新編訂《傷寒論》，使其綱舉目張，條理分明，更切實用。《四庫全書總目提要》指出：「其於《傷寒論》原文，則六經各自爲篇，而以合病、並病、壞病、痰病四類附三陽經末，以過經不解、差後勞復病、陰陽易病三類附三陰經末，每經文各冠以大意，綱舉目析，頗有條理，故醫家稱善本。」《鄭堂讀書記》評價《尚論篇》，亦稱「大都發揮仲景之精微，補正叔和之遺闕，參以妙悟，得之神解」。

其二是提出了「三綱鼎立」説。這是喻嘉言研究《傷寒論》的發明。喻嘉言受「風傷衛」「寒傷營」「風寒兩傷營衛」的啟發，在《尚論篇卷一・論太陽傷寒證治大意》中提出：「風則傷衛，寒則傷營，風寒兼受，則營衛兩傷，三者之病，各分疆界。仲景之桂枝湯、麻黄湯、大青龍湯，鼎足大綱，三法分三證。」「風傷衛」指風邪入衛則脈外浮，用桂枝湯解肌；「寒傷營」指寒性收引則腠理閉密，用麻黄湯散邪外出；風寒兩傷營衛，腠理閉而煩躁則用大青龍湯。後來，學界把他的這種觀點稱爲「三綱鼎立」説。喻嘉言這種把病機和方藥結合的思想體現了他對《傷寒論》的創新性理解，是傷寒論錯簡重訂派的主要學術思想之一。喻嘉言所著《尚論篇》爲研究《傷寒論》提供了新的思路，後代醫家張璐、吴謙、吴儀洛、程應旄等人在「三綱鼎立」説的基礎上對《傷寒論》進行了更多的闡釋發揮。

二是對温病學説的研究與貢獻。

喻嘉言所處的時代，戰争不斷，災禍連年，温熱病、疫癘病肆虐流行，因此温病學説獲得前所未有的發展。喻嘉言則是這個時期的關鍵性人物，他對温病學説的研究有着承先啟後的重要影響，尤其是對温疫的認識，與吴又可具有同等的地位。

喻嘉言在《尚論篇·詳論温疫以破大惑》中，對温疫的傳染性、疫邪侵入途徑，以及預防治療的大法，均有深刻的揭示。

喻嘉言認爲，風暑燥寒爲時氣病，疫厲爲傳染病。四時不正之氣，感之者因而致病，初不名疫也。因病致死，病氣、尸氣，混合不正之氣，斯爲疫矣。饑饉兵凶之際，疫病盛行，大率春夏之交爲甚。蓋温暑熱濕之氣交結互蒸，人在其中，無隙可避。病者當之，魄汗淋漓。一人病氣，足充一室，況於連床並榻，沿門闔境，共釀之氣，益以出户，尸蟲載道，腐墐燔柴掩席，委壑投崖，種種惡穢，上溷蒼天清淨之氣，下敗水土物産之氣，人受之者，親上親下，病從其類，有必然之勢。

至於疫邪侵入的途徑，傷寒之邪，先行身之背，次行身之前，次行身之側，繇外廓而入；温疫之邪，則直行中道，流布三焦。上焦爲清陽，故清邪從之上入；下焦爲濁陰，故濁邪從之下入；中焦爲陰陽交界，凡清濁之邪，必從此區分。甚者三焦相溷，上行極而下，下行極而上。

關於治療的大法，喻嘉言明確指出，未病前，預飲芳香正氣藥，則邪不能入，此爲上也。邪既入，急以逐穢爲第一義。上焦如霧，升而逐之，兼以解毒；中焦如漚，疏而逐之，兼以解毒；下焦如瀆，決而逐之，兼以解毒。營衛既通，乘勢追拔，勿使潛滋。

《尚論篇》撰成於清順治戊子年（一六四八），較吴又可《瘟疫論》稍後數年，固足並重。

三是對基礎理論的研究與貢獻。

喻嘉言非常崇尚《黄帝内經》《傷寒論》等經典著作，尤其於基礎理論，用功最深，不僅見識淵博，而且敢於創新，不斷完善、發展中醫理論。著名的「大氣論」「秋燥論」，是喻氏對中醫基礎理論研究的重要成果，獨樹一幟，爲世人所推崇。其中，「大氣論」是《黄帝内經》「大氣」的發揮之作，「秋燥論」是《素問》「秋傷於濕」的駁誤之作，均不同程度地深化了《黄帝内經》理論研究，對於提高臨床思維富有啟示作用。

「大氣論」是喻嘉言學習研究《黄帝内經》的心得體會。喻氏根據《素問·五運行大論》的「大氣」説，體會到天地間萬事萬物的生成變化皆源於大氣，大氣的運動不息是自然界一切運動變化的根源，天地間一切有生之物的發展過程都是大氣作用的結果。他特别强調有形之物對於無形之氣的依賴作用。

喻氏認爲，人與天地相應，人的生命活動及生命過程都與人自身的大氣密切相關。人的氣血循行環流及一切生命活動無不依賴於胸中大氣的推動和維持。

他認爲大氣摶聚於胸中，包舉於心肺周圍。胸中大氣既不同於膻中之氣，也有别於宗氣、營氣和衛氣。胸中大氣是諸氣之總司，具有統攝和推動的作用。

胸中大氣的本質就是胸中陽氣。喻氏「大氣論」爲臨床治療胸中大氣異常造成的疾病提供了可借鑒的有益參考。他特别强調臨床治病要注意保護胸中大氣，用藥不可誤傷胸中大氣，以免造成次生患害，這對於指導臨床治療用藥具有積極意義。

「秋燥論」是喻嘉言《醫門法律》中的一篇，該篇提出了「秋傷於燥」這一著名命題，並對燥邪的性質、致病特點及治療方法等進行了比較繫統而全面的論述，頗有發明，受到後世廣爲推崇。

喻氏「秋燥論」首先駁正《黄帝内經》「秋傷於濕」之誤，應爲「秋傷於燥」，認爲四時六氣各有所主，四時所傷，多傷於其主令之氣，這是符合自然氣候變化的客觀規律和臨床實際的。

喻氏「秋燥論」中對燥氣致病的病證病機進行了深入的闡發，並引證《黄帝内經》「燥勝則乾」之論，説明燥氣致病以乾燥爲特點。其臨床表現，在外爲皮膚乾燥皴揭；在内則津液耗竭，精血枯涸，肉爍而皮著於骨。究其原因，皆由於燥氣所傷。論其病機，則爲燥氣過甚，戕伐肺金。

至於燥氣爲病的治療，喻氏主張清燥救肺，以甘柔滋潤之品組方，使肺氣得潤，治節有權，清肅之令得行，則諸氣之頓郁自解，諸痿及喘嘔皆愈。其所創製的清燥救肺湯，以霜桑葉清潤肺金爲君，配伍麥冬、阿膠、胡麻仁等滋肺潤燥；石膏清肅肺熱，枇杷葉潤肺下氣，並以人參、生甘草養肺胃之氣津，而收培土生金之效。

此外，喻氏對《内經》臟腑經絡學説亦多有闡發，並在《醫门法律》中把「治病不明臟腑經絡，開口動手便錯」列爲律條，被後世醫家奉爲圭臬。尤其對脾胃理論的運用，喻氏以臟腑經絡學説剖析脾胃病的病因病機，警示世人，勿見脾胃之爲病，便妄投温補之劑。喻氏舉「胃氣乃厚」爲例，認爲五味之過，皆可傷人，味過於苦，則脾氣不濡，脾不能爲胃行其津液，故胃氣積而至厚也，一反王冰「厚爲強厚，不作病態論」之觀點，頗具創見。

四是對醫事規範的研究與貢獻。

對於醫生的診療行爲如何規範，自《周禮》而下，代不乏人。喻嘉言《醫門法律》《寓意草》對此不僅有理論上的認識，更有具體的律例方案。

一者創立醫門律例，剖析誤診原由。自古醫書多載成功之經驗，而罕見誤診誤治之教訓檢討。喻氏不僅申明四診及《黄帝内經》《傷寒論》治病之法則，而且深入分析臨床各種雜病的疑似，提示禁例，思患預防，以減少臨床誤診誤治。所著《醫門法律》，可以看作是中醫學史上系統研究誤診學的專著。書中先列「論」，分析每一病證的原因、病理和病程變化；次爲「法」，結合臨床病證，正面闡述辨證論治的大法；再次爲「律」，扼要指出一般醫生易犯的錯誤，並提示禁例，以防誤治。喻氏此書的本意重在杜絶偏差，正確施治。正如《四庫全書總目提要》所説：「昌此書，乃專爲庸醫誤人而作，其分别疑似，既深明毫釐千里之謬，使臨證者不敢輕嘗；其抉摘瑕疵，並使執不寒不熱不補不瀉之方，苟且依違遷延致變者，皆無可遁其情狀，亦可謂思患預防，利人之術者矣。」《四部寓眼録》也稱：「此書，專爲庸醫殺人者作。每症詳其治法，而反是者糾之以律。」

二者訂立議病程式，規範醫方診案。中醫治病之記録，古代謂之「診籍」，《史記·倉公傳》所載二十五則「診籍」爲最早之醫案。後來醫案滋繁，體例各異。喻氏《寓意草》，首冠二論。一爲《先議病後用藥》，喻氏認爲臨證的首務「必先識病，識病然後議藥，藥者所以勝病者也。識病，則千百藥中，任舉一二種用之且通神；不識病，則歧多而用眩。凡藥皆可傷人，况於性最偏駁者乎！」又説：「病經議明，則有是病即有是藥，病千變藥亦千變。」二爲《與門人定議病式》，這是喻氏給學生設定的病歷格式，提出了望聞問切的具體要求，諸如病人的發病季節、環境處所、生活習慣、體質强弱、年齡長幼、情志苦樂、脈證現狀，以及治療經過等各種情况，均須辨識清楚。並且要求認真審定疾病的陰陽虚實、内傷外感、表裏上下、何臟何腑等具體情況，根據古人的七方十劑來決定所用之藥物。必期做到「一一詳明，務令纖毫不爽」，可謂嚴格細緻，面面俱到，可爲醫門矜式。而《寓意草》所載六十多則醫案，實爲古代醫案之經典，至今仍有借鑒意義。

五是對養生保健的研究與實踐。

史傳記載，喻嘉言身體素弱，夙有瘀疾，少時遇異人，授内養法，遂終身不臥。「終身不臥」，難免有些神秘，然喻嘉言的及門弟子陳瑚在《喻嘉言先生醫書全集序》也説：「先生又以爲吾之有身，天下之所視以爲標的也。吾舊有瘀疾，吾身不精強，則雖欲治療人，而人不信，不信則無功。乃以《參同》《悟真》自養其身，守一而處，和魚遊而蟲蟄，謹蓋藏，修昆侖，通三關，集五采，晝夜不寐者二十年，天下乃益信爲真人，得長桑君指授，飲上池水，見人五臟者也。」

根據陳瑚的説法，喻嘉言的内養功夫可謂精深至極，不僅有理論指導，具體法竅，更有長期的實踐體悟。看來他的「不倒睡臥」確實可信，臨終前「與國手李元兆對弈三晝夜，斂子而卒」也不是荒誕之説。可惜有關喻氏究竟如何做到「終身不臥」的記載闕如，有待深入發掘研究。

四、版本源流

本書收録喻嘉言著作五種，即《尚論篇》《尚論後篇》《醫門法律》《寓意草》《痘疹生民切要》。前四種以《豫章叢書》本《喻氏遺書三種》爲底本，後一種以清乾隆三十七年（一七七二）陸師鑒題識本爲底本。前者之所以取《豫章叢書》本爲底本，主要因爲該叢書收入的乾隆二十八年陳守誠刻《喻氏三書》

錯譌絶少，最稱精審，且《豫章叢書》本身編選嚴謹，印製清晰精美，雖已百年，爛然朗目。而所收喻氏之書，均經南昌魏元曠、萬載盧耿校勘，並有校勘記可據。魏、盧系民國年間的著名學者，所校極爲精謹。

由於所收各書的刊行時間不一，版本流傳亦自有別，現分別介紹於後。

《尚論篇》按喻氏自序，撰成於清順治五年戊子（一六四八），錢謙益序於清順治八年辛卯（一六五一），首刊時間不可確考，今存順治刻本無紀年，另一較早刊本爲清康熙七年戊申（一六六八）李秀芝、朱誠甫刻本，此後傳本頗多。

《尚論後篇》，按喻氏《尚論篇》書後識語，成書時間當與《尚論篇》同，最晚不會超過清順治七年庚寅（一六五〇）夏，順治十一年（一六五四）七十歲時求序於錢謙益。此書喻氏生前未能刊行，殁後稿存外甥舒斯蔚家，直至乾隆四年（一七三九）在舒斯炅的捐助下才得以刊刻，即爲清乾隆四年己未靖安在茲園刻本，此本有舒斯蔚跋及靖安知事王端的序各一篇。此後各種合刻本，時間均當在在茲園刻本後。

《醫門法律》，按錢謙益序爲喻氏七十歲時定稿，自序則爲順治十五年（一六五八），作者時年七十四歲，今有順治、康熙間葵錦堂刻本，可能是初刻本。此本不久即傳入日本，今存日本寛文五年（一六六五）翻刻葵錦堂本。

《寓意草》，作者自序於明崇禎十六年癸未（一六四三），今存自序首刊本。《四庫全書》附《醫門法律》後。

《痘疹生民切要》，撰成及首刊時間均不詳。今存兩個版本，一爲陸師鑒題識本，刊於清乾隆三十一年壬辰（一七七二），書中增述部分爲陸師鑒所撰。另一本爲清順治十六年己亥（一六五九）文盛堂刻本，惜未見。

蔣力生　葉明花

總目

痘疹生民切要

附録

尚論篇

蔣力生　葉明花　點校

目録

點校説明

《尚論篇》，清喻昌撰。

《尚論篇》初印時各卷卷首均題《尚論張仲景傷寒論重編三百九十七法》，而版心只稱《尚論篇》，後即以標目。全書本八卷，作者生前只允刻了前四卷，故也有《尚論前篇》或《尚論前四篇》之稱。另有卷首一卷，實際上全書應爲五卷。卷首有論六篇，先論《傷寒論》大意，次辨叔和編次之失，次辨林億、成無己校注之失，次駁正王叔和《序例》，次論春温大意並辨叔和四變之妄，約當於今之緒論，在闡述對傷寒、温病的認知及對《傷寒論》文本編排體例與注家的得失評判後，表明作者編撰此書的立場、觀點、目的及邏輯理路，具有提綱挈領的作用。卷一至卷四是全書的本體内容，按照以六經爲綱，依綱統法，編次證候，方隨法出的編撰原則，將仲景《傷寒論》重編爲三百九十七法。每法之下，類證彙聚相關條文，並詳加詮釋，答疑解惑。卷一爲太陽經，分上、中、下三篇，上篇五十三法，中篇五十八法，下篇二十四法。卷二爲陽明經，亦分三篇，上篇三十九法，中篇三十一法，下篇三法。卷三爲少陽經，全篇二十一法，附合病九法，並病五法，壞病二法，痰病三法。卷四爲三陰經，太陰經全篇九法，少陰經前篇二十五法，後篇十九法，厥陰經全篇五十五法（實際僅有四十七法），附過經不解四法，差後勞複及陰陽易病七法。《傷寒論》重新編次後，綱舉目析，條理分明，更切實用，並對後世《傷寒論》研究産生了深遠影響。

《尚論篇》於清順治五年戊子（一六四八）撰成，刊印當在清順治八年辛卯（一六五一）錢謙益製序後，具體時間不可確考，現存順治間刻本無紀年。此後，《尚論篇》刻本漸多，其流傳大體有三種類型。一爲單行本，多在順治至乾隆初年，較早的刊本有清康熙七年戊申（一六六八）李秀芝、朱誠甫刻本。單行本有的作二卷，分上下兩册。二爲合刻本，乾隆四年（一七三九）靖安舒氏在茲園刊行《尚論後篇》後不久，坊間即有將《尚論篇》與《尚論後篇》合刻者，仍名《尚論篇》。此種合刻本，上限時間均在乾隆四年後。三是合刻三書本，即將《尚論篇》（包括後篇）與《醫門法律》《寓意草》三書合刻，最早亦當在乾隆四年後，現存清乾隆二十八年（一七六三）陳守誠刻本，名《喻氏三書》。此後或名《喻氏遺書三種》或《喻氏醫書三種》，代有刊刻。

《尚論篇》版本甚夥，清順治、康熙以來不下五十種。此次點校，以胡思敬《豫章叢書》本爲底本，以江西中醫藥大學藏清乾隆二十八年（一七六三）陳守誠刻《喻氏三書》本爲主校本，參校本有《四庫全書》本、光緒三十一年（一九〇五）新化三味書局本（簡稱三味書局本）等，旁校本有人民衛生出版社一九五六年影印明顧從德《重廣補注黄帝内經素問》、明趙開美刻《注解傷寒論》、明萬曆二十一年（一五九三）方氏刻《傷寒論條辨》等。

整理工作嚴格按照《江右文庫》編纂體例的有關規定進行，並遵循《中醫藥古籍整理研究工作細則》和《中醫古籍整理規範》等中醫古籍整理相關規範和標準。需要説明的是，全書目録、標題重新厘次訂正；方藥中的藥名之間空一格，不加標點；藥名後夾注説明揀擇製作及分量小字時，首字頂格藥名，句末不加標點；古今字、異體字作了規範處理，如「藏府」「衇」「濇」等一律改作「臟腑」「脈」「澀」，僅此説明，不另出校記。以下各書同此，不再説明。

蔣力生　葉明花

四庫全書總目提要

《尚論篇》八卷（通行本），國朝喻昌撰。昌字嘉言，南昌人。崇禎中以選貢入都，卒無所就，往來靖安間，後又寓常熟，所至皆以醫術著名。是書本名《尚論張仲景〈傷寒論〉重編三百九十七法》，其文過繁難舉，世稱《尚論篇》者，省文也。

首爲《尚論大意》一篇，謂張仲景著《卒病傷寒論》十六卷，其《卒病論》六卷已不可復睹。即《傷寒論》十卷，亦劫火之餘，僅得之口授。其篇目先後差錯，賴有三百九十七法、一百一十三方之名目，可爲校正。晉太醫令王叔和附以己意，編集成書，共二十二篇。今世所傳乃宋直祕閣林億所校正，宋人成無己所詮注，案成無己乃金人，此言「宋人誤」，謹附訂於此。二家過於尊信叔和，往往先傳後經，以叔和緯翼之詞混編爲仲景之書。如一卷之《平脈法》、二卷之《序例》，其文原不雅馴，反首列之。則其爲校正詮注，乃仲景之不幸也。程德齋因之作《傷寒鈐》，既多不經，王履又以傷寒例居前，六經病次之，類傷寒病又次之，至若雜病雜脈與傷寒無預者皆略去，定爲二百八十三法，亦無足取。惟方有執作《傷寒條辨》，削去叔和《序例》，大得尊經之旨。；太陽三篇，改叔和之舊，以風寒之傷榮衛者分屬，尤爲卓識；而不達立言之旨者尚多。於是重定此書，以冬傷於寒、春傷於温、夏秋傷於暑爲主病之大綱，四序之中以冬月傷寒爲大綱，傷寒六經之中以太陽爲大綱，太陽經中又以風傷衛、寒傷榮、風寒兩傷榮衛爲大綱。蓋諸家所注至昌而始變其例矣。次爲辨叔和編次之失一篇，次爲辨林億、成無己校注之失一篇，次爲駁正王叔和《序例》一篇，皆不入卷數。其於《傷寒論》原文，則六經各自爲篇，而以合病、並病、壞病、痰病四類附三陽經末，以過經不解、差後勞復病、陰陽易病三類附三陰經末，每經文各冠以大意，綱舉目析，頗有條理，故醫家稱善本。

原書自爲八卷，乾隆癸未建昌陳氏並爲四卷，而别刻昌《尚論後篇》四卷：首論温證，次合論，次真中，次小兒，次會講，次問答，次六經諸方，共成八卷，爲喻氏完書焉。考康熙甲寅順天林起龍重刻方有執之書，以昌此書附後，各施評點，極論昌之所注全出於剽竊方氏，醜詞毒詈，無所不加。夫儒者著書尚相祖述，醫家融會舊論，何可遽非？況起龍所評，方氏則有言皆是，喻氏則落筆即非，亦未免先存成見，有意吹毛，殆門户之見，别有所取，未可據爲定論，故今仍與方氏之書並著録焉。

序

［清］錢謙益

上古之世，未有儒也，所謂通天地人者，巫與醫而已。巫咸始爲巫，號爲神巫，其事守逮夏商未改。顓頊命南正重爲司天，以屬神；北正黎爲司地，以屬民。絶地天通，亦神巫之屬也。洪荒以後，彷佛劫初成時光，音天來下，化生世界，地天未隔，民神不分，故當少皞失政，帝得命官以司之屬之，重不上天，安能司天？黎不下地，安能司地？顧溺習見聞，以爲宗伯司徒之官，而上天下地。後人之所以寵神其祖，夏蟲語冰，曷足怪乎？神農嘗百草，黄帝作《内經》，伊摯製湯液，天子宰相皆醫師也，皆醫官也。以黄帝之聰明徇齊，稱岐伯爲天師，其所論難，窮極天地，分列陰陽，儒者雅言三墳之書，言大道者，惟醫經在焉。豈非窮神知化通天地人之極致乎？

自周公以司巫，醫師分屬六官，而巫醫之任漸輕；自孔子以魯國之儒統承斯文，而巫醫之道漸隱；其降而爲方技，不得與儒齒，則自范曄始也。東漢之末，巫術熄而道教立，天師之劍印遂與竺墳魯誥鼎列爲三要。其冥通玄感，驅風雷，斥神鬼，不過古者神巫之能事。巫之名閟於道，而其教跡則託於道而益尊。若漢以後之醫，則不能自立壇墠，而咸寄跡於儒。儒者，窮研經術，深談性命，俎豆於賢人之間，而醫不出方技之列。若近代之劉、張、李、朱，本朝之戴元禮、滑攖寧、王仲光皆真修壹行、方聞經國之大儒，曾不得攝齊扱衽，廁跡儒林道學之間。醫之託於儒，不若巫之託於道也，蓋已久矣。

吾晚而得見嘉言喻先生，其爲人則盧照鄰之贊孫思邈，所謂「道洽古今，學通術數。高談正一，則古之蒙莊子；深入不二，則今之維摩詰也」。著《尚論篇》，發揮仲景之精微，補正叔和之遺闕，參以妙悟，得之神解，《甲乙》《千金》之書，未能或之先也。吾觀其論大青龍湯一書，以其雷雨滿盈，飛騰蕩滌之神用，縮而爲小青龍，則龍首藏於蚕蠋，馴而爲越婢，一則龍身化爲絲絃，白虎以成其對待，真武以鎮其奔佚，通天之手眼，馭龍之心法，旁見側出，孤映絶照。千載上下，豈非有神者告之。隆㘓永歎，遠壑必盈，取喻於晉重耳、越勾踐之反國，折肱知醫，論蠱喻政，思深哉，古之上醫也。嗟夫。不通天地人，不可以言儒；不通天地人，不可以言醫。昔人有言，以至精至微之道，傳之以至下至淺之人，儒以學術殺天下，醫以經方殺天下，民用夭扎，牧用疵癘，鬼神不享祀，而風火刀兵之劫繼作，豈細故哉。

吾嘗搜緝國史，以周玄真、張鐵冠之流爲高道；以原禮、攖寧之流爲儒醫；於禪之冒儒者解其駮而歸禪；於儒之冒儒者訂其實而歸僞。排纘甫就，劫火及之，知天之不欲使與史事也，遂釋然忘其所有事。讀嘉言之書，於吾心有戚戚焉，不揆愚誕，率意而敘之如此。世之君子得其書者，當深思而自得之，無以爲親見揚子雲言貌不能動人，而笑吾言之無當也。

先生姓喻氏，名昌，南昌之新建人。嘉言，其字也。

重光單閼之歲相月二十八日虞山蒙叟錢謙益序

自序

混茫初開，聖神首出，民用未興，藥草先備，醫道之關性命爲何如哉。軒轅帝尊其臣岐伯爲天師，每聞典要，必載拜敬受，金匱玉函，珍藏其文。由兹神工繼起，倉扁而下，代有傳人。或發揮方書，或抽揚脈理，非不燦然天地間。然能神悟於靈蘭之先，獨探夫鴻濛之秘，從無文之文，解畫前之卦，使讀者因象得義，因義得神，冥入無垠，顯傳衣帶，則曠世以來，未易覯也。晚世道降術升，醫事之不振久矣。

昌一人即身爲標，言爲的，而獨吹無和，少見多怪。此理一晦，黑若夜行，心竊憂之，於是杜門樂飢，取古人書而尚論之。然而泛涉則管窺蠡測，終身莫殫；攬要則玄珠妙諦，罔象可求。不知古人與我，俱範圍於道者也，同於穆然無朕中，而剖抉性命之微，古人所言，皆我固有。觀天之道，觀我之生，機非相貸。古人既往，有我負荷，韞藏待剖，棼絲待理，責難他諉。昔阿難問世尊曰：「古佛以何人爲師？」世尊答曰：「以吾爲師。」此即誕生所指「天上天下，惟吾獨尊」之旨。可見吾之分量，天地古今，莫得而囿，但非昌之所敢舉揚者也。昌意中祇求精神呼吸，實與古人潛通一脈，若啓迪於愚衷，稟承於覿面。凡有闡述，一如陽燧、方諸之得水火，天然感召，泯絶思議，於以快吾尚論之本懷耳。雖然，高明之弊，説經創解，其事多僭；固陋之弊，牽文襲義，其事多竊。惟僭與竊，一念好名，終古貽害，覆轍相尋，可無懼乎？

昌不揣，嘗慨仲景《傷寒論》一書，天苞地符，爲衆法之宗，群方之祖，雜以後人知見，反爲塵飯土羹，莫適於用。兹特以自然之理，引伸觸類，闡發神明，重開生面，讀之快然，覺無餘憾。至春温一症，另闢手眼，引《内經》爲例，曲暢厥旨，究不敢於仲景論外，旁溢一辭。後有作者，庶不爲冥索旁趨，得以隨施輒效，端有望焉。顧窮源千仞，進求《靈》《素》《難經》《甲乙》諸書，文義浩渺，難以精研，用是參究仲景《金匱》之遺，分門析類，定爲《雜証法律》十卷。覃思九載，擬議以通玄奥，俾觀者爽然心目，合之《傷寒論》可爲濟川之舟楫，烹魚之釜鬵，少塞吾生一日之責，即使貽譏於識者，所不辭也。

夫人患無性靈，不患無理道；世患無理道，不患無知我。古君子執理不阿，秉道不枉，名山國門，庶幾一遇；氣求聲應，今昔一揆。是編聊引其端，等諸爝火，俟夫圓通上智，出其光華，於以昭徹玄微，與黄、岐、仲景而合轍。昌也糠粃在前，有榮施矣。

順治戊子歲孟夏月西昌喻昌嘉言甫自序

尚論篇卷首

尚論張仲景《傷寒論》大意

後漢張仲景，著《卒病傷寒論》十六卷，當世兆民，賴以生全。傳之後世，如日月之光華，旦而復旦，萬古常明可也。斯民不幸，至晉代不過兩朝相隔，其《卒病論》六卷已不可復睹。即《傷寒論》十卷，想亦劫火之餘，僅得之讀者之口授，故其篇目，先後差錯。賴有三百九十七法，一百一十三方之名目，可爲校正。太醫令王叔和，附以己意，編集成書，共二十二編。後人德之，稱爲仲景之徒。究竟述者之明，不及作者之聖，衹令學者童而習之，白首不得其解。雖有英賢輩出，卒莫能捨叔和疆畛，追遡仲景淵源。於是偶窺一斑者，各鳴一得。如龐安常、朱肱、許叔微、韓衹和、王實之流，非不互有闡發，然不過爲叔和之功臣止耳，未見爲仲景之功臣也。

今世傳仲景《傷寒論》，乃宋秘閣臣林億所校正，宋人成無己所詮注之書也。林億不辨朱紫菽粟，謂自仲景於今八百餘年，惟王叔和能學之。其間如葛洪、陶景、胡洽、徐之才、孫思邈輩，皆不及也。又傳稱成無己注《傷寒論》十卷，深得長沙公之秘旨。殊不知林、成二家，過於尊信叔和，往往先傳後經，將叔和緯翼仲景之辭，且混編爲仲景之書，况其他乎。如一卷之《平脈法》，二卷之《序例》，其文原不雅馴，反首列之，以錯亂聖言，則其所爲校正，所爲詮注者，乃仲景之不幸，斯道之大厄也。元泰定間，程德齋作《傷寒鈐法》，尤多不經。國朝王履，並三百九十七法，一百一十三方，亦竊疑之。謂仲景書甚平易明白，本無深僻，但王叔和雜以己意，遂使客反勝主，而仲景所以創法之意，淪晦不明。今欲以《傷寒例》居前，六經病次之，類傷寒病又次之。至若雜病、雜脈、雜論與傷寒無預者，皆略。計得二百八十三條，並以「治」字易「法」字，而曰二百八十三治。雖有深心，漫無卓識，亦何足取？萬曆間，方有執著傷寒條辨，始先即削去叔和《序例》，大得尊經之旨。然未免失之過激，不若愛禮存羊，取而駁正之。是非既定，功罪自明也。其於太陽三篇，改叔和之舊，以風寒之傷營衛者分屬，卓識超越前人。此外，不達立言之旨者尚多。大率千有餘年，若明若昧之書，欲取而尚論之，如日月之光昭宇宙，必先振舉其大綱，然後詳明其節目，始爲至當不易之規。

誠以冬春夏秋，時之四序也。冬傷於寒，春傷於温，夏秋傷於暑熱者，四序中主病之大綱也。舉三百九十七法，分隸於大綱之下，然後仲景之書，始爲全書。其冬傷於寒一門，仲景立法，獨詳於春夏秋三時者，蓋以春夏秋時令雖有不同，其受外感則一，自可取治傷寒之法，錯綜用之耳。仲景《自序》云：學者若能尋余所集，思過半矣。可見引伸觸類，治百病有餘能，况同一外感乎。是春夏秋之傷温、傷熱，明以冬月傷寒爲大綱矣。至傷寒六經中，又以太陽一經爲大綱，而太陽經中，又以風傷衛、寒傷營、風寒兩傷營衛爲大綱。向也，大綱混於節目之中，無可尋繹，祇覺其書之殘闕難讀。今大綱既定，然後詳求其節目，始知仲景書中，矩則森森，毋論法之中更有法，即方之中亦更有法。通身手眼，始得一點出，讀之而心開識朗，不復爲從前之師説所淪浸。假繇其道而升堂入室，仲景彌光，而吾生大慰矣。知我罪我，亦何計哉。

尚論仲景《傷寒論》先辨叔和編次之失

嘗觀王叔和彙集扁鵲、仲景、華元化先哲脈法爲一書，名曰《脈經》。其於仲景《傷寒論》，尤加探討。

宜乎顯微畢貫，曲暢創法製方之本旨，以啓後人之信從可也。乃於彙脈之中，間一彙證，不該不貫，猶曰彙書之常也。至於編述《傷寒》全書，苟簡粗率，仍非作者本意，則吾不知之矣。如始先《序例》一篇，蔓引贅辭；其後可與不可諸篇，獨遺精髓；《平脈》一篇，妄入己見。總之，碎剪美錦，綴以敗絮，盲瞽後世，無繇復睹黼黻之華。況於編述大意，私淑原委，自首至尾，不敘一語。明是賈人居奇之術，致令黃岐一脈，斬絕無遺。悠悠忽忽，沿習至今，所謂千古疑城，莫此難破。

茲欲直溯仲景全神，不得不先勘破叔和。如太陽經中，證緒分頭，後學已難入手，乃更插入温病、合病、並病、少陽病、過經不解病，坐令讀者茫然。譬諸五穀，雖爲食寶，設不各爲區別，一概混種混收，鮮不貽耕者、食者之困矣。如陽明經中，漫次仲景偶舉問答一端，隸於篇首。綱領倒置，先後差錯，且無扼要。至於春温夏熱之證，當另立大綱，顓自名篇者，迺懵然不識。此等大關一差，則冬傷於寒，春傷於温，夏秋傷於暑熱之旨盡晦。致後人誤以冬月之方，施於春夏，而歸咎古方之不可以治今病者，誰之過歟？至於霍亂病、陰陽易、差後勞復等証，不過條目中事耳，迺另立篇名，與六經並峙，又何輕所重而重所輕耶？仲景之道，人但知得叔和而明，孰知其因叔和而墜也哉。

尚論仲景《傷寒論》先辨林億成無己校注之失

王叔和於仲景書，不察大意妄行編次補綴，尚存闕疑一綫。觀其篇首之辭，謂痓、濕、暍雖同爲太陽經病，以爲宜應別論者，其一徵也。觀其篇中，謂疾病至急，倉卒尋按，要旨難得，故重集可與不可方治者，其一徵也。觀其編末，補綴脈法，分爲二篇，上篇仍仲景之舊，下篇託仲景以傳，猶未至於顛倒大亂者，其一徵也。第其不露補綴之痕，反以「平脈」本名，易爲「辨脈」而陰行，一字之顛倒，此吾所爲譏其僭竊耳。

若夫林億之校正，成無已之詮注，則以脈法爲第一卷矣。按仲景《自敘》云：「平脈辨證，爲《傷寒卒病論》，合十六卷。」則脈法洵當隸於篇首。但晉承漢統，仲景遺書未湮，叔和補綴之言不敢混入，姑附於後，不爲無見。二家不察，竟移編篇首。此後羚羊掛角，無跡可求，詎能辨其孰爲仲景，孰爲叔和乎？然猶隱而難識也，其《序例》一篇，明係叔和所撰，何廼列於第二卷？豈以仲景之書非《序例》不能明耶？即使言之無弊，亦無先傳後經之理；況其蔓引贅辭，横插異氣，寸瑜尺瑕，何所見而崇信若是？致令後學畫蛇添足，買櫝還珠，煌煌聖言，千古無色。是二家羽翼叔和以成名，比以長君逢君，無所逃矣。至其注釋之差，十居六七。夫先已視神髓爲糟粕矣，更安望闡發精理乎。

駁正王叔和《序例》

王叔和《序例》，傳習已久，中人已深，欲削去之，而坊刻盛行，難掩衆目。姑存原文，駁正其失，以定所宗。非故攻擊前賢，實不得已之思耳。

《陰陽大論》云：春氣温和，夏氣暑熱，秋氣清凉，冬氣冷冽，此則四時正氣之序也。冬時嚴寒，萬類深藏，君子固密，則不傷於寒。觸冒之者，乃名傷寒耳。其傷於四時之氣，皆能爲病，以傷寒爲毒者，以其最成殺厲之氣也。

引用《内經》，足見大意。然入一「毒」字，便開過端。

中而即病者，名曰傷寒；不即病者，寒毒藏於肌膚。

寒邪繇肌膚而入，辛苦之人，邪藏肌膚則有之；若膏粱輩，冬不藏精者，其寒邪且有藏於骨髓者矣。

是未可以一端定也。

至春變爲温病。

變字下得怪誕駭人。設謂春氣既轉爲温，則病發不當名傷寒，當變其名爲温病則正矣。

至夏變爲暑病。

此一語尤爲無據。蓋暑病乃夏月新受之病，豈有冬月伏寒，春時不發，至夏始發之理乎？設謂夏氣既轉爲熱，外邪當變名爲熱病則正矣。

暑病者，熱極重於温也。

此一語，更添蛇足。設有冬時伏寒，至春不發，其邪本輕可知，豈有反重於温之理乎？其誤始於楊操。

是以辛苦之人，春夏多温熱病，皆繇冬時觸寒所致，非氣行之氣也。

《内經》但言冬傷於寒，春必病温，未嘗言夏必病暑也。但言夏傷於暑，秋必痎瘧，未嘗牽引冬春也。其意蓋謂春月之病始於冬，秋月之病始於夏耳。此等關頭不徹，故以温熱病並舉，故謂暑重於温。

凡時行者，春時應暖，而反大寒；夏時應熱，而反大凉；秋時應凉，而反大熱；冬時應寒，而反大温。此非其時而有其氣。是以一歲之中，長幼之病多相似者，此則時行之氣也。

未明傷寒，先明異氣，借客形主，似無不可。但傷寒要領，全不挈出，通篇有客無主，殊不可耳。

夫欲候知四時正氣爲病，及時行疫氣之法，皆當按斗曆占之。九月霜降後，宜漸寒，向冬大寒，至正月雨水節後，宜解也。所以謂之雨水者，以冰雪解而爲雨水故也。至驚蟄二月節後，氣漸和暖，向夏大熱，至秋便凉。從霜降以後，至春分以前，凡有觸冒霜露，體中寒即病者，謂之傷寒也。其冬有非節之暖者，名曰冬温，冬温之毒，與傷寒大異。冬温復有先後，更相重沓，亦有輕重，爲治不同，證如後章。

漫衍己意，明異氣之輕重不同，於仲景之文無涉，况復所言紕謬。「證如後章」，其意指篇後温瘧、風温、温毒、温疫爲言。此無識之最者也。然後來諸家，偏奉之爲祖，詎非得所託而傳信耶？真紫之奪朱，鄭聲之亂雅樂矣。詳辨附《序例》後。

從立春節後，其中無暴大寒，又不冰雪，而有人壯熱爲病者，此屬春時陽氣，發於冬時伏寒，變爲温病。

「於」字費解。到底説變爲温病，直是詖淫生心。

從春分以後，至秋分節前，天有暴寒者，皆爲時行寒疫也。

此正春温、夏暑、秋熱三氣主病之時，何乃全不序及，反重衍夏秋之異氣，挽亂經常？豈以三時原無正氣主病乎？抑仲景《論》中原無綱領可求乎？可見醫事自晉代已失所宗，何况今日哉。

三月四月，或有暴寒，其時陽氣尚弱，爲寒所折，病熱猶輕；五月六月，陽氣已盛，爲寒所折，病熱則重；七月八月，陽氣已衰，爲寒所折，病熱亦微。其病與温及暑病相似，但治有殊耳。

以陽氣爲暴寒所折，而分病熱之輕重。前云暑病重於温，從此左見耳。叔和未嘗序明温暑病也，兹云異氣病與温暑病相似，但治有殊。然則温暑病將何似耶？將何治耶？疏漏多矣。

十五日得一氣，於四時之中，一時有六氣，四六名爲二十四氣也。然氣候亦有應至而不至，或有未應至而至者，或有至而太過者，皆成病氣也。但天地動靜，陰陽鼓擊者，各正一氣耳。是以彼春之暖，爲夏之暑；彼秋之忿，爲冬之怒。

蔓衍《内經》，不見大意。

是故冬至之後，一陽爻升，一陰爻降也。夏至之後，一陽氣下，一陰氣上也。

此復、姤二卦之義，引入《序例》不切。

斯則冬夏二至，陰陽合也；春秋二分，陰陽離也。

此分至之義。《内經》謂至則氣同，分則氣異，何等明顯。纔換「合離」二字，便自駭觀。

陰陽交易，人變病焉。

《内經》謂陰陽相錯，而變由生也，何等圓活。纔換交易變病等字便費解。此變温、變暑所自來乎？

此君子春夏養陽，秋冬養陰，順天之剛柔也。

《内經》謂養陽以凉、以寒，養陰以温、以熱。所以然者，從其根故也。妙義合爲疏出。

小人觸冒，必嬰暴疹。須知毒烈之氣，留在何經而發何病，詳而取之。

前云寒毒藏於肌膚，此云不知留在何經而發何病，非故自相矛盾，其意實爲温瘧、風温、温毒、温疫作開山祖師也，後人孰辨其爲一場懵懂乎？

是以春傷於風，夏必飧泄；夏傷於暑，秋必病瘧；秋傷於濕，冬必咳嗽；冬傷於寒，春必病温。此必然之道，可不審明之？

此傷於四時之正氣而爲病者。但《内經》先言冬傷於寒，春必病温，乃至傷風、傷暑，以次遞及，見春夏秋三時之病多始於冬，秋冬二時之病多始於夏耳。然飧泄與咳嗽兼涉内因，惟傷寒、傷温、傷暑方是外感之正。仲景會此意，故以傷寒立論，而苞舉温暑在内。如絲入扣，始非不知而作。若叔和引經，止以春夏秋冬爲序，渾與流俗之見無别矣。此歧路之紛趨，所繇來者遠也。

傷寒之病，逐日淺深，以施方治。今世人傷寒，或始不早治，或治不對病，或日數久淹，困乃告醫。醫人又不依次第而治之，則不中病。皆宜臨時消息製方，無不效也。今搜採仲景舊論，録其證侯診脉聲色對病真方有神驗者，擬防世急也。

仲景之書，叔和但言搜採，其非寤寐神遊可知。所以不窺作者之原，漫無表章之實，孰謂叔和爲仲景之徒耶？

又土地温凉，高下不同，物性剛柔，飧居亦異。是故黄帝興四方之問，岐伯舉四治之能，以訓後賢，開其未悟者。臨病之工，宜須兩審也。

仲景於黄岐之道，以述爲作，另闢手眼。叔和凡引《内經》之文，皆非典要，安能發明其什一。

凡傷於寒，則爲病熱，熱雖甚，不死。若兩感於寒而病者，必死。尺寸俱浮者，太陽受病也，當一二日發。以其脉上連風府，故頭項痛，腰脊强。尺寸俱長者，陽明受病也，當二三日發。以其脉挾鼻絡於目，故身熱、目疼、鼻乾、不得卧。尺寸俱弦者，少陽受病也，當三四日發。以其脉循脅，絡於耳，故胸脅痛而耳聾。此三經皆受病，未入於腑者，可汗而已。尺寸俱沉細者，太陰受病也，當四五日發。以其脈布胃中，絡於嗌，故腹滿而嗌乾。尺寸俱沉者，少陰受病也，當五六日發。以其脈貫腎，絡於肺，繫舌本，故口燥舌乾而渴。尺寸俱微緩者，厥陰受病也，當六七日發。以其脈循陰器，絡於肝，故煩滿而囊縮。此三經皆受病，已入於腑，可下而已。

入腑未入腑，少變《內經》入臟原文，此處卻精。

若兩感於寒者，一日太陽受之，即與少陰俱病，則頭痛、口乾、煩滿而渴；二日陽明受之，即與太陰俱病，則腹滿、身熱、不欲食、譫語；三日少陽受之，即與厥陰俱病，則耳聾，囊縮而厥；水漿不入，不知人者，六日死。若三陰三陽、五臟六腑皆受病，則營衛不行，腑臟不通則死矣。

其得病，陰陽兩證俱見；其傳經，亦陰陽兩經俱傳，則邪氣彌滿充斥，法當三日主死。然必水漿不入，不知人者，方爲營衛不行，腑臟不通，更越三日，而陽明之經脈始絶也。引《內經》微旨，序兩感病甚精。

其不兩感於寒，更不傳經，不加異氣者，至七日太陽病衰，頭痛少愈也；八日陽明病衰，身熱少歇也；九日少陽病衰，耳聾微聞也；十日太陰病衰，腹減如故，則思飲食；十一日少陰病衰，渴止舌乾，乾當作潤。已而嚏也；十二日厥陰病衰，囊縱，少腹微下，大氣皆去，病人精神爽慧也。

自「凡傷於寒則爲病熱」至此，皆《內經・熱論篇》原文。叔和但增「更不傳經」八箇字，便有許多牽强。

若過十三日以上不間，尺寸陷者，大危。

尺寸之脈深陷，正氣衰微，莫能載邪外出，既已通經，其病不間，誠爲危候。

若更感異氣，變爲他病者，當依舊壞證病而治之。

仲景於壞證全不立法，其太陽經之壞證，知犯何逆，原用太陽經本法治之；其少陽經之壞證，知犯何逆，原用少陽經本法治之，豈有更加異氣，可雜用太少二經諸法治之之理？觀此，則叔和漫不知壞證作何解，乃教後人遵用其法，所謂一盲引衆盲，相將入火坑也，悲哉。

若脈陰陽俱盛，重感於寒者，變爲温瘧；陽脈浮滑，陰脈濡弱者，更遇於風，變爲風温；陽脈洪數，陰脈實大者，更遇温熱，變爲温毒，温毒爲病最重也；陽脈濡弱，陰脈弦緊者，更遇温氣，變爲温疫。以此冬傷於寒，發爲温病，脈之變證，方治如法。

叔和每序傷寒，必插入異氣，欲鳴己得也。及序異氣，則借意《難經》，自作聰明，漫擬四變，疑鬼疑神，駸成妖妄。《難經》雖云傷寒有五，其脈有變否。變者，辨也，辨脈定證也。設使叔和稍爲平易，但云冬傷於寒，至春重感於寒，其脈陰陽俱盛者，名爲温瘧；冬傷於寒，至春更遇於風，其脈陽浮滑，陰濡弱者，名爲風温；乃至温毒、温疫，俱順理立説，則雖擬病失倫〔一〕，而大關不害爲正。其如叔和未肯平易何？後世但知叔和爲《傷寒論》作《序例》，不識其草澤姦雄，稱孤道寡。故有晉以後之譚醫者，皆僞統也。今移《論春温大意》並《論温疫大意》二篇，附《序例》後，其詳載在春温卷中。

〔一〕失倫　原作「久倫」，據三味書局本改。

凡人有疾，不時即治，隱忍冀差，以成錮疾。小兒女子，益以滋甚。時氣不和，便當早言，尋其邪由，及在腠理，以時治之，罕有不愈者。患人忍之數日乃説，邪氣入臟，則難可製，此爲家有患，備慮之要。凡作湯藥，不可避晨夜，覺病須臾，即宜便治，不等早晚，則易愈矣。如或差遲，病即傳變，雖欲除治，必難爲力。服藥不如方法，縱意違師，不須治之。

此巴人下里之音，通國所爲和之者乎。

凡傷寒之病，多從風寒得之。始表中風寒，入裏則不消矣。未有温覆而當，不消散者。不在證治，擬欲攻之，猶當先解表，乃可下之。若表已解，而内不消，非大滿，猶生寒熱，則病不除。若表已解，而内不消，大滿大實，堅有燥屎，自可除下之，雖四五日，不能爲禍也。若不宜下，而便攻之，内虚熱入，協熱遂利，煩躁諸變〔一〕，不可勝數，輕者困篤，重者必死矣。

叔和筆力，軟弱纏擾。如此一段，入理深譚，正未可及。後人不善讀者，每遇陽明二三日下證，藉爲口實，延至六七日方下，而枯槁無救者多矣。此則於叔和何尤。

夫陽盛陰虚，汗之則死，下之則愈。

引《難經》，辞不達意，最足惑人。其意謂陽邪不解，下入陰中，以陽乘陰，則爲陽盛陰虚，故可下而不可汗。然前云此三陰邪入於裏，可下而已，於理甚精，此但云陽盛陰虚，則陽邪或在本位而未入於腑，尚不可知，安見其可下乎？若然，所云大滿，猶生寒熱不可攻下之説，自相矛盾矣。

〔一〕煩躁　原作「煩燥」，據三味書局本改。

陽虛陰盛，汗之則愈，下之則死。

陽虛陰盛，多有直中陰經之候。汗之則愈，譚何容易。其意謂陰乘陽位，則爲陽虛陰盛，故可汗而不可下。然外邪初入陽分，終非陰盛可擬。《難經》有問有答，即表病裏，曷不繹明引之？

夫如是，則神丹安可以誤發？甘遂何可以妄攻？虛盛之治，相背千里，吉凶之機，應若影響，豈容易哉？況桂枝下咽，陽盛則斃。

風邪入衛，則爲陽邪熾盛於表，仲景用桂枝湯以解散肌表之邪，正天然不易之良法也。何反搆此危詞，豈誤以寒邪入營爲陽盛耶？夫寒邪入營，但爲陰邪熾盛於表，所以仲景於脈浮緊無汗者，有桂枝之禁，謂當用麻黄湯也。即誤用桂枝亦未必遂成死證，況於下咽即斃，視等砒霜，妄爲鄭重。叔和全不達仲景之旨，毋怪後人之吠聲矣。

承氣入胃，陰盛以亡。

即《難經》陽虛陰盛，下之則死之説，衍入承氣，務以惑人。直中陰經之證，大勢陰盛陽虛；傳經傷寒之證，大勢陽盛陰虛；瘧證，大勢陰陽更盛更虛；内傷證，大勢陰陽偏盛偏虛。不可同語，亦不必語。

死生之要，在乎須臾，視身之盡，不暇計日。此陰陽虛實之交錯，其候至微；發汗吐下之相反，其禍至速。而醫術淺狹，懵然不知病源，爲治乃誤，使病者殞没，自謂其分，至令冤魂塞於冥路，死尸盈於曠野。仁者鑒此，豈不痛歟。

凡兩感病俱作，治有先後，發表攻裏，本自不同。而執迷妄意者，乃云神丹、甘遂，合而飲之，且解其表，又除其裏。言巧似是，其理實違。夫智者之舉錯也，嘗審以慎；愚者之動作也，必果而速。安危之變，豈可詭哉？世上之士，但務彼翕習之榮，而莫見此傾危之敗，惟明者居然能護其本，近取諸身，夫何遠之有焉？

兩感病，治有先後，發表攻裏，本自不同，持説甚正，惜其不致詳耳。

凡發汗温服湯藥，其方雖言日三服，若病劇不解，當促其間，可半日中進三服。若與病相阻，即便有所覺。病重者，一日一夜，當晬時觀之，若服一劑，病證猶在，故當復作本湯服之。至有不肯汗出，服三劑乃解；若汗不出者，死病也。

凡得時氣病，至五六日，而渴欲飲水，飲不能多，不當與也。何者？以腹中熱尚少，不能消之，便更與人作病也。至七八日，大渴欲飲水者，猶當依證而與之。與之常令不足，勿極意也。言能飲一斗，與五升。若飲而腹滿，小便不利，若喘，若噦，不可與之也。忽然大汗出，是爲自愈也。

凡得病，反能飲水，此爲欲愈之病。其不曉病者，但聞病飲水自愈，小渴者，乃强與飲之，因成其禍，不可復數也。

時氣病，飲水能消，不能消；當與，勿强與，有次第。

凡得病，厥脈動數，服湯藥更遲，脈浮大減小，初躁後静，此皆愈證也。

凡治温病，可刺五十九穴。又身之穴，三百六十有五，三十九穴〔一〕，灸之有害；七十九穴，刺之爲災，並中髓也。

〔一〕三十九　原作「三十六」，據《注解傷寒論》改。

引用《内經》五十九刺之法，治温中竅。

凡脈四損，三日死。平人四息，病人脈一至，名曰四損。脈五損，一日死。平人五息，病人脈一至，名曰五損。脈六損，一時死。平人六息，病人脈一至，名曰六損。脈盛身寒，得之傷寒；脈虚身熱，得之傷暑。脈陰陽俱盛，大汗出，不解者死；脈陰陽俱虚，熱不止者死。脈至乍疏乍數者死。脈至如轉索者，其日死。譫言妄語，身微熱，脈浮大，手足温者生；逆冷，脈沉細者，不過一日死矣。此以前是傷寒熱病證候也。

引損脈入傷寒，大謬。

按，仲景遵《内經》熱病之旨，作《傷寒論》，明以《内經》爲例，叔和可無序也。即欲附贅，引《内經》原文，發明切要，以便後學足矣。其插入異氣，蔓衍繁文，誠何心哉。豈以仲景所無，煉石足補天闕耶。則自勒一家言，另緯其後，聽人之從違可耳。乃造不經之説，混亂經常，至經常大義，不掣一語，以此網羅英賢，悉入彀中，其授受之途，蓋已千年長夜矣。有志躋仲景之堂者，能無大剖叔和之藩也哉。

論春温大意並辨叔和四變之妄

喻昌曰：春温之證，《内經》云：冬傷於寒，春必病温。又云：冬不藏精，春必病温。此論温起之大原也。《傷寒論》云：太陽病，發熱而渴，不惡寒者爲温病。若發汗已，身灼熱者，名曰風温。風温爲病，脈陰陽俱浮，自汗出，身重，多眠睡，鼻息必鼾，語言難出。若被下者，小便不利，直視失溲。若被火者，微發黄色，劇則如驚癇，時瘈瘲，若火熏之。一逆尚引日，再逆促命期，此論温成之大勢也。仲景以冬不藏精之温，名曰風温。其脈陰陽俱浮，正謂少陰腎與太陽膀胱一臟一腑同時病發，所以其脈俱浮也。發汗後，身反灼熱，自汗出，身重，多眠睡，鼻息必鼾，語言難出，一一盡顯少陰本證，則不可復從太陽爲治。況脈浮自汗，更加汗之，醫殺之也。所以風温證斷不可汗，即誤下、誤火，亦經氣傷，而陰精盡，皆爲醫促其亡，而一逆再逆，促命期矣。於此見東海西海，心同理同，先聖後聖，其揆一也。後人不察，惜其有論無方，詎知森森治法，全具於太陽少陰諸經乎？

晉王叔和不究仲景精微之藴，栽風種電，爲不根之譚。妄立温瘧、風温、温毒、温疫四變，不思時發時止爲瘧，瘧非外感之正病也。春木主風而氣温，風温即是温證之本名也。久病不解，其熱邪熾盛，是爲温毒，温毒亦病中之病也。至温疫則另加一氣，乃温氣而兼瘟氣，又非温證之常矣。

今且先辨温瘧。温瘧正冬不藏精之候，但其感邪本輕，故止成瘧耳。黄帝問：温瘧舍於何藏？岐伯對曰：温瘧得之冬中於風，寒氣藏於骨髓之中，至春則陽氣大發，邪氣不能自出，因遇大暑，腦髓爍，肌肉消，腠理發泄，或有所用力，邪氣與汗皆出，此病藏於腎，其氣先從内出之於外也。如是者，陰虚而陽盛則熱矣。衰則氣復反入，入則陽虚，陽虚則寒矣。故先熱而後寒，名曰温瘧。此可見温瘧爲冬不藏精，故寒邪得以入腎。又可見温瘧遇温，尚不易發，必大暑大汗始發之也。叔和反以重感於寒立説，豈其不讀《内經》乎？抑何不思之甚耶？

今且再辨風温。春月時令本温，且值風木用事，風温二字，自不得分之爲兩，凡病温者，悉爲風温。即如初春，地氣未升，無濕温之可言也；天氣微寒，無温熱之可言也；時令和煦，無温疫之可言也；其所以主病之故，全係於風。試觀仲景於冬月正病，以寒統之，則春月正病，定當以風統之矣。夫風無定體，在八方，則從八方；在四時，則從四時。春之風温，夏之風熱，秋之風凉，冬之風寒，自然之道也。叔和因仲景論温條中，重挈風温，故謂另是一病，不知仲景於温證中，特出手眼，致其叮嚀，見冬不藏精之人，兩胥間先已習習風生，得外風相召而病發，必全具少陰之證，故於温字上加一風字，以別太陽之温耳。叔和妄擬重感、重變，乃至後人作賦云：風温濕温兮，發正汗則危惡難醫。又云：因知風温汗不休，當用漢防已。隔靴搔癢，於本來之面目安在哉？

今且再辨温毒。夫温證中之有温毒，一如傷寒證中之有陽毒、陰毒也。傷寒不以寒毒另爲一證，則温病何得以温毒更立一名耶？况温毒復有陰陽之辨：太陽温證，病久不解，結成陽毒；少陰温證，病久不解，結成陰毒。叔和不知風温爲陰邪，故但指温毒爲陽毒，以致後人襲用黑膏、紫雪。陰毒當之，慘於鋒刃，其階厲亦至今未已耳。

其温疫一證，另辨致詳。

詳論温疫以破大惑

喻昌曰：聖王御世，春無愆陽，夏無伏陰，秋無凄風，冬無苦雨，乃至民無夭扎，物無疵癘，太和之氣，彌滿乾坤，安有所謂温疫哉？然而《周禮》儺以逐疫，方相氏掌之，則温疫之繇來，古有之矣。鄉人儺，孔子朝服而致其誠敬，蓋以裝演巨像爲儺神，不過彷彿其形；聖人以正氣充塞其間，俾疫氣潛消，廼位育之實功耳。古人元旦汲清泉，以飲芳香之藥；上巳採蘭草，以襲芳香之氣，重滌穢也。後漢張仲景著《傷寒論》，欲明冬寒、春温、夏秋暑熱之正，自不能並入疫病，以混常法，然至理已畢具於脈法中。

叔和不爲細繹，乃謂重感於寒，變爲温疫。又謂春時應暖，而復大寒；夏時應大熱，而反大凉；秋時應凉，而反大熱；冬時應寒，而反大温：此非其時，而有其氣。是以一歲之中，長幼之病多相似者，此則時行之氣也。又謂冬温之毒，與傷寒大異，冬温復有先後，更相重沓，亦有輕重，爲治不同。又謂從春分節以後，至秋分節前，天有暴寒者，皆爲時行寒疫也。蓋以春夏秋爲寒疫，冬月爲温疫。所以又云：三月四月，或有暴寒，其時陽氣尚弱，爲寒所折，病熱猶輕；五月六月，陽氣已盛，爲寒所折，病熱則重；七月八月，陽氣已衰，爲寒所折，病熱亦微。後人奉此而廣其義，謂春感清邪在肝，夏感寒邪在心，秋感熱邪在肺，冬感温邪在腎。塤篪遞奏，舉世若狂矣。

嗟嗟。疫邪之來，果寒折陽氣，乘其所勝，而直入精神魂魄之藏，人無噍類久矣。更有謂疫邪無形象、聲臭、定時、定方可言，是以一歲之中，長幼莫不病此，至病傷寒者，百無一二。治法，非疏裏，則表不透；非戰汗，則病不解。愈摹愈遠，究竟所指之疫，仍爲傷寒、傷温、傷暑熱之正病。疏裏，則下早可知；戰汗，則失表可知；衹足自呈敗闕耳。

夫四時不正之氣，感之者因而致病，初不名疫也。因病致死，病氣、尸氣，混合不正之氣，斯爲疫矣。以故雞瘟，死雞；猪瘟，死猪；牛馬瘟，死牛馬。推之於人，何獨不然？所以饑饉兵凶之際，疫病盛行，大率春夏之交爲甚。蓋温暑熱濕之氣交結互蒸，人在其中，無隙可避。病者當之，魄汗淋漓。一人病氣，足充一室，况於連床並榻，沿門闔境，共釀之氣，益以出户〔一〕，尸蟲載道，腐墐燔柴掩席，委壑投崖，種種惡穢，上溷蒼天清净之氣，下敗水土物産之氣，人受之者，親上親下，病從其類，有必然之勢。如世俗所稱大頭瘟者，頭面腮頤腫如瓜瓠者是也；所稱蛤蟆瘟者，喉痹失音，頸筋脹大者是也；所稱瓜瓤瘟者，胸高脅起，嘔汁如血者是也；所稱疙瘩瘟者，遍身紅腫，發塊如瘤者是也；所稱絞腸瘟者，腹鳴乾嘔，水泄不通者是也；所稱軟腳瘟者，便清泄白，足重難移者是也。小兒痘瘡尤多。以上疫證不明治法，咸委劫運，良可傷悼。

〔一〕户：原作「尸」，据四库全书本改。

大率瘟疫、痘疹，古昔無傳，不得聖言折衷，是以墮落叔和坑塹，曾不若俗見摸索病狀，反可顧名思義也。昌幸微窺仲景一斑，其《平脈篇》中云：寸口脈陰陽俱緊者，法當清邪中於上焦，濁邪中於下焦。清邪中上，名曰潔也；濁邪中下，名曰渾也。陰中於邪，必内慄也。凡二百六十九字，闡發奧理，全非傷寒中所有事，乃論疫邪從入之門，變病之總，所謂赤文綠字，開天闢地之寶符，人自不識耳。

篇中大意，謂人之鼻氣通於天，故陽中霧露之邪者爲清邪，從鼻息而上入於陽，入則發熱、頭痛、項強頸攣，正與俗稱大頭瘟、蛤蟆瘟之説符也。人之口氣通於地，故陰中水土之邪者爲飲食濁味，從口舌而下入於陰。入則其人必先内慄、足膝逆冷、便溺妄出、清便下重、臍築湫痛，正與俗稱絞腸瘟、軟腳瘟之説符也。然從鼻從口所入之邪，必先注中焦，以次分布上下，故中焦受邪，因而不治。中焦不治，則胃中爲濁，營衛不通，血凝不流，其釀變即現中焦。俗稱瓜瓤瘟、疙瘩瘟等證，則又陽毒癰膿，陰毒遍身青紫之類也。此三焦定位之邪也。若三焦邪溷爲一，内外不通，藏氣熏蒸，上焦怫鬱，則口爛食斷；衛氣前通者，因熱作使，遊行經絡臟腑，則爲癰膿；營氣前通者，因召客邪，嚏出、聲嗢、咽塞，熱擁不行，則下血如豚肝；然以營衛漸通，故非危候。若上焦之陽，下焦之陰，兩不相接，則脾氣於中，難以獨運，斯五液注下，下焦不闔，而命難全矣。

傷寒之邪，先行身之背，次行身之前，次行身之側，繇外廓而入；温疫之邪，則直行中道，流布三焦。上焦爲清陽，故清邪從之上入；下焦爲濁陰，故濁邪從之下入；中焦爲陰陽交界，凡清濁之邪，必從此區分。甚者三焦相溷，上行極而下，下行極而上，故聲嗢、咽塞、口爛、食斷者，亦復下血如豚肝，非定中上不及下，中下不及上也。傷寒邪中外廓，故一表即散；疫邪行在中道，故表之不散。傷寒邪入胃腑，則腹滿便堅，故可攻下；疫邪在三焦，散漫不收，下之復合。此與治傷寒表裏諸法，有何干涉，奈何千年憒憒？

試折衷以聖言，從前謬迷，寧不渙然冰釋哉？

治法，未病前，預飲芳香正氣藥，則邪不能入，此爲上也。邪既入，急以逐穢爲第一義。上焦如霧，升而逐之，兼以解毒；中焦如漚，疏而逐之，兼以解毒；下焦如瀆，決而逐之，兼以解毒。營衛既通，乘勢追拔，勿使潛滋。詳訂諸方，載春温方後。

有問：春夏秋蒸氣成疫，豈冬温獨非疫耶？余曰：冬月過温，腎氣不藏，感而成病，正與不藏精之春温無異，計此時有春無冬，三氣即得，交蒸成疫。然遇朔風驟發，則蒸氣化烏有矣。是以東南冬月患正傷寒者少，患冬温及痘瘡者最多；西北則秋冬春皆患正傷寒，殊無温疫痘瘡之患矣。此何以故？西北土高地燥，即春夏氣難上升，何况冬月之凝冱；東南土地卑濕，爲霧露之區，蛇龍之窟，其温熱之氣，得風以播之，尚有可耐；設旦暮無風，水中之魚，衣中之虱，且爲飛揚，况於人乎。蒸氣中原雜諸穢，益以病氣、死氣，無分老少，觸之即同一病狀矣。此時朔風了不可得，故其氣轉積轉暴，雖有薰風，但能送熱，不能解凉。盛世所謂解愠阜財者，在兵荒反有注邪布穢之事矣。叔和以夏應大熱而反大寒爲疫，詎知大寒正疫氣消弭之候乎？故瘟邪熾盛，惟北方始能消受，詩惡譖人，思欲投畀有北，以熄其焰，析義精矣。

鄉紳萬吉人，塋葬五雷驚蛇之地〔一〕，觸動土瘟；壯者病疫，少者病痘，一夕暴死五人。余令於塋北掘井二丈，投猪首、饅首、蒸飯，促引土氣下收，旋封其井，即得安全無損。此余偶試楊、曾之秘，非心得也。

范文正公守饒，冬温，吏請禱雪。公取薄冰置座，嘿坐良久，瑞雪滿空，頃深三尺，蟊賊疫鬼，何地潛蹤耶。可見先儒退藏於密，借凝冰爲影草，已攝大地於清冷之淵矣，詎非法王手眼乎？

〔一〕塋葬　原作「營」，據三味書局本改。

尚論篇卷一

尚論張仲景《傷寒論》重編三百九十七法

論太陽經傷寒證治大意

王叔和當日編次仲景《傷寒論》，以辨痓濕暍脈證爲第一，以辨太陽病脈證爲第二。謂痓、濕、暍雖太陽經之見證，然宜應别論，故列之篇首。此等處最不妥當。豈有别論反在正論之前者？況既應别論，即當明言所指，而故虚懸其篇，此叔和不究心之弊也。至於太陽經中，一概混編，合病、並病、温病、壞病、過經不解病，以及少陽諸病，如理棼絲，不清其脈，寸寸補接，所以不適於用，徒令觀者嘆息，此更叔和不究心之弊也。

宋林億、成無己輩，以脈法及傷寒例居前，次痓濕暍，次太陽病，分上、中、下三篇。其意以桂枝證、麻黄證彙上篇；大青龍證及汗後、下後諸證彙中篇；結胸及痞證彙下篇，究竟上篇混中下，下篇混上中，不能清也。更可笑者，下篇結胸例中，凡係結字，一概收入。如陽微結、陰微結、脈代結之類，悉與結胸同彙。尤可笑者，上篇第六條，傷寒大義，未及什一，何所見即彙温病？中篇、下篇，太陽本證，未及什七，何所見即彙少陽證及合病、並病、過經不解諸病？如此割裂原文，後人縱思研窮，無門可入矣。

夫足太陽膀胱病，主表也。而表有營衛之不同，病有風寒之各異。風則傷衛，寒則傷營，風寒兼受，則營衛兩傷，三者之病，各分疆界。仲景立桂枝湯、麻黄湯、大青龍湯，鼎足大綱，三法分治三證。風傷衛，則用桂枝湯；寒傷營，則用麻黄湯；風寒兩傷營衛，則用大青龍湯。用之得當，風寒立時解散，不勞餘力矣。乃有病在衛，而治營；病在營，而治衛；病在營衛，而治其一，遺其一。與夫病已去營衛而復汗，病未去營衛而誤下，以致經傳錯亂，展轉不已，源頭一差，末流百出，於是更出種種節目，輔三法而行。正如八卦之有六十四卦，八陣之有六十四陣，分統於乾、坤、震、巽、坎、離、艮、兑、天、地、風、雲、龍、虎、鳥、蛇之下，始得井井不紊。

仲景參伍錯綜，以盡病之變態，其統於桂枝、麻黄、青龍三法，夫復何疑？第文辭奥約，義例互陳，雖穎敏之士，讀之不解其意，實繇當時編次潦草糊塗，不察來意。仲景一手一目，現爲千手千目，編者反將千手千目，掩爲一手一目，悠悠忽忽，沿習至今，昌不得已而僭爲《尚論》。太陽經中仍分三篇，以風傷衛爲上篇，寒傷營爲中篇，風寒兩傷營衛爲下篇，一一以膚淺之語，括大義於前，明奥旨於後。其温病、合病等名，逐段清出，另立篇目，俾讀者了無疑惑於心，庶隨所施而恰當矣。

太陽經上篇 凡風傷衛之證，列於此篇，法五十三條

太陽受病之初，有定脈定證一法

①太陽之爲病，脈浮，頭項强痛而惡寒。原文

先挈太陽病之總脈、總證，統中風、傷寒爲言也。太陽膀胱經乃六經之首，主皮膚而統營衛，所以爲受病之始。

太陽受病，有風寒不同，宜辨陰陽而定愈日，通計五法

②病有發熱惡寒者，發於陽也；無熱惡寒者，發於陰也。發於陽者，七日愈；發於陰者，六日愈，以

陽數七，陰數六也。原文

風爲陽，衛亦陽，故病起於陽。寒爲陰，營亦陰，故病起於陰。無熱惡寒，指寒邪初受，未鬱爲熱而言也。少頃，鬱勃於營間，則仍發熱矣。《太陽中篇》第一條云：或已發熱，或未發熱，正互明其義也。病發於陽，其愈宜速，乃六日傳經已盡，必至七日方愈者，陽數七，主進故也；病發於陰，其愈宜遲，乃至六日經盡即愈者，陰數六，主退故也。得病之始，各從陰陽之類而起；得病之終，各從陰陽之類而愈。此道之所以本乎自然，而人身與天地同撰也。

③太陽病，頭痛至七日已上自愈者，以行其經盡故也；若欲再作經者，針足陽明，使經不傳則愈。原文

七日而云已上者，該六日而言也。六日傳至厥陰，六經盡矣。至七日當再傳太陽，病若自愈，則邪已去盡，不再傳矣。設不愈，則七日、八日再傳陽明，故鍼足陽明以竭其邪，乃得不傳也。在他經則不然，蓋陽明中土，萬物所歸，無所復傳之地，邪易解散故耳。然必鍼以竭其邪，始得歸並陽明，不犯他界也。舊謂奪其傳路而遏之，則六經皆可遏矣〔一〕，何獨取陽明也哉？

④太陽病，欲解時，從巳至未上〔二〕。原文

〔一〕六　原作「經」，據三味書局本改。

〔二〕巳　原作「已」，據《注解傷寒論》改。

凡病欲解之時〔一〕，必從其經氣之王。太陽者，盛陽也，故從巳、午、未之王時而病解。

⑤欲自解者，必當先煩，乃有汗而解。何以知之？脈浮，故知汗出解也。原文

天地鬱蒸而雨作，人身煩悶而汗作，氣機之動也。氣機一動，其脈必與其症相應，故脈浮而邪還於表，纔得有汗，而外邪盡從外解。設脈不以浮應，則不能作汗，其煩即爲内入之候，又在言外矣。

已上四條，先挈太陽經始病終愈，風寒之總法。

太陽受病，風寒不同，先辨中風定脈定證一法

⑥太陽病，發熱，汗出，惡風，脈緩者，名爲中風。原文

既有第一條脈浮，頭項强痛，惡寒之總證，更加發熱，汗出，惡風，脈緩，則其病乃是觸冒於風所致，即名中風。中字與傷字無别，即謂傷風亦可。風性屬陽，從衛而入，以衛爲陽氣所行之道，從其類也。

此一條又中風病之總稱。已後凡言中風病三字，而發熱、汗出、惡風、脈緩，即括在内。

中風病主用桂枝湯解肌大綱一法

⑦太陽中風，陽浮而陰弱，陽浮者熱自發，陰弱者汗自出，嗇嗇惡寒，淅淅惡風，翕翕發熱，鼻鳴乾嘔

〔一〕凡　原作「兄」，據三味書局本改。

者，桂枝湯主之。原文

陽浮陰弱與下文衛强營弱同義。陽浮者，陽邪入衛，脈必外浮。陽性本熱，風又善行，所以發熱快捷，不待閉鬱自發也。陰弱者，營無邪助，比衛不足，脈必内弱。陰弱不能内守，陽强不爲外固，所以致汗直易，不待覆蓋自出也。嗇嗇惡寒，内氣餒也；淅淅惡風，外體疏也。雖寒與風並舉，義重惡風，惡風未有不惡寒者，所以中篇傷寒證中亦互云惡風，又見惡寒未有不惡風者。後人相傳謂傷風惡風，傷寒惡寒，苟簡辨證，誤人多矣。翕翕發熱，乃氣蒸濕潤之熱，比傷寒之乾熱不同。息鳴者，陽邪上壅也；乾嘔者，陽邪上逆也。故取用桂枝湯解散肌表之陽邪，而與發汗驅出陰寒之法，迥乎角立也。

服已須臾，歠熱稀粥一升餘，以助藥力。温覆令一時許，遍身漐漐，微似有汗者益佳，不可令如水流漓，病必不除。若一服汗出病差，停後服，不必盡劑；若不汗，重服依前法；又不汗，後服小促役其間，半日許令三服盡。若病重者，一晝一夜服，周時觀之。服一劑盡，病證猶在者，更作服。若汗不出者，乃服至二三劑。禁生冷、粘滑、肉麵、五辛、酒酪、臭惡等物。

桂枝氣味俱薄，服過片頃，其力即盡，所以能解肌者，妙用全在歠稀熱粥以助藥力。穀氣内充，則邪不能入，而熱歠以繼藥之後，則邪不能留，法中之法若此。世傳方書無此四字，駸失初意。更有肌膚已透微似之汗，蓋覆强逼，致令大汗流漓者，總繇不識解肌爲何義耳。

按，衛行脈外，風傷衛之證，皆傷其外。外者，肌膚也。故但取解肌以散外，不取發汗以内動血脈，更不取攻下以内動臟腑，所以服桂枝時，要使周身漐漐然似乎有汗者，無非欲其皮間毛竅暫開而邪散也。

然恐藥力易過，又藉熱稀粥以助其暖〔一〕，如此一時之久，肌竅不致速閉，則外受之邪盡從外解，允爲合法矣。不識此意者，汗時非失之太過，即失之不及。太過，則邪未入而先擾其營，甚則汗不止而亡陽；不及，則邪欲出而早閉其門，必至病不除而生變。仲景言之諄諄，後人轉加忽略，兹特詳發其義。

桂枝湯有禁用三法

⑧桂枝本爲解肌，若其人脈浮緊，發熱汗不出者，不可與也。常須識此，勿令誤也。原文

已見寒傷營之脈證，即不可誤用風傷衛之治法。用之則寒邪漫無出路，留連肉腠，貽患無窮，故爲首禁。

⑨凡服桂枝湯吐者，其後必吐膿血也。原文

桂枝辛甘，本胃所愛，服之反吐，其人濕熱素盛可知矣。濕熱素盛，更服桂枝，則兩熱相合，滿而不行，勢必上逆而吐。吐逆則其熱愈淫溢於上焦，蒸爲敗濁，故必吐膿血，此一大禁也。其誤服未至於吐者，上焦清氣未傷，熱雖漸消亦蹈險矣。

⑩酒客病不可與桂枝，得湯則嘔，以酒客不喜甘故也。原文

酒爲濕熱之最，故即於上條文意，重引酒客，以示戒嘔吐，乃互詞，勿泥。

按，辛甘發散爲陽，《内經》之旨也。仲景遵之製方，重申辛甘之戒，可謂慮周千變矣。如酒客平素

〔一〕暖　原作「緩」，據三味書局本改。

濕與熱搏結胸中，纔挾外邪必增滿逆，所以辛甘之法遇此輩即不可用。辛甘不可用，則用辛凉以徹其熱，辛苦以消其滿，自不待言矣。後人不察，偏詆桂枝爲難用，即不遇酒客，無端變亂《内經》定法，可勝誅哉。葛根雖酒客所宜，然犯太陽經禁，又不可用。

汗後水氣上逆，有禁更汗增滿一法

⑪發汗後，水藥不得入口，爲逆，若更發汗，必吐下不止。原文

此一條從來諸家錯會，扯入桂枝四禁，謂已用桂枝致逆，若更用桂枝，則其變愈大，粗疏極矣。蓋爲逆，是言水逆，未嘗説到其變愈大爲凶逆也。且原文不云更與桂枝，而云更發汗者，見水、藥俱不得入，則中滿已極，更發汗以動其滿。凡是表藥皆可令吐下不止，不獨是桂枝當禁。所以仲景於太陽水逆之證，全不用表藥，惟用五苓散以導水，最後隨溉熱湯以取汗〔一〕，正與此條互相發明也。設祇單禁桂枝，將麻黄、葛根、柴胡等類在所不禁而誤用，以致吐下不止，恬不知爲犯禁矣。噫，斯道之不明，小者且然，況其大乎。

中風病，主用桂枝湯解肌和營衛七法

⑫太陽病，頭痛，發熱，汗出，惡風者，桂枝湯主之。原文

頭痛見第一條，發熱，汗出，惡風見第六條，重互其文以叮嚀，辨證用法，首宜識此也。

〔一〕最後　原作「服從」，據三味書局本改。

⑬太陽病，外證未解，脈浮弱者，當以汗解，宜桂枝湯。原文
浮弱即陽浮陰弱之謂。外證未解，脈見浮弱，即日久必當以汗解。然汗解要當遵桂枝湯之法，見不可誤行發汗之法也。至於不可誤下，更不待言矣。

⑭太陽病，發熱汗出者，此爲營弱衛强，故使汗出，欲救邪風者，宜桂枝湯主之。原文
衛得邪助而强，營無邪助故爲弱也。即前陽浮陰弱之義，而重挈明之耳。須知營弱與血虚無涉，邪風即風邪，勿鑿看。

⑮病人臟無他病，時發熱自汗出而不愈者，此爲衛氣不和也。先其時發汗則愈，宜桂枝湯主之。原文
臟無他病四字，隱括人身宿病，即動氣不可發汗，亦在内見。裏無病而但表中風邪，乃有汗出不愈者，必是衛氣不和也。設入於營，則裏已近災，未可宴然稱無病矣。時發熱者，有時發熱，有時不熱也。故先於未發熱時，主用解肌之法，邪自不留也。

⑯病嘗自汗出者，此爲營氣和。營氣和者，外不諧，以衛氣不共營氣和諧故爾，以營行脈中，衛行脈外，復發其汗，營衛和則愈，宜桂枝湯。原文
此明中風病所以衛受邪風，營反出汗之理。見營氣本和，但衛强不與營和，復發其汗，俾風邪從肌竅外出，斯衛不强而與營和。正如中酒發狂，酒去，其人帖然矣。營受寒邪，不與衛和，宜麻黄湯亦然。

⑰太陽病，初服桂枝湯，反煩不解者，先刺風池、風府，卻與桂枝湯，則愈。原文
中風之證，凡未傳變者，當從解肌，捨解肌無别法也。然服桂枝湯以解肌，而反加熱悶者，乃服藥時

不如法也。其法維何？即歠稀熱粥以助藥力，不使其不及；但取周身漐漐，微似有汗，不使其太過之謂也。此云服湯反煩者，必微似汗亦未得，肌竅未開，徒用藥力，引動風邪，漫無出路，勢必內入而生煩也。刺風池、風府，以瀉風熱之暴甚，後風不繼，庶前風可熄，更與桂枝湯，引之外出則愈矣，可見解肌當如法也。因服桂枝生煩，豎此妙義，不可不講，故特詳其意，俾用藥者知所當務焉。

⑱風家表解而不了了者，十二日愈。原文

風家表解，已用桂枝湯之互詞也。用桂枝湯表解，已勝其任矣。而不了了者，風爲陽邪，衛爲陽氣，風邪雖去，而陽氣之擾攘未得遽寧，即欲治之，無可治也。七日不愈，俟十二日，則餘邪盡出，正氣復理，必自愈矣。見當靜養以需，不可喜功生事也。

已上七條，曲盡用桂枝湯妙義。一條辨用桂枝之證；二條辨用桂枝之脈；三條辨衛强營弱，宜用桂枝兩和營衛；四條辨衛氣不和，宜在未發熱前用桂枝和衛；五條辨營氣不和，宜仍用桂枝和衛；六條辨陽邪熾盛，服桂枝轉煩者，先刺風穴，再行桂枝；七條辨用桂枝表已解，宜俟勿藥。似此深切著明，可惜從前混編，茲特挈出。

不解肌或誤汗，病邪入裏，用五苓兩解表裏二法

⑲中風發熱，六七日不解而煩，有表裏證，渴欲飲水，水入則吐者，名曰水逆，五苓散主之。多服暖水，汗出愈。原文

傷風證原有汗，以其有汗也，延至日久，不行解肌之法，汗出雖多，徒傷津液，表終不解，轉增煩渴，邪

入於腑，飲水則吐者，名曰水逆，乃熱邪挾積飲上逆，以故外水格而不入也。服五苓散後，頻溉熱湯，得汗則表裏俱解。蓋表者，陽也；裏之屬腑者，亦陽也，所以一舉兩得也。然亦以未經誤治，邪不内陷，故易爲力耳。膀胱爲津液之府，用五苓散通調水道，則火熱自化，而津液得全矣。

⑳太陽病，發汗後，大汗出，胃中乾，煩躁不得眠，欲得飲水者，少少與飲之，令胃氣和則愈；若脈浮，小便不利，微熱消渴者，與五苓散主之。原文

不行解肌，反行發汗，致津液内耗，煩躁不眠，求救於水，若水入不解，脈轉單浮，則無他變，而邪還於表矣。脈浮本當用桂枝，何以變用五苓耶？蓋熱邪得水，雖不全解，勢必衰其大半，所以邪既還表，其熱亦微，兼以小便不利，證成消渴，則府熱全具，故不從單解，而從兩解也。凡飲水多而小便少者，謂之消渴，裏熱熾盛，何可復用桂枝之熱？故導濕、滋乾、清熱，惟五苓有全功耳。

不解肌，而誤發大汗，其變逆有救亡陽漏風二法

㉑太陽病，發汗，汗出不解，其人仍發熱，心下悸，頭眩，身瞤動，振振欲擗地者，真武湯主之。原文

此本爲誤服大青龍湯，因而致變者立法。然陽虚之人，纔發其汗，便出不止，即用痲黄、火劫等法，多有見此證者。所以仲景於桂枝湯中垂戒不可令如水流漓，益見解肌中且有逼汗亡陽之事矣。《太陽下篇》大青龍證中垂戒云「若脈微弱，汗出惡風者，不可服，服之則厥逆，筋惕肉瞤」，正與此段互發。「振振欲擗地」五字，形容亡陽之狀如繪，諸家竟不加細繹，妄取《詩經注》「擗，拊心貌」爲解。噫，是何言歟。仲景論中，心下悸，欲得人按，與夫叉手自冒心間，且與拊心之義不協，何得妄指擗地爲拊心耶？蓋「擗」

者，闢也，避也。汗出過多，衛氣解散，其人似乎全無外廓，故振振然四顧傍徨，無可置身，思欲闢地，而避處其内也。陰證似陽者，欲坐井中，避熱就冷也。汗多亡陽者，欲入土中，避虚就實也。試觀嬰孩出汗過多，神虚畏怯，嘗合面偎入母懷者，豈非振振擗地之一驗乎？從來皆以爲驚風，誤治實繇未透傷寒證中大關耳。

㉒太陽病，發汗，遂漏不止，其人惡風，小便難，四肢微急，難以屈伸者，桂枝加附子湯主之。原文

大發其汗，致陽氣不能衛外爲固，而汗漏不止，即如水流漓之互詞也。惡風者，腠理大開，爲風所襲也。小便難者，津液外泄而不下滲，兼以衛氣外脱，而膀胱之化不行也。四肢微急，難以屈伸者，筋脈無津液以養，兼以風入而增其勁也。此陽氣與陰兩亡，更加外風復入，與前條亡陽一證，微細有別，故用桂枝加附子，以固表驅風，而復陽斂液也。

不解肌，而以火劫汗，傷陰致變四法

一法，辨陰未盡亡。一法，辨邪所繇解。一法，不得汗，反躁，必圊血。一法，辨脈微而數者，不可灸。

㉓太陽病中風，以火劫發汗，邪風被火熱，血氣流溢，失其常度。兩陽相熏灼，其身發黄，陽盛則欲衄，陰虚則小便難，陰陽俱虚竭，身體則枯燥，但頭汗出，劑頸而還，腹滿而喘，口乾咽爛，或不大便。久則譫語，甚者至噦，手足躁擾，捻衣摸床。小便利者，其人可治。原文

風，陽也；火，亦陽也。邪風更被火熱助之，則血氣沸騰，所以失其常度。熱勢瀰漫，所以蒸身爲黄。然陽邪盛於陽位者，尚或可從衄解，可從汗解。至於陽邪深入陰分，勢必劫盡精津，所以劑頸以下不能得

汗，口乾咽爛，肺焦喘促，身體枯燥，小便難，大便秘，手中擾動，譫妄噦逆，乃是一團邪火内熾，真陰傾刻立盡之象，有非藥力所能勝者。必其人小便尚利，陰未盡傷，始得以行驅陽救陰之治也。噫，亦危矣。

仲景以小便利一端，辨真陰之亡與未亡最細。蓋水出高源，小便利，則津液不枯，肺氣不逆可知也。腎以膀胱爲腑，小便利，則膀胱之氣化行，腎水不枯可知也。

按，此證陽邪挾火，擾亂陰分而亡其陰，與前二條亡陽證，天淵懸絶：觀陽盛欲衄，身體枯燥等語，明是失汗所致，失汗則陽必内入，何反外亡耶？注家泥「陰陽俱虚竭」一語，遂謂小便利者，陰未甚虚，則陽猶可回，是認可治，爲回其陽，大失經旨。不知此證，急驅其陽，以存陰氣之一綫尚恐不得，況可回陽以更劫其陰乎？且頭汗乃陽邪上壅，不下通於陰，所以劑頸以下，不能得汗。設見衄血，則邪從衄解，頭間且無汗矣。設有汗，則邪從汗解，又不衄矣，後條火邪深入必圊血一證，亦謂身體枯燥而不得汗者，必致圊血，設有汗更不圊血矣。讀古人書，全要會意，豈有得汗而加衄血、圊血之理哉。又豈有遍身無汗，而頭汗爲亡陽之理哉。

㉔太陽病二日，反躁，反熨其背而大汗出，大熱入胃，胃中水竭，躁煩，必發譫語，十餘日，振慄，自下利者，此爲欲解也。故其汗從腰以下不得汗，欲小便不得，反嘔欲失溲，足下惡風，大便硬，小便當數而反不數及多；大便已，頭卓然而痛，其人足心必熱，穀氣下流故也。原文

此段文義隱奥，從來注釋不得其解，謹明之以暢尚論之懷。蓋火邪入胃中，十餘日不解，忽振慄自下利者，火邪從大腸下奔，其候本爲欲解，然而不解者，以從腰已下不得汗，邪雖下走，終不外走，故不解也。

上條從頸已下不得汗，其勢重；此從腰以下不得汗，其勢較輕。足下惡風，見陽邪但在下也。小便不得，見陽邪閉拒陰竅也，與不得汗正同，所以大便亦硬。益見前之下利爲火勢急奔，火勢衰減則仍硬也。反嘔者，邪欲從上越也；欲失溲者，邪欲從前陰出也，皆餘邪欲散之徵也。胃火既滅，小便當數，復不數，則津液可回。及至津之下潤，則久積之大便必盡出矣。大便出多，則小便之當數者始數矣。腸胃之間，邪熱既散而不持，則腰已下之得汗並可知矣。得汗，則陰分之陽邪盡從外解，然後身半以下之陰氣得上，而反頭痛；身半以上之陽氣得下，而反足心熱。欲愈之狀，尚類病狀，火邪助虛，爲何如哉？

㉕太陽病，以火熏之，不得汗，其人必躁。到經不解，必圊血，名爲火邪。原文

火邪入胃，胃中水液多者，必奔迫下利，其漸解悉如上條矣。若胃中津液素乏之人，復受火邪，則漫無可禦，必加躁擾不寧，繇是深入血室而圊血也。蓋陽邪不從汗解，得以襲入陰中，動其陰血。倘陽邪不盡，其圊血必無止期。故申之曰名爲火邪，示人以治火邪，而不治其血也。

㉖微數之脈，慎不可灸。因火爲邪，則爲煩逆，追虛逐實，血散脈中，火氣雖微，内攻有力〔一〕，焦骨傷筋，血難復也。原文

脈微而數，陰虛多熱之徵也。此而灸之，則虛者益虛，熱者益熱，不至傷殘不止矣。凡病皆然，不獨傷寒宜戒也。鍼灸家亦識此義否？

〔一〕攻　原作「功」，據《注解傷寒論》改。

不解肌，而用燒鍼取汗，寒入核起，灸核止變一法

㉗燒鍼令其汗，鍼處被寒，核起而赤者，必發奔豚，氣從少腹上衝心者，灸其核上各一壯，與桂枝加桂湯，更加桂〔一〕。原文

奔豚者，腎邪也。腎邪一动，勢必自少腹上逆而衝心，狀若豕突，以北方亥位屬猪故也。北方腎邪，惟桂能伐之，所以用桂三倍加入桂枝湯中，外解風邪，内泄陰氣也。嘗即此例推之，凡發表誤入寒藥，服後反加壯熱，肌膚起赤塊，畏寒腹痛，氣逆而喘者；或汗時蓋覆未週，被風寒復侵，紅腫喘逆，其證同者，用此法良驗。一婦病外感，服表藥後，忽面若裝朱，散髮叫喘，雙手上揚，余知其腹作奔豚也，用此方頃之即定。

不解肌，而用吐藥，雖得汗，内傷脾胃，名爲小逆二法

㉘太陽病，當惡寒發熱，今自汗出，不惡寒發熱，關上脈細數者，以醫吐之過也。一二日吐之者，腹中飢，口不能食；三四日吐之者，不喜糜粥，欲食冷食，朝食暮吐，以醫吐之所致，此爲小逆。原文

解肌之法，解散肌表風邪，全不傷動脾胃，乃天然不易之法也。若捨此而妄用吐法，吐中亦有發散之義，故不惡寒發熱。一二日，病在太陽，吐之則腹中飢，口不能食；三四日，病在陽明，吐之則不喜糜粥，欲食冷食，皆胃氣受傷之故也。然且朝食暮吐，脾中之真陽亦傷，而不能消穀。是則外感雖除，脾胃内傷，卒未易復，故爲小逆也。

〔一〕更加桂　據《注解傷寒論》，「桂」字後奪「二兩也」三字。

㉙太陽病吐之，但太陽病當惡寒，今反不惡寒，不欲近衣，此爲吐之内煩也。原文

此以吐而傷胃中之陰，較上條兩傷脾胃之陰陽者稍輕，故内煩不欲近衣。雖顯虚熱之證，比關上脈細數，已成虚熱之脈者，亦自不同。然以吐而傷其津液，雖幸病不致逆，醫者能無過乎？可見用吐法時，亦當相人之津液矣。

中風肌未解，不可下，宜用桂枝湯解外一法

㉚太陽病，外證未解者，不可下也，下之爲逆；欲解外者，宜桂枝湯主之。原文

下之爲逆，即指結胸等證而言。欲解外者，必無出桂枝一法，叮嚀無已之辭也。外邪未解，下必爲逆，然則欲下未下之時，亟解其肌，俾下之而不爲逆也，不亦可乎？

中風肌未解，誤汗下，無他變者，仍當用桂枝湯一法

㉛太陽病，先發汗，不解，而復下之，脈浮者不愈。浮爲在外，而反下之，故令不愈。今脈浮，故知在外，當須解外則愈，宜桂枝湯主之。原文

見已下其脈仍浮，證未增變者，仍當亟解其外也。

不解肌，反误下，邪不服者，於前下藥内，更加桂枝一法

㉜太陽病下之，其氣上衝者，可與桂枝湯，方用前法；若不上衝者，不可與之。原文

誤下而陽邪下陷，然無他變，但仍上衝陽位，則可從表裏兩解之法，故以桂枝湯加於前所誤用下藥之

内，則表邪外出，裏邪内出，即用桂枝大黄湯之互詞也。若不上衝，則表裏兩解之法，漫無取義，其不可與明矣。

不解肌，反誤下，心痞，用桂枝加温補藥，兩解表裏一法

㉝太陽病，外證未除，而數下之，遂協熱而利，利下不止，心下痞硬，表裏不解者，桂枝人參湯主之。原文

誤下則致裏虚，裏虚則外熱乘之，變而爲利不止者，裏虚不守也。痞硬者，正虚邪實，中成滯礙，否塞而堅滿也。以表未除，故用桂枝以解之；以裏適虚，故用理中以和之。此方即理中加桂枝而易其名，亦治虚痞下利之聖法也。

不解肌，反誤下，邪入陽明，變用太陽兩解一法

㉞太陽病，桂枝證，醫反下之，利遂不止，脈促者，表未解也；喘而汗出者，葛根黄連黄芩湯主之。原文

太陽病，原無裏證，但當用桂枝解外。若當用不用而反下之，利遂不止，則熱邪之在太陽者，未傳陽明之經，已入陽明之腑。所以其脈促急，其汗外越，其氣上奔則喘，下奔則泄，故捨桂枝而用葛根，專主陽明之表，加芩、連以清裏熱，則不治喘而喘自止，不治利而利自止，又太陽兩解表理之變法也。

不解肌，反误下，宣辨陽實陽虚，加減桂枝湯一法

㉟太陽病，下之後，脈促，胸滿者，桂枝去芍藥湯主之；若微惡寒者，去芍藥方中加附子湯主之。原文

誤下脈促與上條同，以無下利不止、汗出等證，但見胸滿，則陽邪仍盛於陽位，幾與結胸同變。然滿而不痛，且諸證未具，胸未結也。故取用桂枝之辛甘〔一〕，以亟散太陽之邪；其去芍藥之意，酸收二字不足盡之，以誤下故不敢用，恐其復領陽邪下入腹中也。設微見惡寒，則陽虛已著，而非陽邪上盛之比，去芍藥方中即當加附子，以回其陽。是雖不言汗出，然繇此條之微惡寒，合上條觀之，則脈促、胸滿、喘而汗出之內，原伏有虛陽欲脱之機，故仲景於此條，特以微惡寒三字發其義。可見陽虛則惡寒矣，又可見汗不出之惡寒即非陽虛矣。傷寒證中，多有下後魄汗不止，而釀亡陽之變者，必於此等處參合以求神髓，庶幾可進於道耳。

不解肌，反誤下，陽邪作喘，有用桂枝加行氣藥一法

㊱太陽病，下之微喘者，表未解故也，桂枝加厚朴杏仁湯主之。喘家作桂枝湯，加厚朴、杏子仁。原文

凡下後利不止，而加上氣喘急者，乃是上争下奪之象，危候也。但驟病之人，中氣足供上下之用，邪盡而喘與利自止。若中氣素餒，加以上下交征，立盡之數矣。此證不云下利，但云微喘、表未解，則是表邪因誤下上逆，與虛證不同，故仍用桂枝以解表，加厚朴、杏仁以利下其氣，亦微裏之意也。

此訣風邪誤下作喘治法之大要。其寒邪誤下作喘，當用麻黄、石膏，即此可推，故中篇不復贅也。

〔一〕辛甘　原作「芳甘」，據三味書局本改。

不解肌，反誤下，有憑脈定變一法

㊲太陽病下之，其脈促，不結胸者，此爲欲解也；脈浮者，必結胸也；脈緊者，必咽痛；脈弦者，必兩脅拘急；脈細數者，頭痛未止；脈沉緊者，必欲嘔；脈沉滑者，協熱利；脈浮滑者，必下血。原文

脈促爲陽邪上盛，反不結聚於胸，則陽邪未陷，可勃勃從表出矣，故爲欲解也。脈浮者必結胸，即指促脈而申之，見脈促而加之以浮，邪氣彌滿於陽位，故必結胸也。浮字貫下四句，見浮而促，必結胸；浮而緊，必咽痛；浮而弦，必兩脅拘急；浮而細數，必頭痛不止。皆太陽本病之脈，故主病亦在太陽之本位。設脈見沉緊，則陽邪已入於陰分，但入而未深，仍欲上衝作嘔，其無結胸、咽痛等證，從可知矣。祇因論中省用一個促字，三個浮字，後之讀者遂眩，謂緊爲下焦，屬在少陰，惑之甚矣。觀本文下句，即指出「沉緊者必欲嘔」一語，正見前「緊」字，指浮緊言也。沉緊方是陽邪入陰，上逆作嘔，豈有浮緊、咽痛，反爲少陰寒邪上衝之理。明明太陽誤下之脈證，何緣插入少陰，熗亂後人耶。至於滑脈，居浮沉之間，亦與緊脈同推。故沉滑則陽邪入陰，而主下利；浮滑則陽邪正在營分，擾動其血，而主下血也。夫太陽誤下之脈，主病皆在陽、在表，即有沉緊、沉滑之殊，亦不得以裏陰名之。仲景辨析之精，詎可雜以贅龐哉？

中風病不解，熱結膀胱下血，有宜先表後裏一法

㊳太陽病不解，熱結膀胱，其人如狂，血自下，下者愈。其外不解者，尚未可攻，當先解外。外解已，但少腹急結者，乃可攻之，宜桃核承氣湯。原文

邪熱搏血，結於膀胱。膀胱者，太陽寒水之經也。水得熱邪，必沸騰而上侮心火，故其人如狂。見心

雖未狂，有似乎狂也。血自下者，邪熱不留，故愈。若少腹急結，則膀胱之血蓄而不行，先解外，乃可攻。其攻法亦自不同，必用桃仁增入承氣，以達血所。仍加桂枝分解外邪，正恐餘邪少有未解，其血得以留戀不下耳。

桃仁承氣湯中用桂枝解外，與大柴胡湯中用柴胡解外相倣，益見太陽隨經之熱，非桂枝不解耳。

中風病不解，熱瘀下焦蓄血，明辨脈證，用抵當湯二法

㊴太陽病六七日，表證仍在，脈微而沉，反不結胸，其人發狂者，以熱在下焦，少腹當硬滿；小便自利者，下血乃愈。所以然者，以太陽隨經，瘀熱在裏故也，抵當湯主之。原文

此條之證較前條更重，且六七日表證仍在，曷爲不先解其外耶？又曷爲攻藥中不兼加桂枝耶？以脈微而沉，反不結胸，知邪不在上焦，而在下焦也。若少腹硬滿，小便自利，則其人之發狂者，爲血蓄下焦無疑矣，故下其血自愈。然蓄血而至於發狂，則熱勢攻心，桃仁承氣不足以動其血，桂枝不足以散其邪，非用單刀直入之將，必不能斬關取勝，故名其湯爲「抵當」。「抵」者，至也，乃至當不易之良法也。奈何聖人以爲至當，愚人以爲非常。詎知邪結於胸，則用陷胸以滌飲；邪結少腹，則用抵當以逐血。設非此一法，少腹中所結之血，既不附氣而行，更有何藥可破其堅壘哉。所以一峻攻，斯血去而邪不留，並無藉桂枝分解之力耳。噫。非優入聖域之大賢，烏足共論此哉。

㊵太陽病，身黄，脈沉結，少腹硬，小便不利者，爲無血也；小便自利，其人如狂者，血證諦也，抵當湯主之。原文

此一條乃法中之法也，見血證爲重證，抵當爲重藥。恐後人辨認不清，不當用而誤用，與夫當用而不敢用，故重申其義。言身黄、脈沉結、少腹滿三者，本爲下焦蓄血之證，然祇現此，尚與發黄相鄰，必如前條之其人如狂，小便自利，則血證無疑，而舍抵當一法，别無他藥可代之矣。

小便不利，何以見其非血證耶？蓋小便不利，乃熱瘀膀胱，無形之氣病，爲發黄之候也。小便自利，則膀胱之氣化行，然後少腹滿者，允爲有形之蓄血矣。庸工不能辨證，實於此等處未着眼耳。

中風病，以小便利否定裏證一法

㊶太陽病，小便利者，以飲水多，必心下悸；小便少者，必苦裏急也。原文

小便清利，本爲邪不在裏，若因飲水過多致小便之利，則水未入腹，先與邪争，必主心下悸也。小便少者，即小便短赤，裏證已具之意。但本文云必苦裏急，明是謂飲水多而小便少者，邪熱足以消水，故直指爲裏證已急也。以飲水多三字貫下，其旨躍然。

中風病，汗吐下後，小便不利，宜俟津回自愈一法

㊷大下之後，復發汗，小便不利者，亡津液故也，勿治之，得小便利，必自愈。凡病，若發汗，若吐，若下，若亡血，亡津液，陰陽自和者，必自愈。原文

泉之竭矣，不云自中，古今通弊。醫事中之操霸術者，其人已亡津液，復强責其小便，便究令膀胱之氣化不行，轉增滿、硬、脹、喘者甚多，故宜以不治治之。俟其津液回，小便利，必自愈也。於此見汗下恰當，

津液不傷，爲措於不傾、藏於不竭之良圖矣。

中風病，下後復汗，因虛致冒，先汗解，後議下一法

㊸太陽病，下之而不愈，因復發汗，以此表裏俱虛，其人因致冒。冒家汗出自愈。所以然者，汗出表和故也；得裏未和，然後下之。原文

冒者，神識不清，似有物蒙蔽其外也。所以必須得汗，俾外邪先從外徹，然後辨其二便之和否，再一分解其邪也。然而表裏俱虛之證，其兩解之法，宜輕而且活，所以説汗出自愈，未嘗指定服藥也。又説得裏未和，然後下之，但示其意，並不出方，後人孰察其遵《内經》虛者責之之義乎？若論用藥，表無過桂枝，裏無過大柴、五苓矣。

中風病，表裏已虛，餘邪未解，辨脈用治，迥異初病一法

㊹太陽病未解，脈陰陽俱停，必先振慄，汗出而解。但陽脈微者，先汗出而解；但陰脈微者，下之而解。若欲下之，宜調胃承氣湯主之。原文

病久而外邪不解，不過是入陽、入陰之二途。既陰陽兩停，初無偏勝，可以解矣。猶必先振慄，始得汗出而解，虛可知也。其有不爲振汗，邪無出機者，辨脈用法，要與初病不同。蓋初病，皆邪氣勝則實之脈，病後皆正氣奪則虛之脈，所以最虛之處，便是容邪之處。故陽脈微者，邪乘其陽，汗之而解；陰脈微者，邪乘其陰，下之而解。必須透此一關，始得用藥與邪相當，邪去則正自復，不補虛而自補耳。至於虛者責之之意，前條已露一斑，此云若欲下之，宜調胃承氣湯，意更輕活，其無取於大汗、大下，具在言外矣。

中風病，嘔利痞滿，表解可攻，與攻胃實迥異一法

㊺太陽中風，下利嘔逆，表解者，乃可攻之。其人漐漐汗出，發作有時，頭痛，心下痞硬滿，引脅下痛，乾嘔短氣，汗出不惡寒者，此表解裏未和也，十棗湯主之。原文

此證與結胸頗同。但結胸者，邪結於胸，其位高；此在心下及脅，其位卑。然必表解乃可攻之，亦與攻結胸之戒不殊也。其人漐漐汗出，發作有時，而非晝夜俱篤，即此便是表解之徵。雖有頭痛、心下痞硬滿、引脅下痛、乾嘔短氣諸證，乃邪結之本證，不得以表證名之。若待本證盡除後，乃攻之，不坐誤時日乎？故復申其義，見汗出不惡寒，便是表解可攻之候，慮何深耶。蓋外邪挾飲，兩相搏結，設外邪不解，何緣而得汗出津津乎？攻藥取十棗湯者，正與結胸之陷胸湯相仿，因傷寒門中，種種下法，多爲胃實而設。胃實者，邪熱爍乾津液，腸胃俱結，不得不用苦寒以蕩滌之。今證在胸脅而不在胃，則胃中津液未經熱耗，而蕩滌腸胃之藥無所取矣。故取蠲飲逐水於胸脅之間，以爲下法也。

中風病，本痰標熱，誤下有結胸及協熱利之變一法

㊻太陽病二三日，不能卧，但欲起，心下必結，脈微弱者，此本有寒分也。反下之，若利止，必作結胸；未止者，四日復下之，此作協熱利也。原文

二三日不能卧，但欲起，陽邪熾盛，逼處心胸，擾亂不寧，所以知其心下必結，然但顯欲結之象，尚未至於結也。若其人脈微弱者，此平日素有痰飲積於心膈之分，適與外邪相召，外邪方熾，其不可下明矣。反下之，若利止，則邪勢乘虚欲結者，愈益上結。利未止，因復下之，俾陽邪不復上結，亦將差就錯，因勢

利導之法。但熱邪從表解極易，從裏解極難，協熱下利，熱不盡，其利漫無止期，亦危道也。合上條外邪搏飲之證，反覆提誨，深切著明，從來疑是闕文，可爲嘆息。

中風病誤下，熱邪内陷而成結胸六法

一法，論結胸及痞之源。一法，論脈證所以結胸之故。一法，論結胸兼涉陽明。一法，論結胸似涉柔痓。一法，論脈浮大下之死。一法，論證加煩躁，不下亦死。

㊼病發於陽而反下之，熱入因作結胸，病發於陰而反下之，因作痞。所以成結胸者，以下之太早故也。原文

風爲陽邪，病發於中風，陽邪未從外解而反下之，其熱勢乘虛陷入，必硬結於胸上。寒爲陰邪，病發於傷寒，陰邪未從外解而反下之，其熱勢乘虛陷入，必痞塞於心間。二證皆繇下早，皆是熱入，省文以見意也。太早則邪方熾盛，既未外解，又未傳經，此而下之，其變安得不大耶？

㊽太陽病，脈浮而動數，浮則爲風，數則爲熱，動則爲痛，數則爲虛。頭痛發熱，微盜汗出，而反惡寒者，表未解也。醫反下之，動數變遲，膈内拒痛，胃中空虛，客氣動膈，短氣躁煩，心中懊憹，陽氣内陷，心下因硬，則爲結胸，大陷胸湯主之。若不結胸，但頭汗出，餘無汗，劑頸而還，小便不利，身必發黄也。原文

中風病，見浮、動、數之三脈，主風、主熱、主痛，更主虛。虛，故邪持日久，頭痛、發熱、惡寒，表終不解。醫不知其邪持太陽，未傳他經，反誤下之，於是動數之脈變遲，而在表之證變結胸矣。「動數變遲」三十六字，形容結胸之狀殆盡。蓋動數爲欲傳之脈，而變遲則力綿勢緩而不能傳，且有結而難開之象。

膈中之氣與外入之邪兩相格鬭，故爲拒痛。胃中水穀所生之精悍，因誤下而致空虚，則不能藉之以衝開外邪，反爲外邪衝動其膈，於是正氣往返邪逼之界，覺短氣不足以息，更躁煩有加。於是神明不安，方寸之地覺剥膚近災，無端而生懊憹，凡此皆陽邪内陷所致。陽本親上，故據高位，而心下硬痛爲結胸也。非化工之筆，安能點綴病情若此哉。

㊾太陽病，重發汗而復下之，不大便五六日，舌上燥而渴，日晡所小有潮熱，從心上至少腹硬滿而痛不可近者，大陷胸湯主之。原文

不大便，燥渴，日晡潮熱，少腹硬滿，證與陽明頗同。但小有潮熱，則不似陽明大熱；從心上至少腹，手不可近，則陽明又不似此大痛，因是辨其爲太陽結胸兼陽明内實也。緣誤汗復誤下，重傷津液。不大便而燥渴、潮熱，雖太陽陽明，亦屬下證。但太陽痰飲内結，必用陷胸湯，由胸脇以及胃腸，蕩滌始無餘。若但下腸胃結熱，反遺胸上痰飲，則非法矣。其析義之精爲何如哉。

㊿結胸者，項亦强，如柔痓狀，下之則和，宜大陷胸丸。原文

結胸而至頸項亦强，證愈篤矣。蓋胸間邪結緊實，項勢常昂，有似柔痓之狀。然痓病身手俱張，此但項强，原非痓也，借此以驗胸邪十分緊逼耳。胸邪緊逼，以大陷胸湯下之，恐過而不留，即以大陷胸丸下之，又恐滯而不行，故煮而連滓服之，然後與邪相當，而可施戰勝攻取之略。觀方中用大黄、芒硝、甘遂，可謂峻矣。乃更加葶藶、杏仁，以射肺邪，而上行其急。煮時又倍加白蜜，以留戀而潤導之，而下行其緩。必識此意，始得用法之妙。

㊿結胸證，其脈浮大者，不可下，下之則死。原文

胸既結矣，本當下，以開其結。然脈浮大，則表邪未盡，下之是令其結而又結也，所以主死，此見一病不堪再誤也。

52結胸證具，煩躁者亦死。原文

「亦」字承上，見結胸證全具，更加煩躁，即不下，亦主死也。煩躁曷爲主死耶？蓋邪結於胸，雖藉藥力以開之，而所以載藥力上行者，胃氣也。胃氣充溢於津液之内，汗之，津液一傷；下之，津液再傷；至熱邪搏飲，結於當膺，而津液又急奔以應上征，有不盡不已之勢。煩躁者，津液已竭，胃氣垂絶之徵也。堅敵在前，營中士卒化爲烏有，能無敗乎。此陷胸諸法見幾於蚤，兢兢以滌飲爲先務，飲滌則津液自安，如寇退而百姓復爲良民也。意，微矣。

不解肌，誤汗下成痞，復誤燒鍼，合色脈以定死生一法

53太陽病，醫發汗，遂發熱惡寒，因復下之，心下痞。表裏俱虚，陰陽氣並竭，無陽則陰獨，復加燒鍼，因胸煩，面色青黄，膚瞤者，難治；今色微黄，手足温者，易愈。原文

凡表裏差誤，證變危篤，有陰已亡而陽邪尚不盡者；有陽邪盡，而陽氣亦隨亡者；有外邪將盡未盡，而陰陽未至全虧者，此可愈不可愈所繇分也。大率心下痞與胸間結，雖有上下之分，究竟皆是陽氣所治之位。觀無陽則陰獨一語，正見所以成痞之故。雖曰陰陽氣並竭，實繇心下無陽，故陰獨痞塞也。無陽陰獨，蚤已括傷寒誤下成痞大義，安得草草讀過？無陽亦與亡陽有别，無陽不過陽氣不治，復加燒鍼，以

逼劫其陰陽，乃成危候。其用藥逼劫，即可同推。

中風誤下結胸，傷寒誤下成痞者，證之常也。然中風誤下，間有痞證；傷寒誤下，間有結胸證，不可不明，故次此於結胸證後。至《太陽中篇》，亦次結胸於痞證後，以求合作者之圓神也。

太陽經中篇

凡寒傷營之證，列於此篇，法五十八條

按，上篇風傷衛之證，用桂枝湯解肌者，乃是不欲發汗以擾動其營也。不擾其營，但治其衛，常有不及之弊。不及則邪不盡去，勢必傳入於裏，故篇中兩解表裏之法居多。此篇寒傷營之證，用麻黄湯發汗者，乃亟驅其邪，盡從表出，不使停留之法，常有太過之弊。太過則未免因邪傷正，而虚候易生。設有餘邪不盡者，多未敢再汗，但可和其營衛，或俟其津回，自然得汗，故兩解表裏之法差少。其誤下之證，亦不比上篇之陽邪多變。但發汗之後，其人津液已虚，更加誤下，則津液重虚，所以或邪少虚多而傷其陽，或邪盛熱熾而傷其陰，源同流異，各造其偏。以故治法亦錯出不一，必先會大意，然後一展卷而了然於心目也。

辨寒傷營，有定脈定證，總稱傷寒一法

①太陽病，或已發熱，或未發熱，必惡寒，體重，嘔逆，脈陰陽俱緊者，名曰傷寒。原文

發熱、惡寒、體重、嘔逆、脈陰陽俱緊，凡是傷寒病，必具此五者，故以爲總稱。或未發熱者，寒邪初入，尚未鬱而爲熱，頃之即熱矣。多有服表藥後，反增發熱者，病必易解。蓋熱鬱未久，藥即領邪外出，無裏證故也。仲景恐見惡寒、體重、嘔逆，又未發熱，認爲直中陰經之證，操刃殺人，蚤於辨證之先揭此一語，

慮何周耶。

辨傷寒證，用麻黄湯大綱一法

②太陽病，頭痛發熱，身疼腰痛，骨節疼痛，惡風，無汗而喘者，麻黄湯主之。原文

上條已言傷寒之脈證矣。此復以頭痛、發熱、身疼、腰痛、骨節疼痛、惡風、無汗而喘，互發其義。蓋惡寒未有不惡風者，頭身腰節疼痛即體重之應，無汗而喘亦即嘔逆、脈陰陽俱緊之應也。汗乃血之液，血爲營，營强則腠理閉密，雖熱，汗不出也。麻黄發汗散邪，其力最猛，故以桂枝監之，甘草和之，而用杏仁潤下，以止喘逆。然亦但取微似汗，不須歠熱希粥，正如馭六馬，執轡惟謹，恒虞其泛軼耳。

辨傷寒傳經、不傳經一法

③傷寒一日，太陽受之，脈若靜者，爲不傳；頗欲吐，若躁煩，脈數急者，爲傳也。傷寒二三日，陽明、少陽證不見者，爲不傳也。原文

脈靜者，邪在本經，且不能遍，故不傳經。頗欲吐，外邪内搏，身煩、脈數，寒邪變熱，必傳經也。二三日陽明、少陽證不見，即誤治亦止留連於太陽耳。

辨傷寒欲傳不傳，心悸而煩，宜用建中一法

④傷寒二三日，心中悸而煩者，小建中湯主之。嘔家不可用建中湯，以甜故也。原文

欲傳未傳之證，其人内實，差可無慮。若陽氣内虚而心悸，陰氣内虚而心煩，將來邪與虚搏，必至危

困。建立其中氣，則邪不易入，即入亦足以禦之也。

辨寒傷營之證，當汗不汗，反行鍼灸致變二法

⑤太陽傷寒者，加温鍼，必驚也。原文

温鍼欲以攻寒，孰知鍼用火温，營血得之，反增其熱。營氣通於心，引熱邪以内逼神明，必致驚惶而神亂也。

⑥脈浮，宜以汗解，用火灸之，邪無從出，因火而盛。病從腰以下，必重而痹，名火逆也。原文

外邪挾火勢上炎，必不下通陰分，故重而痹也。

辨脈浮及浮數，宜用麻黄湯發汗一法

⑦脈浮者，病在表，可發汗，宜麻黄湯。脈浮而數者，可發汗，宜麻黄湯。原文

傷寒之脈，陰陽俱緊。其脈但浮及浮數而不兼緊，似可不用麻黄湯，然寒既入營，舍麻黄湯定法，别非他藥可代，故重申其意，見脈緊固當用麻黄湯，而脈浮不緊者，乘其邪方在表，當用麻黄湯托出其邪，不使得入。即脈浮數而不緊者，乘其勢正欲傳，當用麻黄湯擊其半渡而驅之使出。參看中風證脈浮宜用桂枝湯。可見天然一定之法，不因邪勢之淺深輒可變易也。

服麻黄湯得汗後，察脈辨證，有次第不同三法

一法，汗解後，復感、復煩、脈浮數者，宜更藥解散。

一法，脈浮數而煩，加渴者，宜兩解表裏。

一法，具兩解證，不渴者，用藥宜裏少表多。

⑧傷寒發汗解，半日許復煩，脈浮數者，可更發汗，宜桂枝湯。原文

發汗後病解，半日許復煩，脈復浮數，明係汗後表疏，邪風襲入所致，即不可再用麻黄湯，宜更變發汗之法，改用桂枝可耳。用桂枝者，一以邪重犯衛，一以營虚不能復任麻黄也。

⑨發汗已，脈浮數，煩渴者，五苓散主之。原文

脈浮數而煩，與上同也，加之以渴，則津液爲熱所耗而内燥，裏證具矣。津液内耗，即非細故，宜用四苓以滋其内，而加桂以解其外。比上更用桂枝之法，又大不同者，以無復感故也。然既云兩解表裏之邪熱，則五苓散中，朮用蒼，桂用枝，從可推矣。

按，五苓兩解表裏之法，風傷衛、寒傷營俱用之。

⑩傷寒，汗出而渴者，五苓散主之；不渴者，茯苓甘草湯主之。原文

傷寒以無汗故煩，汗出則不煩可知矣。但汗出而渴，則上條五苓兩解表裏之法，在所必用。若汗出而並不渴，則裏證本輕，故用桂枝湯中之三，五苓湯中之一，少示三表一裏之意，名曰茯苓甘草湯，以消息

病情而分解微邪，如璋判圭合，允爲寶符。

辨脈浮緊浮數，尺脈反遲反微，不可發汗二法

一法，脈浮緊，身疼痛，宜以汗解，但尺遲則不可汗。

一法，脈浮數，即誤下仍當發汗，但尺微則不可汗。

⑪脈浮緊者，法當身疼痛，宜以汗解之。假令尺中遲者，不可發汗。何以知之然？以榮氣不足，血少故也。原文

脈浮而緊，遍身疼痛，迺傷寒正病，亟當發汗以驅逐外邪者也。設其人元氣素薄，尺中脈遲，則城郭不完，兵甲不堅，米粟不多，根本先欲動揺，尚可背城借一乎？此所以必先建中而後發汗也。

⑫脈浮數者，法當汗出而愈；若下之身重心悸者，不可發汗，當自汗出乃解。所以然者，尺中脈微，此裏虚，須表裏實，津液自和，便自汗出愈。原文

脈浮數者，法當從乎汗解，故有更藥發汗及兩解表裏之法。設經誤下而身重心悸，縱脈仍浮數，亦不可復發其汗，但宜静調，俟其汗自出乃解耳。所以然者，以尺脈微，裏陰素虚故也。必須津液自和，即爲表裏俱實，便自汗出而愈，此亦先建中而後發汗之變法。要知仲景云，尺脈微者不可發汗，又云，尺微者不可下，無非相人津液之奥旨。所以誤下之脈雖浮數不改，亟宜發汗者，亦必審諦其尺脈，不當率意徑情有如此矣。

凡用發汗藥，宜審病人有無宿疾，不可徑汗六法

⑬咽喉乾燥者，不可發汗。原文

咽中乾燥，其人平日津液素虧可知，故不可發汗，以重奪其津液也。叔和重集不可發汗篇，有咽中閉塞不可發汗，發汗則吐血，氣欲絶，手足厥冷，欲得踡臥，不能自温一條，與此似同而實大異。此戒發汗以奪陽明之津液，彼戒發汗以奪少陰之血也。又咽中閉塞不可下一條，亦指少陰立説。成注俱以咽門爲胃之系混釋，則謬矣。

⑭淋家，不可發汗，發汗則便血。原文

小便淋者，膀胱爲熱所閉，氣化不行也。更發其汗，則膀胱愈擾，而血從小便出矣。

⑮瘡家，雖身疼痛，不可發汗，汗出則痓。原文

身疼痛爲寒傷營之證，本當發汗，然瘡瘍之人，肌表素虚，營血暗耗，更發其汗，則外風襲虚，内血不榮，必致頸項强、身手張而成痓，痓亦膀胱之病也。

⑯衄家，不可發汗，汗出，必額上陷，脈緊急，目直視不能眴，不得眠。原文

目得血而能視，汗爲血液。衄血之人，清陽之氣素傷，更發其汗，則額上必陷，乃上焦枯竭之應也。諸脈者皆屬於目，筋脈緊急，則目上瞪而不能合，目不合則不得眠也。傷寒發煩目瞑者必衄，宜用麻黄湯發汗。此言素慣衄血之人，戒發汗以虚其虚，宜兩諦之也。

⑰亡血家，不可發汗，發汗則寒慄而振〔一〕。原文

亡血，即亡陰也。亡陰發汗本當生熱，乃反寒慄而振者何耶？蓋陰亡則陽氣孤而無偶，纔一發汗，其陽必從汗盡越，所以寒慄有加，陰陽兩竭也。

⑱汗家重發汗，必恍惚心亂，小便已陰疼，與禹餘粮丸闕。原文

心主血，汗者心之液，平素多汗，更發其汗，則心臟之血傷，而心神恍惚，小腸之腑血亦傷，而便已陰疼。禹餘粮丸原方闕。然生心血，通水道，可意會也。

服麻黄湯，汗後病不解，有惡寒、惡熱不同治一法

⑲發汗，病不解，反惡寒者，虛故也。芍藥甘草附子湯主之。發汗後，惡寒者，虛故也。不惡寒，但惡熱者，實也，當和胃氣，與調胃承氣湯。原文

惡寒者汗出，營衛新虛，故用法以收陰固陽而和其營衛。不惡寒者汗出，表氣未虛，反加惡熱，則津乾胃實可知，故用法以泄實而和中。然曰與，似大有酌量，其不當徑行攻下，以重虛津液，從可識矣。

服麻黄湯，汗後，身痛脈遲者，宜行補散一法

⑳發汗後，身疼痛，脈沉遲者，桂枝加芍藥生薑各一兩，人參三兩，新加湯主之。原文

〔一〕發汗　原奪，據《注解傷寒論》補。

傷寒發汗後，身反疼痛者，乃陽氣暴虛，寒邪不能盡出所致。若脈見沉遲，更無疑矣。脈沉遲者，六部皆然，與尺遲大異。尺遲乃素虛，此爲發汗新虛，故於桂枝方中倍加芍藥、生薑各一兩以去邪，用人參三兩以輔正，名曰新加湯者，明非桂枝湯中之舊法也。

門人問：相傳仲景全方止得一百一十二道，因有新加一湯，故名爲一百一十三方，其說然歟？答曰：此後人之囈語也。仲景意中，明明桂枝湯不欲與人參並用，以桂枝能解肌表之邪，人參反固肌表之邪故也。然在誤汗、誤下以後，表裏參錯，正氣虛微，餘邪不解，則有不得不並用之證。如上篇太陽病，外證未除而數下之，遂協熱而利下、痞硬，表裏不解，用桂枝理中湯，乃革去理中之名，但曰桂枝人參湯者，即此意也。人參尚主半表，故曰新加；理中則全不主表，故革其名，凡此皆仲景精微之蘊也。然桂枝人參湯中去芍藥者，以誤下而邪入於陰，芍藥主陰，不能散陽邪也。桂枝新加湯中倍芍藥者，以誤汗而陽虛邪湊，恐陽孤無偶，用芍藥以和之，俾不至散亂也。故用法必識立法之意，斯用之各當矣。

服麻黄湯後，不可誤用桂枝，及飲水、灌水過多一法

㉑發汗後，不可更行桂枝湯。汗出而喘，無大熱者，可與麻黄杏仁甘草石膏湯主之。發汗後，飲水多者，必喘；以水灌之，亦喘。原文

誤用桂枝固衛，寒不得泄，氣逆變喘，本當用大青龍湯，此於湯中除去桂枝、薑、棗者，以已經一誤，不可再誤，馭藥之嚴也。然有大熱者，恐兼裏證，若無大熱，其爲表邪實盛可知。故變青龍之製，爲麻杏甘石，乃爲的對也。飲水多者，内有大熱則能消之，汗後裏證未具，内無大熱，故飲水多者，水氣上逆，必爲

喘也；以水灌其外，冷氣侵膚，與内邪相搏，亦主喘也，即形寒飲冷傷肺之意。但傷肺乃積漸所致，此不過偶傷耳，治法要不出麻杏甘石之外。見内飲水多，外行水灌，皆足以斂邪閉汗，不獨誤行桂枝湯爲然矣。

本麻黄湯證，誤下，表邪未盡，氣逆變喘一法

㉒下後，不可更行桂枝湯，若汗出而喘，無大熱者，可與麻黄杏仁甘草石膏湯。原文

易桂枝以石膏，少變麻黄之法，以治誤汗而喘，當矣。乃誤下而喘，亦以桂枝爲戒，而不越此方者何耶？蓋太陽中風與太陽傷寒，一從桂枝，一從痲黄，分途異治。繇中風之誤下而喘者，用厚朴、杏仁加入桂枝湯中觀之，則傷寒之誤下而喘者，用石膏加入麻黄湯中，乃天造地設，兩不移易之定法。仲景所以諄諄告戒者，正恐人以傷寒已得汗之證，認爲傷風有汗，而誤用桂枝，故特出誤汗、誤下兩條，示以同歸麻黄一治之要，益見營衛分途而成法，不可混施矣。

服麻黄湯後，有陽氣暴虚，叉手冒心二法

一法，心下悸，欲得按。

一法，耳聾無聞。

㉓發汗過多，其人叉手自冒心，心下悸，欲得按者，桂枝甘草湯主之。原文

發汗過多，陽氣虚衰。陽本受氣於胸中，胸中陽氣不足，故叉手冒心，不説到陰血上；方用桂枝甘草固表緩中，亦未説到養血上。方注謂汗多則血傷，血傷則心虚，反置陽虚不理，所謂迂闊而遠於事情也。

㉔未持脈時，病人叉手自冒心，師因教試令咳而不咳者，此必兩耳聾無聞也。所以然者，以重發汗虛，故如此。原文

此示人推測陽虛之一端也。陽虛耳聾，宜亟固其陽，與少陽傳經邪盛之耳聾迥别矣。

服麻黄湯後，有陽氣暴虛，陰邪上逆，臍下悸、腹脹滿二法

一法欲作奔豚，預伐其邪。一法行氣補虛，以除其滿。

㉕發汗後，其人臍下悸者，欲作奔豚，茯苓桂枝甘草大棗湯主之。原文

汗本心之液，發汗後臍下悸者，心氣虛而腎氣發動也。腎邪欲上陵心，故臍下先悸。取用茯苓、桂枝，直趨腎界，預伐其邪，所謂上兵伐謀也。

㉖發汗後，腹脹滿者，厚朴生薑甘草半夏人參湯主之。原文

吐後腹脹與下後腹脹多爲實，以邪氣乘虛入裏爲實也。若發汗後，外已解而腹脹滿，知非裏實之證，繇脾胃氣虛，津液搏結，陰氣内動，壅而爲滿也。故以益胃和脾，降氣滌飲爲治也。

服麻黄湯，汗後，不繇誤下，津乾飲結，胃困變痞一法

㉗傷寒汗出，解之後，胃中不和，心下痞硬，乾噫食臭，脅下有水氣，腹中雷鳴，下利者，生薑瀉心湯主之。原文

汗後外邪雖解，然必胃氣安和，始得脱然無恙，以胃主津液故也。津液因邪入而内結，因發汗而外亡，

兩傷告匱，其人心下必痞硬，以伏飲搏聚，胃氣不足以開之也。胃病，故乾噫食臭，食入而噯餿酸也。胃病，故脅下有水氣，水入而旁滲脅肋也。胃中水穀不行，腹中必雷鳴，而搏擊有聲，下利而清濁不分也。雖不繇誤下而且成痞，設誤下，其痞結又當何似耶？上篇論結胸及痞之源，云胃中空虛，此云胃中不和，互意，以其未經誤下而致空虛。但言不和，然不和已足成痞，胃氣所關之鉅，固若此哉。

誤下成痞，用瀉心湯諸方次第不同四法

一法，誤下後，再誤下，客熱虛痞，用甘草瀉心湯。

一法，誤下後，復發汗，惡寒，先解表後用大黃黃連瀉心湯。

一法，陰氣協熱邪作痞，用大黃黃連瀉心湯；陰氣乘陽虛作痞，用附子瀉心湯。

一法，心下滿而不痛者，用半夏瀉心湯。

㉘傷寒中風，醫反下之，其人下利日數十行，穀不化，腹中雷鳴，心下痞硬而滿，乾嘔，心煩不得安。醫見心下痞，謂病不盡，復下之，其痞益甚。此非結熱，但以胃中虛，客氣上逆，故使硬也，甘草瀉心湯主之。原文

此條痞證，傷寒與中風互言。大意具見下利完穀、腹鳴、嘔煩，皆誤下而胃中空虛之互詞也。設不知此義，以爲結熱而復下之，其痞必益甚，故重以胃中虛，客氣上逆，昭揭病因。方用甘草瀉心湯者，即生薑瀉心湯除生薑、人參不用，而倍甘草、乾薑也。客邪乘虛結於心下，本當用人參，以誤而再誤，其痞已極，人參仁柔，無剛決之力，故不用也。生薑辛温，最宜用者，然以氣薄主散，恐其領津液上升，客邪從之犯上，

故倍用乾薑代之以開痞。而用甘草爲君，坐鎮中州，庶心下與腹中漸至太寧耳。今人但知以生薑代乾薑之僭，孰知以乾薑代生薑之散哉？但知甘草增滿，孰知甘草能去滿哉？

㉙傷寒大下後，復發汗，心下痞，惡寒者，表未解也，不可攻痞，當先解表，表解乃可攻痞。解表，宜桂枝湯；攻痞，宜大黄黄連瀉心湯。原文

大下之後復發汗，先裏後表，顛倒差誤。究竟已陷之邪痞結心下，證兼惡寒，表邪不爲汗衰，即不可更攻其痞，當用桂枝解肌之法，先解其外。外解已後，乃以大黄黄連瀉心湯攻去其心下之痞也。

㉚脈浮而緊，而復下之，緊反入裏，則作痞。按之自濡，但氣痞耳。心下痞，按之濡，其脈關上浮者，大黄黄連瀉心湯主之。心下痞，而復惡寒汗出者，附子瀉心湯主之。原文

傷寒脈浮而緊，即不可下，誤下而緊反入裏，則寒邪轉入轉深矣，故作痞。外邪與内飲搏結，故心下滿硬。若按之自濡而不滿硬，則證不挾飲。其所挾者，乃身中之陰氣，上逆而痞聚於心下也。陰氣上逆，惟苦寒可瀉之，上條大黄黄連瀉心之法即爲定藥。若惡寒汗出，前方必加入附子，以救陽虚。蓋否者，乾往居内，坤往居外，所以宜切陰盛陽微之慮。今惡寒汗出，其事著矣，故三黄湯内另煎附子汁和服，以各行其事，而共成傾否之功。即一瀉心方中，其法度森森若此。

㉛傷寒五六日，嘔而發熱者，柴胡湯證具，而以他藥下之，柴胡證仍在者，復與柴胡湯。此雖已下之，不爲逆，必蒸蒸而振，卻發熱，汗出而解。若心下滿而硬痛者，此爲結胸也，大陷胸湯主之；但滿而不痛者，此爲痞，柴胡湯不中與之，宜半夏瀉心湯。原文

半段當節入《少陽篇》中，因有半夏瀉心湯之法，不便分析，故録全文

上篇論結胸有陽明之兼證矣，此復論結胸及痞有少陽之兼證。見五六日嘔而發熱爲少陽之本證，然太陽未罷亦間有之，所以陽明致戒云：嘔多雖有陽明證，不可攻，以嘔屬太陽故也。且發熱而非往來之寒熱，尤難辨識。果係少陽證，則太陽證將罷，不似陽明之不可攻。若係太陽遷延未罷，誤下即成痞結，其爲逆更大矣。方用半夏瀉心湯者，即生薑瀉心湯去生薑而君半夏也。去生薑者，惡其辛散引津液上奔也。君半夏者，瀉心諸方原用以滌飲，此因證起於嘔，故推之爲主君耳。

服瀉心湯，痞不解，煩渴，小便不利，用五苓兩解表裏一法

㉜本以下之，故心下痞，與瀉心湯；痞不解，其人渴而口燥，煩，小便不利者，五苓散主之。原文

瀉心諸方，開結、蕩熱、益虚，可謂具備。乃服之而痞不解，更加渴而口燥、煩，小便不利者，前第九條五苓兩解表裏之法正當主用。蓋其功擅潤津滋燥，導飲蕩熱，所以亦得爲消痞滿之良治也。

服瀉心湯後，復誤下，利不止，宜治下焦一法

㉝傷寒，服湯藥，下利不止，心下痞硬；服瀉心湯已，復以他藥下之，利不止。醫以理中與之，利益甚。理中者，理中焦，此利在下焦，赤石脂禹餘糧湯主之。復利不止者，當利其小便。原文

湯藥者，蕩滌腸胃之藥，即下藥也；誤下而下利不止，心下痞硬，服瀉心湯爲合法矣。乃復以他藥下之，他藥則皆蕩滌下焦之藥，與心下之痞全不相涉。縱痞硬微除，而關閘盡撤，利無休止，反取危困。用

理中以開痞止利，原不爲過。其利益甚者，明是以鄰國爲壑，徒重其奔迫也。故用赤石脂禹餘糧，固下焦之脱，而重修其關閘。倘更不止，復通支河水道，以殺急奔之勢，庶水穀分而下利自止耳。

痞證汗出，嘔吐，下利，用大柴胡湯兩解表裏一法

㉞傷寒發熱，汗出不解，心中痞硬，嘔吐而下利者，大柴胡湯主之。原文

外邪不解，轉入於裏，心下痞硬，嘔吐下利，攻之則礙表，不攻則裏證已迫，計惟主大柴胡一湯，合表裏而兩解之耳。

汗吐下解後，餘邪挾飲作痞，用旋覆代赭石湯一法

㉟傷寒發汗，若吐若下，解後心下痞硬，噫氣不除者，旋復代赭石湯主之。原文

此亦伏飲爲逆，但因胃氣虧損，故用法以養正而兼散餘邪，大意重在噫氣不除上。既心下痞硬，更加噫氣不除，則胃氣上逆，全不下行，有升無降。所謂弦絶者，其聲嘶；土敗者，其聲噦也。故用代赭領人參下行，以鎮安其逆氣，微加散邪滌飲，而痞自開耳。

病人素有痞，連臍脅，更加痛引陰筋，名爲臟結一法

㊱病脅下素有痞，連在臍旁，痛引少腹入陰筋者，此名臟結，死。臟結無陽證，不往來寒熱，其人反靜，舌上胎滑者，不可攻也。原文

傷寒有臟結之證，乃陰邪結於陰也。若加痛引少腹入陰筋，則悖亂極矣，故主死也。無陽證者，無表

證也。不往來寒熱者，無半表半裏之證也。其人反靜者，並無裏證也。既無表裏之證，而舌上仍有胎滑，此爲何故？則以丹田有熱，胸中有寒耳。夫丹田陰也，反有熱，胸中陽也，反有寒，則是其病不在表裏，而在上下。上下之邪相悖而不相入，所以不可攻也。

按，病人素有動氣在當臍上下左右，則不可發汗。素有痞氣在脅下連臍旁，則不可攻下。醫工不細詢，病家不明告，因而貽誤者多矣。甚有明知故犯者，其操術可勝誅哉。

臟結之所以不可攻者，從來置之不講，以爲仲景未嘗明言，後人無從知之；不知仲景言之甚明，人第不參討耳。夫所謂不可攻者，乃垂戒之辭，正欲人詳審其攻之之次第也。試思臟已結矣，匪攻而結胡繇開耶？前篇謂其外不解者，尚未可攻，又謂下利、嘔逆不可攻，又謂表解乃可攻痞，言之已悉。於此特出一訣，謂臟結無陽證，不往來寒熱，其人反靜，則證不在六經之表裏，而在上焦、下焦之兩途。欲知其候，但觀舌上有胎滑與否。有之，則外感之陽熱挾痞氣而反在下，素痞之陰寒挾熱勢而反在上，此與裏證已具、表證未除者，相去不遠。但其陰陽悖逆，格拒而不入，證轉凶危耳。豈結胸者膈内拒痛，而臟結者腹内不拒痛耶。此而攻之，是速其痛引陰筋而死也。不攻則病不除，攻之則死，所以以攻爲戒。是則調其陰陽，使之相入，而胎滑既退，然後攻之，則熱邪外散，寒氣内消，其臟結將自愈矣，此持危扶顛之真手眼也。

凡腹痛之證，得藥而痛愈急者，要當識此。

設問借結胸以明臟結之脈證一法

㊲問曰：病有結胸，有臟結，其狀何如？答曰：按之痛，寸脈浮，關脈沉，名曰結胸也。何謂臟結？答曰：如結胸狀，飲食如故，時時下利，寸脈浮，關脈小細沉緊，名曰臟結，舌上白胎滑者，難治。原文

臟結一證，最難辨識，復設問答，借結胸以詳其脈證，而明外邪熾盛者爲難治。結胸者，陽邪結於陽也；臟結者，陰邪結於陰也。然胸位高，臟位卑，其脈之寸浮關沉兩俱無異，乃臟結之關脈。更加小細緊者，以關脈居上下二焦之界，外邪繇此下結，積氣繇此上干，實往來之要衝，所以病在下，而脈反困於中也。此證全以外受之邪定輕重，若舌上有白胎滑，則所感深重，其互結之勢方熾，單表、單裏，及兩解表裏之法，俱不可用，所以難治。然温中散邪，俾陰氣漸下而內消，客邪漸上而外散，兩相開解，則良工之爲其所難乎？

傷寒下早，亦成結胸之證四法

一法，辨大結胸，用大陷胸湯。

一法，辨小結胸，用小陷胸湯。

一法，辨熱結在裏，與結胸異[一]。

一法，辨邪熱在表，心下支結，單治其表。

〔一〕與結胸異　此下當有一「治」字。

太陽結胸證有少陽，附本篇第三十一條後。

㊳傷寒六七日，結胸熱實，脈沉緊，心下痛，按之石硬者，大陷胸湯主之。原文

傷寒誤下，雖成痞，亦時有結胸之候。痞者，十之八九；結胸者，十之一二也。故次傷寒結胸於痞證之後。

此條「熱實」二字，形容結胸之狀甚明，見邪熱塡實於胸間不散漫也。上條言寸脈浮，關脈沉，此言脈沉緊更明。蓋緊脈有浮沉之别，浮緊主傷寒無汗，沉緊主傷寒結胸，與中風之陽邪結胸迥殊。此所以不言浮也，精矣精矣。

㊴小結胸病，正在心下，按之則痛，脈浮滑者，小陷胸湯主之。原文

小結胸病正在心下，則不似大結胸之高在心上也。按之則痛，比手不可近則較輕也。而脈之浮，又淺於沉，滑又緩於緊，可見其人外邪陷入原微，但痰飲素盛，挾熱邪而内結，所以脈見浮滑也。黄連、半夏、栝蔞實，藥味雖平，而泄熱散結亦是突圍而入，所以名爲小陷胸湯也。

㊵傷寒十餘日，熱結在裏，復往來寒熱者，與大柴胡湯；但結胸，無大熱者，此爲水結在胸脅也，但頭微汗出者，大陷胸湯主之。原文

治結胸之證，取用陷胸之法者，以外邪挾内飲搏結胸間，未全入於裏也。若十餘日，熱結在裏，則是無形之邪熱蘊結，必不定在胸上。加以往來寒熱，仍兼半表，當用大柴胡湯，以兩解表裏之熱邪，於陷胸之義無取矣。無大熱，與上文熱實互意，内陷之邪但結胸間，而表裏之熱反不熾盛，是爲水飲結在胸脅。

其人頭有微汗，乃邪結在高，而陽氣不能下達之明徵。此則主用大陷胸湯，允爲的對也。仲景辨證明徹若此，後人反謂結胸之外，復有水結胸一證，又謂下文支結，乃支飲結聚，亦另是一證，可笑極矣。

㊶傷寒六七日，發熱，微惡寒，肢節煩疼，微嘔，心下支結，外證未去者，柴胡桂枝湯主之。原文

妙哉，仲景之文。此一條又足緯上三條而明其意。心下支結者，邪結於心下之偏旁不正中也，比小結胸之正在心下又較輕矣。傷寒至六七日，宜經傳已遍，乃發熱，微惡寒，肢節煩疼，微嘔，其邪尚在三陽之界，未入於裏。雖心下支結，而外證未除，即不可用大陷胸湯，以大陷胸湯主裏，而不主表也；亦不可用小陷胸湯，以小陷胸湯主飲，而不主表也。夫支結之邪，其在外者方盛，其陷入者原少，故但合用柴胡、桂枝，和、解二法，以治其表。表邪去，而支結自開矣。後人謂支結乃支飲結於心下，夢語喃喃，吾不識支飲爲何物也。

辨下後胸滿煩驚，身重困篤一法

㊷傷寒八九日，下之，胸滿煩驚，小便不利，譫語，一身盡重，不可轉側者，柴胡加龍骨牡蠣湯主之。原文

此伏飲素積，爲變之最鉅者。蓋積飲之人，津液素結，原不足以充灌周身，及遇外感，一切汗吐下定法，漫難輕試，其誤下之變，更有進於結胸者。似此一證，八九日過經乃下之，可謂慎矣。孰知外邪未盡，乘虛而陷，積飲挾之，填滿胸中。胸中既滿，則膻中之氣不能四布而使道絶，使道絶則君主孤危，所以心驚而神亂也。煩與譫語本屬胃，此則兼心。小便不利，本屬津液内竭，此變兼小腸火熸。一身盡重，不可

轉側者，又神明内亂，治節不行，百骸無主之明徵也。夫邪方在表裏，其患已及神明，於此而補天浴日，寧復尋常表裏所辨？故用人參、茯苓之補，以益心虚；丹鉛之重，以鎮心驚；龍骨、牡蠣之澀，以爲載神之舟楫，一方而批郤導窾，全收安内攘外之功。後人不察，謂是總三陽而和之之法，豈其然哉。

按，《傷寒》雖云傳足不傳手，其實原無界限。此證手少陰心主爲邪所逼，神明内亂，因致譫語無倫，較他症譫語之屬胃實者，相去懸絶，若復以治足經之法治之，必無幸矣。方中藥止九味，用入心藥五種，不以爲復。且用非常藥三種，不以爲猛。蓋都城震動，勢必悉力入援，非孤注可圖僥倖也。至於痰飲搏膈，最爲剥床者，但用半夏一味。表邪内襲，首發難端者，但從太、少之例，用桂枝、柴胡二味。陽邪入陰，最宜急驅者，但用大黄一味。是則治傷寒喫緊之處，咸落第二義，止從治心諸藥之後，一案共結其局。此等手眼，豈凡近可識耶。

病人脈結代〔一〕，心動悸，宜補胃生津兼散邪一法

㊸傷寒，脈結代，心動悸者，炙甘草湯主之，一名復脈湯。脈按之來緩，而時一止復來者，名曰結。又脈來動而中止，更來小數，中有還者反動，名曰結陰也。脈來動而中止，不能自還，因而復動，名曰代陰也。得此脈者，必難治。原文

傷寒病而至脈結代、心動悸，真陰已亡。微邪搏聚者，欲散不散，故立炙甘草湯，補胃、生津、潤燥以

〔一〕人　原作「久」，據三味書局本改。

復其脈。少加桂枝以和營衛，少加清酒以助藥力，內充胃氣，外達肌表，不驅邪而邪自無可容矣。

後段本爲結代二脈下注腳，後人不解，疑爲闕文，但以虛多實少混説，殊不知脈者氣血之先，仲景於津液內亡之脈，名之爲結陰、代陰，又名無陽，原有至理，何得懵然不識？聊爲四言俚句，以明其義：胃藏津液，水穀之海；內充臟腑，外灌形骸。津多脈盛，津少脈衰；津結病至，津竭禍來。脈見微弱，宜先建中；汗則津越，下則津空。津耗脈和，不可妄攻；小便漸減，大便自通。陽明內實，急下救焚；少緩須臾，津液無存。陽明似實，少用調承；驅熱存津，此法若神。腎中真陽，陰精所栽；胃中真陽，津液所胎。津枯精盛，洌泉可溉；陰精衰薄，瓶罄罍哀。何謂結陰？無陽脈闔；何謂代陰？無陽脈奪。經揭無陽，津液所括；較彼亡陽，天地懸闊。

誤下，下利不止，身疼痛，宜先救裏，後救表一法

㊹傷寒，醫下之，續得下利清穀不止，身疼痛者，急當救裏；後身疼痛，清便自調者，急當救表。救裏，宜四逆湯；救表，宜桂枝湯。原文

下利清穀者，脾中之陽氣微，而飲食不能腐化也。身體疼痛者，在裏之陰邪盛，而筋脈爲其阻滯也。陽微陰盛，凶危立至，當急救其在裏之微陽，俾利與痛而俱止。救後，小便清，大便調，則在裏之陽已復，而身痛不止，明是表邪未盡，營衛不和所致，又當急救其表，俾外邪仍從外解，而表裏之辨始爲明且盡耳。救裏與攻裏天淵，若攻裏，必須先表後裏，必無倒行逆施之法。惟在裏之陰寒極盛，恐陽氣暴脱，不得不急救其裏，俟裏證少定，仍救其表，初不敢以一時之權宜，更一定之正法也。《厥陰篇》下利、腹脹、身體

疼痛者，先温其裏，乃攻其表。曰先温，曰乃攻，形容不得已之次第，足互此意。

辨誤下，引邪内入，用梔子湯取吐三法

一法，下後煩滿不安，用梔子厚朴湯。

一法，誤用丸藥大下，身熱微煩，用梔子乾薑湯。

一法，大下後，身熱，心中結痛，用梔子豉湯。

㊺傷寒下後，心煩腹滿，臥起不安者，梔子厚朴湯主之。原文

滿而不煩，即裏症已具之實滿；煩而不滿，即表症未罷之虚煩。合而有之，且臥起不安，明是邪湊胸表腹裏之間，無可奈何之象。故取梔子以快涌其邪，而合厚朴、枳實以泄腹中之滿，亦表裏兩解之法也。

㊻傷寒，醫以丸藥大下之，身熱不去，微煩者，梔子乾薑湯主之。原文

丸藥大下，徒傷其中，而不能蕩滌其邪，故梔子合乾薑用之，亦温中散邪之法也。

㊼傷寒五六日，大下之後，身熱不去，心中結痛者，未欲解也，梔子豉湯主之。發汗，若下之，而煩熱，胸中窒者，梔子豉湯主之。發汗吐下後，虚煩不得眠，若劇者，必反覆顛倒，心中懊憹者，梔子豉湯主之；若少氣者，梔子甘草豉湯主之；若嘔者，梔子生薑豉湯主之。凡用梔子湯，病人舊微溏，不可與服之。原文

香豉主寒熱惡毒，煩躁滿悶。下後身熱不去，心中結痛，則表邪昭著，與前條之微煩不同，故以梔子

合香豉，解散餘邪，又主表而不主裏之法也。然此梔豉一法，諸凡汗下後症顯實煩、虛煩之不同，要皆可用。以其胸中窒塞，即名實煩，窒比心中結痛則較輕也。以其身外熱除，心中不窒，止是虛熱内壅，即名虛煩。虛煩不得眠，亦即臥起不安之互詞。反覆顛倒，心中懊憹，熱邪逼處，無法可除，故用梔豉湯以湧其餘熱。乃因汗吐下後，胸中陽氣不足，最虛之處，便是容邪之處，正宜因其高而越之耳。若慮津液内竭，正氣暴虛，餘邪不盡，則仲景原有炙甘草湯一法，寧敢妄湧，以犯虛虛之戒耶。執一而妄注，祇令作者之意盡失。可惱可惱。

舊微溏則大腑易動，服此湯不能上湧，反爲下洩矣。緣《内經》有先洩而後生他病者，治其本，必先調之，後乃治其他病，故此示戒。

辨下後，復發汗之脈症及晝夜靜躁二法

㊽下之後，復發汗，必振寒，脈微細，所以然者，以内外俱虛故也。原文

治傷寒，有先汗後下之次第，原不得已之法。設下之後，外邪不盡，復不得已而發其汗，其人身必振寒，脈必微細，邪雖去而内外俱虛，所傷滋大矣。良工於汗下之際，已不可無集木臨谷之懼，況以誤治致虛，更可再誤，而犯虛虛之戒乎。注以振寒屬誤汗，脈微細屬誤下，且牽入亡陽、亡陰蔓語，殊失仲景叮嚀之意。

㊾下之後，復發汗，晝日煩躁不得眠，夜而安靜，不嘔，不渴，無表證，脈沉微，身無大熱者，乾薑附子湯主之。原文

上條但言振寒及微細之脈，未定所主之病，以虚證不一也。然振寒，脈微細，陽虚之故已露一斑。設晝日煩躁、不得眠，其爲虚陽擾亂可知矣。其人夜反安静，不嘔，不渴，則虚陽擾亂，不兼外邪可知矣。乃復以脈沉微，身無大熱，重加辨别者，仲景意中恐新邪乘虚暗襲耳。外無邪襲，則煩躁爲亡陽之候，而乾薑、附子在所必用矣。即此而推，其人日中安静，夜多煩躁，則陽不病，而陰病可知矣。然陰病乃傷寒後之本症，自有陽邪入陰，及陰氣内虧，津液未復之條，故不復互言之也。

辨吐下後復汗，身爲振摇，動惕，久成痿廢二法

一法，胸高頭眩，脈沉緊，加誤汗動經，宜亟通津液。

一法，飲摶胸脅，經脈動惕，久成痿廢。

㊿傷寒，若吐，若下後，心下逆滿，氣上衝胸，起則頭眩，脈沉緊，發汗則動經，身爲振振摇者，茯苓桂枝朮甘草湯主之。原文

心下逆滿，氣上衝胸，寒邪摶飲，塞湧於膈，所以起則頭眩，脈見沉緊，明係飲中留結外邪。若但發汗，以强解其外，外雖解，而津液盡竭，反足傷動經脈，有身爲振摇之患矣。蓋人身經脈，賴津液以滋養，吐下而津液一傷，更發其汗，津液再傷，坐令經脈失養，身爲振摇，貽害深矣。所以遇此等症，必一方之中，滌飲與散邪並施，乃克有濟。太陽第二篇中，用小青龍湯全是此意。但彼症風寒兩受，不得不重在表；此症外邪已散，止存飲中之邪，故以桂枝加入製飲藥内，俾飲中之邪盡散，津液得以四布而滋養其經脈。千百年來，孰解其批郤導窾之微旨乎。

51傷寒吐下後，發汗，虚煩，脈甚微，八九日心下痞硬，脅下痛，氣上衝咽喉，眩冒，經脈動惕者，久而成痿。原文

此即上條之症，而明其增重者，必致廢也。曰虚煩，曰脈甚微，則津液内亡，求上條之脈沉緊爲不可得矣。曰心下痞硬，曰脅下痛，較上條之心下逆滿更甚矣。曰氣上衝咽喉，較上條之衝胸更高矣。外症痰飲搏結有加，而脈反甚微，不與病情相協，爲日既久，則四屬失其滋養。此後非不有飲食漸生之津液，然久不共經脈同行，其旁滲他溢，與飲同，事可知。其不能復榮經脈可知，所以竟成痿也。

按，汗下吐三法差誤，陰陽並竭，變症蜂起，如心悸、頭眩、身瞤動、面色青黄、四肢難以屈伸等症，本篇言之不一，皆是教人對症急治，不可因循以貽禍患。如此一症，心下痞硬，太陽之邪挾飲上逆也。脅下痛，少陽之邪挾飲上逆也。逆而不已，上衝咽喉。逆而不已，過頸項而上衝頭目，因而眩冒有加，則不但身爲振摇，其頸項間且陽虚而陰湊之矣。陰氣劑頸反不得還，乃至上入高巔，則頭愈重而益振摇矣。夫人身之筋脈，全賴元氣與津液爲充養，元氣以動而漸消，津液以結而不布，上盛下虚，兩足必先痿廢。此仲景茯苓桂枝白朮甘草湯，於心下逆滿，氣上衝胸之日，早已用力乎。

辨傷寒熱瘀，小便反利，爲蓄血，用抵當丸一法

52傷寒有熱，少腹滿，應小便不利，今反利者，爲有血也，當下之，不可餘藥，宜抵當丸。原文

傷寒蓄血較中風蓄血更爲凝滯，故變上篇之抵當湯爲丸，煮而連滓服之，與結胸項强似柔痓用大陷胸丸同意。蓋湯者蕩也，陽邪入陰，一蕩滌之即散。丸者緩也，陰邪入陰，恐蕩滌之而不盡，故緩而攻之，

所以求功於必勝也。其曰不可餘藥者，即本湯不變爲丸，不可得矣。

辨傷寒風濕相搏，身體煩疼，脈症二法

53 傷寒八九日，風濕相搏，身體煩疼，不能自轉側，不嘔不渴，脈浮虚而濇者，與桂枝附子湯主之；若其人大便硬，小便自利者，去桂枝加白朮湯主之。原文

風木濕土，雖天運六氣中之二氣，然而濕土實地之氣也。經云：地氣之中人也，下先受之。其與風相搏結，止是流入關節，身疼極重，而無頭疼及嘔渴等症，故雖浸淫於周身軀殼，自難犯高巔臟腑之界耳。不嘔者，上無表邪也；不渴者，内非熱熾也。加以脈浮虚而濇，則爲風濕搏於軀殼無疑，故用桂枝附子，疾馳經絡水道，以迅掃而分竭之也。

54 風濕相搏，骨節煩疼，掣痛，不得屈伸，近之則痛劇，汗出短氣，小便不利，惡風不欲去衣，或身微腫者，甘草附子湯主之。原文

此條復互上條之意，而辨其症之較重者。痛不可近，汗出短氣，惡風不欲去衣，小便不利，或身微腫，正相搏之最劇處。故於前方加白朮以理脾，而下滲其濕；減薑、棗之和中，以外洩其風，要皆藉附子之大力者，負之而走耳。

辨傷寒發黄，有寒濕相搏四法

55 傷寒發汗已，身目爲黄，所以然者，以寒濕在裏不解故也，以爲不可下也，於寒濕中求之。原文

傷寒發汗已，熱邪解矣，何繇反蒸身目爲黃？所以然者，寒濕搏聚，適在軀殼之裏，故爾發黃也。裏者，在内之通稱，非謂寒濕深入在裏。蓋身目正屬軀殼，與臟腑無關也。於寒濕中求之，即下文三法也。

㊻傷寒瘀熱在裏，身必發黃，麻黃連翹赤小豆湯主之。原文

傷寒之邪，得濕而不行，所以熱瘀身中而發黃，故用外解之法。設泥裏字，豈有邪在裏而反治其表之理哉。

㊼傷寒七八日，身黃如橘子色，小便不利，腹微滿者，茵陳蒿湯主之。原文

黃色鮮明，其爲三陽之熱邪無疑。小便不利，腹微滿，乃濕家之本症，不得因此指爲傷寒之裏症也。方中用大黃者，取佐茵陳、梔子，建驅濕除熱之功，以利小便，非用下也。

㊽傷寒身黃，發熱者，梔子蘗皮湯主之。原文

熱已發出於外，自與内瘀不同，正當隨熱勢清解其黃，俾不留於肌表間也。前條熱瘀，故用麻黃。此條發熱，反不用麻黃者，蓋寒濕之證難於得熱，熱則其勢外出而不内入矣。所謂於寒濕中求之，不盡泥傷寒定法，此非一徵歟。

用三法以驅傷寒發黃，於寒濕中求之，能事畢矣。設不知此，妄行攻下，其邪乘虚陷入陽明中土，日與水穀相蒸，身目之黃有加無已，漸致沉錮不返者多矣。此仲景所爲叮嚀不可下之意乎。

同一濕也，與風相搏則爲掣痛，與寒相結則發黃，以俱太陽表邪，故戒不可下。叔和不察，將寒濕編

入《陽明》之末，未免與不可下之旨相悖。今悉歸《太陽》，求不違先聖矩矱云。

太陽經下篇

凡風寒兩傷營衛之證，列於此篇，法二十四條

按，上篇太陽中風，乃衛病而營不病之證；中篇太陽傷寒，乃營病而衛不病之證。然天氣之風寒每相因，人身之營衛非兩截，病則俱病者恒多。迨俱病則邪勢孔熾，其人必增煩躁，非發汗不解，故仲景取用青龍之法，乃《内經》陽之汗以天地之雨名之之義也。但青龍爲神物，最難駕馭，必審其人無少陰脈證，乃可用之，以少陰亦主煩躁故也。因是更立真武一湯，以救青龍之誤；投白虎一湯，以匡青龍之不逮，神方畢用，所謂神乎其神者矣。有志精義入神之學者，請自兹篇證入。

用大青龍湯，詳辨脈證大綱二法

①太陽中風，脈浮緊，發熱惡寒，身疼痛，不汗出而煩躁者，大青龍湯主之。若脈微弱，汗出惡風者，不可服；服之則厥逆，筋惕肉瞤，此爲逆也，以真武湯救之。原文

天地鬱蒸，得雨則和；人身煩躁，得汗則解。大青龍湯證，爲太陽無汗而設，與麻黄湯證何異？因有煩躁一證兼見，則非此法不解。蓋風爲煩，寒爲躁，故用之發汗，以解其煩躁也。究竟本方原於無汗者，取微似汗〔一〕，若有汗者之煩躁，全非鬱蒸之比，其不藉汗解甚明。加以惡風、脈微弱，則是少陰亡陽之證；若脈浮弱、汗出、惡風，而不煩躁，即是太陽中風之證，皆與此湯不相涉也。誤服此湯，寧不致厥逆、惕瞤，

〔一〕似　原作「自」，據三味書局本改。

而速其陽之亡耶。仲景不能必用法者盡如其法，更立真武一湯，以救其誤。學者能識其鄭重之意，即百用不至一誤矣。特爲剖析疑義，相與明之。

按，解肌兼發汗，而取義於青龍者，龍升而雲興，雲興而雨降，鬱熱頓除，煩躁乃解，匪龍之爲靈，何以得此乎？觀仲景製方之意，本是桂枝、麻黄二湯合用，但因芍藥酸收，爲興龍致雨所不宜，故易以石膏之辛甘大寒。辛以散風，甘以散寒，寒以勝熱，一藥而三善具備，且能助青龍升騰之勢，所以爲至當至神之法也。然而去芍藥之酸收，增石膏之辛散，外攻之力猛而難製，在寒多風少及風寒兩停之證，則用當而通神；其有風無寒之證，及微弱之脈，若不知辨而概用之，有厥逆、惕瞤而亡陽耳，此疏庸之輩所爲望而畏之乎。詎知仲景於風多寒少之證，而見微弱之脈，有用桂枝二越婢一之法。桂枝全方不去芍藥，取用其二，全是不欲發汗之意。復改麻黄一湯爲越婢一者，略用麻黄、石膏二物，示微發於不發之中耳。夫婢，女子之卑者也。女子固以順爲正，况於婢，則惟所指使，更無專擅矣。以大青龍之升騰變化，不可駕馭之物，約略用之，乃至性同女婢之卑柔，此仲景通天手眼也。祗一方中，忽焉去芍藥爲大青龍，而升天興雲雨；忽焉存芍藥爲小青龍，而蟠泥潤江海；忽焉用桂枝二越婢一，而細雨濕泥沙，精義入神之道，比仙經較著矣。後人不窺作者之藩，安望其能用之也哉。

再按，誤服大青龍湯，厥逆筋惕肉瞤者，既有亡陽之逆矣，亡陽即當用四逆湯以回陽。乃置而不用，更推重真武一湯以救之者，其義何居？蓋真武乃北方司水之神，龍惟藉水可能變化，而水者，真武之所司也。設真武不與之以水，青龍之不能奮然升天可知矣。故方中用茯苓、白朮、芍藥、附子，行水收陰，醒脾崇土之功，多於回陽，名之曰真武湯。乃收拾分馳離絶之陰陽，互鎮於少陰北方之位，其所收拾者，全在收拾其水，使龍潛而不能見也。設有一毫水氣上逆，龍即得遂其升騰變化，縱獨用附子、乾薑以回陽，其如魄汗不止何哉？厥後晉旌陽祖師，以仙術斬蛟，捕至蛟龍遁迹之所，戒其家勿蓄勺水，乃至從硯水中逸去。可見水怪原有尺水丈波之能，向非真武坐鎮北方，天壤間久爲龍蛇之窟矣。即此推之，人身陽根於陰，其亡陽之證，乃少陰腎中之真陽飛越耳。真陽飛越，亟須鎮攝歸根，陽既歸根，陰必翕然從之，陰從則水不逆矣，陰從則陽不孤矣，豈更能飛越乎？故捨天人一致之理以譚醫者，非其至也。

後賢用附子爲末，以止陰燥，名曰霹靂散，藥雖善，而名則可笑。夫陰燥正厥逆、瞤惕之候，而霹靂又青龍行雨之符，以是名方，其違聖悖理，可勝道哉。

②傷寒，脈浮緩，身不疼，但重，乍有輕時，無少陰證者，大青龍湯發之。原文

前條「太陽中風」四字，括上篇而言；此條「傷寒」二字，括中篇而言。風寒之脈證錯見，則桂枝湯與麻黄湯爲不可用，不待言矣。故二條反覆互明，大青龍湯允爲風寒兩兼的對之藥也。無少陰證，成柱謂不久厥吐利，無少陰裏證，夢語喃喃，誤人最大。仲景原文，「但重，乍有輕時」六字，蚤已挈明，言但身重而無少陰之欲寐，其爲寒因可審。況乍有輕時，不似少陰之晝夜俱重，又兼風因可審。所以敢恣行無忌，力驅其在表之風寒。若脈微弱，身重欲寐，則内顧少陰且不遑矣，敢發之乎。

細玩二條文意，傷風脈本浮緩，反見浮緊；傷寒脈本浮緊，反見浮緩，是爲傷風見寒，傷寒見風，兩無疑矣。既無可疑，又當辨無少陰證相雜，則用青龍萬舉萬當矣。故脈見微弱，即不可用大青龍湯，以少陰病脈必微細也。方注泥弱字，牽入中風之脈，陽浮陰弱爲解，大失仲景叮嚀垂戒之意。不思中風之脈，

以及誤汗等證，《太陽上篇》已悉，此處但歸重分别少陰，以太陽膀胱經與少陰腎經合爲表裏，膀胱邪勝，腎切緊鄰，其在陰精素虛之人，表邪不俟傳經，蚤從膀胱之腑襲入腎藏者有之。况兩感夾陰等證，臨病尤當細察，設少陰不虧，表邪安能飛渡而見身重、欲寐等證耶？故有少陰證者，不得已而行表散，自有温經散邪，兩相綰炤之法，豈可徑用青龍之猛，立劃孤陽之根乎。仲景豎此一義，用法之妙已竭盡無餘。後人顛倒無傳，妄行注釋，致令察脈辨證之際，懵然不識要妙，衹覺仲景之堂，無階可升。其治虚勞發熱、骨蒸多汗，每輕用升、柴，恣行表散，遵依東垣升陽散火，乃至百不救一。今與英賢商榷仲景法，豈非民生之一幸歟。

青龍項中，脈見浮緊，日久致衄，用麻黄湯次第三法

③太陽病，脈浮緊，無汗，發熱，身疼痛，八九日不解，表證仍在，此當發其汗。服藥已微除，其人發煩熱，目瞑，劇者必衄，衄乃解。所以然者，陽氣重故也。麻黄湯主之。原文

此風多寒少之證，服藥已微除，則藥不勝病可知。發煩者，熱蒸而鬱煩也。目瞑者，熱轉營血，肝氣不治也。劇則熱甚於經，必迫血妄行而爲衄，衄則熱隨血散而解也。陽氣重者，風屬陽而入，衛氣爲寒所持，故重也。所以雖得衄解，仍主麻黄湯以發其未盡之沉滯，而大變乎中風之例也。

④太陽病，脈浮緊，發熱，身無汗，自衄者愈。原文

此即前條風多寒少之證，但無身疼痛，則寒證較輕。又無發煩、目瞑，則陽氣亦不重。自衄即愈，比前衄乃解亦易安，所以既衄則不更主麻黄湯也。

⑤傷寒，脈浮緊，不發汗，因致衄者，麻黄湯主之。原文

此寒多風少之證也。寒多不發汗，所以致衄。既衄則風邪得解，所以惟用麻黄湯以發其未散之寒，而但從傷寒之例也。

青龍項中，狀如瘧，表裏虚，禁汗吐下，用各半湯一法

⑥太陽病，得之八九日，如瘧狀，發熱惡寒，熱多寒少，其人不嘔，清便欲自可，一日二三度發。脈微緩者，爲欲愈也；脈微而惡寒者，此陰陽俱虚，不可更發汗、更下、更吐也；面色反有熱色者，未欲解也，以其不能得小汗出，身必癢，宜桂枝麻黄各半湯。原文

此亦風多寒少之證，以其風雖外薄，爲寒所持而不能散，所以面顯怫鬱之熱色，宜總風寒而兩解之也。

青龍項中，脈微弱爲無陽，用桂枝二越婢一湯一法

⑦太陽病，發熱惡寒，熱多寒少，脈微弱者，此無陽也，不可更汗，宜桂枝二越婢一湯。原文

此亦風多寒少之證。無陽二字，仲景言之不一，後人不解，皆置爲闕疑，不知乃亡津液之通稱也，故以不可更汗爲戒。然非汗則風寒終不解，惟取桂枝之二以治風，越婢之一以治寒，乃爲合法。越婢者，石膏之辛凉也。胃得之則熱化津生，以此兼解其寒，柔緩之性比女婢猶爲過之，可用之無恐矣。

青龍項中，汗出不解，用桂枝二麻黄一湯一法

⑧服桂枝湯，大汗出，脈洪大者，與桂枝湯，如前法；若形如瘧，日再發者，汗出必解，宜桂枝二麻黄一湯。原文

此亦風多寒少之證。服桂枝湯治風而遺其寒，汗反大出，脈反洪大，似乎風邪再襲，故重以桂枝湯探之，若果風邪之故，立解矣。若形如瘧，日再發，則邪本欲散，又且淺而易散，其所以不散者，終爲微寒所持，故略兼治寒，而汗出必解也。

青龍項中，辨表裏，用桂枝湯單解風邪一法

⑨傷寒，不大便六七日，頭痛有熱者，與承氣湯；其小便清者，知不在裏，仍在表也，當須發汗，若頭痛者，必衄，宜桂枝湯。原文

六七日不大便，明係裏熱，況有熱以證之，更可無疑，故雖頭痛，可用承氣下之。若小便清者，邪未入裏，即不可下，仍當發汗，以散表邪。然頭疼有熱，多是風邪上壅，勢必致衄。若兼寒邪，則必如第二類之身疼痛、目瞑，何以但頭痛而無身目之證耶？故惟用桂枝湯以解風邪，與用麻黄湯之法各別也。

青龍項中，風寒挾飲微結，桂枝合五苓加減一法

⑩服桂枝湯，或下之，仍頭項强痛，翕翕發熱，無汗，心下滿微痛，小便不利者，桂枝湯去桂加茯苓白朮湯主之。原文

服桂枝湯治風而遺其寒，所以不解而證變。設更下之，則邪勢乘虚入裏，益誤矣。在表之風寒未除，而在裏之水飲上逆，故變五苓兩解表裏之法，而用茯苓、白朮爲主治。去桂枝者，以已誤不可復用也。然桂枝雖不可用，其部下諸屬，皆所必需，倘並不用芍藥以收陰，甘草、薑、棗以益虚而和脾胃，其何以定誤汗、誤下之變耶？故更一主將，而一軍用命。甚矣，仲景立方之神也。

青龍項中，火迫亡陽，用桂枝湯加減救逆一法

原文　⑪傷寒脈浮，醫以火迫劫之，亡陽，必驚狂，起臥不安者，桂枝去芍藥加蜀漆龍骨牡蠣救逆湯主之。

此條文義甚明，後人不識作者之意，雖有良法而不能用，兹特闡之。篇首誤服大青龍湯，厥逆、筋惕、肉瞤而亡陽者，乃汗多所致，故用真武湯救之。此以火迫劫而亡陽者，乃方寸元陽之神，被火迫劫而飛騰散亂，故驚狂、起臥不安。有如此者，少緩須臾，駟馬莫追，神丹莫挽矣，故用此湯救之。桂枝湯中除去芍藥，人皆不知其故，或謂惡其酸收，非也。夫神散正欲其收，何爲見惡耶？設不宜於芍藥之酸，又何宜於龍骨、牡蠣之濇耶？學者於此等處當猛下一參，透此一關，勝讀方書千卷。蓋陽神散亂，當求之於陽。桂枝湯，陽藥也。然必去芍藥之陰重，始得疾趨以達於陽位。既達陽位矣，其神之驚狂者，漫難安定，更加蜀漆爲之主統，則神可賴之以攸寧矣。緣蜀漆之性最急，丹溪謂其能飛補是也。更加龍骨、牡蠣有形之骨屬爲之舟楫，以載神而反其宅，亦於重以鎮怯、濇以固脱之外，行其妙用。如是而後，天君復辟，聿追晉重耳、越勾踐返國之良圖矣。仲景製方，豈易識哉。

青龍項中，火逆煩躁，用桂枝甘草龍骨牡蠣湯一法

⑫火逆下之，因燒鍼煩躁者，桂枝甘草龍骨牡蠣湯主之。原文

此證誤而又誤，雖無驚狂等變，然煩躁則外邪未盡之候，亦真陽欲亡之機，故但用桂枝以解其外，龍骨、牡蠣以安其内。不用蜀漆者，以元神未至飛越，無取急追以滋擾也。

青龍項中，誤用桂枝，治風遺寒，治表遺裏，救變一法

⑬傷寒，脈浮，自汗出，小便數，心煩，微惡寒，脚攣急。反與桂枝湯欲攻其表，此誤也。得之便厥，咽中乾，煩躁吐逆者，作甘草乾薑湯與之，以復其陽；若厥愈足温者，更作芍藥甘草湯與之，其脚即伸；若胃氣不和，譫語者，少與調胃承氣湯；若重發汗，復加燒鍼者，四逆湯主之。原文

此段辨證用法最精、最詳，從前不得其解，今特明之。脈浮、自汗固是在表之風邪，而小便數、心煩則邪又在裏，加以微惡寒，則在裏爲寒邪，更加脚攣急，則寒邪頗重矣。乃用桂枝湯獨治其表，則陽愈虚，陰愈無製，故得之便厥也。桂枝且誤，麻黄更可知矣，大青龍更可知矣。陰寒内凝，總無攻表之理也。甘草乾薑湯復其陽者，即所以散其寒也。厥愈足温，不但不必治寒，且慮前之辛熱有傷其陰，而足攣轉錮，故隨用芍藥、甘草以和陰，而伸其脚。設胃氣不和而譫語，則胃中津液亦爲辛熱所耗，故少與調胃承氣湯以和胃，而止其譫；多與則爲下，而非和矣。若不知此證之不可汗，而重發其汗，復加燒鍼，則陽之虚者必造於亡，陰之無製者，必至犯上無等。此則用四逆湯以回其陽，尚恐不勝，況可兼陰爲治乎。

問曰：證象陽旦，按法治之而增劇，厥逆，咽中乾，兩脛拘急而譫語。師言：夜半手足當温，兩脚當

伸，後如師言。何以知此？答曰：寸口脈浮而大，浮則爲風，大則爲虛，風則生微熱，虛則兩脛攣，病證象桂枝，因加附子參其間，增桂令汗出，附子温經，亡陽故也。厥逆，咽中乾，煩躁，陽明内結，譫語煩亂，更飲甘草乾薑湯。夜半陽氣還，兩足當熱，脛尚微拘急，重與芍藥甘草湯，爾乃脛伸。以承氣湯微溏，則止其譫語，故知病可愈。原文

附答門人問辭，求正四方道契。

門人問曰：證象陽旦，成注謂是桂枝之别名；方注謂陽以風言，旦，曉也，似中風分曉，以不啻中風，故設難詳申其義。一主藥，一主證，二家未知孰是？答曰：主藥則既名桂枝，云何别名陽旦？是必一百一十三方，方方皆有别名，然後可。主證則既似中風，復云不啻中風，果爲何證？且訓「旦」爲曉，尤爲牽强不通。二家於此等大關係處，尚且昏昏，後學安得不面牆耶。夫仲景之圓機活法，妙在陽旦、陰旦二湯。陽旦者，天日晴暖，以及春夏温熱之稱也；陰旦者，風雨晦冥，以及秋冬涼寒之稱也。祇一桂枝湯，遇時令温熱，則加黄芩，名陽旦湯；遇時令涼寒，則加桂，名陰旦湯。後世失傳，紛紛謂桂枝不宜於春夏者，皆繇不識此義耳。即如此證，既象陽旦，又云按法用之，即是按用桂枝加黄芩之法也。所以病人得之便厥，明明誤在黄芩，助其陰寒，若單服桂枝湯，何至是耶。故仲景即行陰旦之法，以救其失。觀增桂令汗出一語，豈不昭昭耶。陰旦不足，更加附子温經，即咽中乾，陽明内結，譫語煩亂，渾不爲意，且重飲甘草乾薑湯，以俟夜半陽回足熱，後果如其言，豈非先有所試乎？惟黄芩入口而便厥，未幾即以桂、附、乾薑尾其後，固知其厥必不久，所以可斷云夜半手足當温。况咽乾、譫語，熱證相錯，其非重陰沍寒可知。故纔得足温，即便以和陰爲務，何其審哉。今與二三同調，抵掌譚仲景當年治病機宜，愧無旨酒，滿浮大白耳。

青龍項中，汗下後，煩躁，將欲亡陽，宜補虚回陽一法

⑭發汗，若下之，病仍不解，煩躁者，茯苓四逆湯主之。原文

煩躁本大青龍湯證，然脈弱、汗出、惡風者，誤服之則厥逆、筋惕、肉瞤，首條已諄諄致戒矣。此條復申其辨〔一〕，見汗下不解，轉增煩躁，則真陽有欲亡之機，而風寒之邪在所不計，當用茯苓、人參、乾薑、附子，温補兼行，以安和其欲越之陽，俾虚熱自退，煩躁自止，乃爲合法。若因煩躁，更加散邪，則立斃矣。夫不汗出之煩躁，與發汗後之煩躁，毫釐千里。不汗出之煩躁，不辨脈而誤投大青龍，尚有亡陽之變，是則發汗後之煩躁，即不誤在藥，已誤在汗矣。此仲景所爲見微知著，仿真武之例，更加人參之補，以嘿杜其危哉。下後煩躁，較未下之煩躁亦殊。

青龍項中，風寒兼見，寒熱兩壅，宜分解陰陽一法

⑮傷寒，胸中有熱，胃中有邪氣，腹中痛，欲嘔吐者，黄連湯主之。原文

胸中有熱，風邪在上也；胃中有邪氣，寒邪在中也。腹中痛，陽邪欲下而不得下也；欲嘔吐，陰邪欲上而不得上也。此所以知其熱邪中上，寒邪中下，陰陽各不相入，失其升降之恒，故用黄連湯以分理陰陽而和解之也。嘗因此法而推及臟結之證，舌上有胎者，又爲寒反在上，熱反在下，陰陽悖逆。既成危候，仲景但戒以不可攻，未言治法，然非先之以和解，將立視其死乎。學者請於黄連湯着眼。詳見《太陽中篇》

〔一〕申　原作「甲」，據三味書局本改。

「臟結」條。

青龍項中，辨脈證之縱横，而刺其經穴二法

⑯傷寒腹滿譫語，寸口脈浮而緊，此肝乘脾也，名曰縱，刺期門。原文

期門二穴，在不容兩傍，各去同身寸之一寸五分，肝之募也。

肝木乘脾土，名曰縱。其證腹滿譫語，其脈寸口浮而緊。寸口即氣口，脾胃脈之所主也。浮而且緊，即弦脈也。肝木過盛，所以脾胃之土受製也。

⑰傷寒發熱，濇濇惡寒〔一〕，大渴欲飲水，其腹必滿，自汗出，小便利，其病欲解，此肝乘肺也，名曰横，刺期門。原文

肝木乘肺金〔二〕，名曰横。發熱、濇濇惡寒者〔三〕，太陽之本證也。大渴飲水者，木盛則熱熾，而求水以潤之也。木得水助，其勢益横，反侮所不勝，而上乘乎肺。水勢泛濫，其腹必滿。然肺金素無他病者，必能暗爲運布，或自汗而水得外滲，或小便利而水得下行。其病欲解也，亦繇但腹滿而不譫語，故易解耳。

直貫上下曰縱，眂亙兩旁曰横。木本剋土而乘乎土，其事直，故爲縱；木受製於金而反乘金，其事不

〔一〕濇濇　據《注解傷寒論》作「嗇嗇」。

〔二〕肝木　原作「肝脈」，據三味書局本改。

〔三〕濇濇　三味書局本作「嗇嗇」。

直，故曰横。直則難愈，不直則易安，理之常也。然縱、横之證不同，而同刺期門穴者，以賊土侮金，皆繇木盛。腹滿譫語，證涉危疑，故亟以瀉木爲主治也。

用小青龍湯外散風寒，内滌水飲二法

⑱傷寒表不解，心下有水氣，乾嘔，發熱而咳，或渴，或利，或噎，或小便不利、少腹滿，或喘者，小青龍湯主之。原文

風寒不解，心下有水氣，水即飲也。水寒相搏，必傷其肺。或爲多證者，人身所積之飲，或上，或下，或中，或熱，或冷，各不相同，而肺同爲總司。但有一二證見，即水逆之應也。於散風寒、滌水飲藥中，加五味子之酸，以收肺氣之逆；乾薑之辛，以瀉肺氣之滿，名曰小青龍湯。蓋取其翻波逐浪，以歸江海，不欲其興雲升天，而爲淫雨之意也。後人謂小青龍湯爲發汗之輕劑，毋乃昧其旨乎。

⑲傷寒，心下有水氣，咳而微喘，發熱不渴，服湯已渴者，此寒去欲解也，小青龍湯主之。原文

風寒挾水飲上逆，津液不下行，故不渴。渴則可知津液不逆，爲寒去欲解之征也。寒去欲解，仍用小青龍湯，與上篇脈見單浮用桂枝湯，中篇脈見單浮用痲黄湯同意，大率以輕劑助其欲解之勢耳。按，桂枝、麻黄湯無大小，而青龍湯有大小者，以桂枝、麻黄之變法多，大青龍之變法，不過於麻、桂二湯内施其化裁。或增或去，或饒或減，其中神化，莫可端倪。又立小青龍一法，散邪之功兼乎滌飲，取義山澤小龍，養成頭角，乘雷雨而翻江攪海，直奔龍門之意，用以代大青龍而擅江河行水之力，立法誠大備也。因經叔和之編次，漫無統紀，昌於分篇之際，特以大青龍爲綱，於中桂、麻諸法，悉統於青龍項下，擬爲龍背、龍腰、

龍腹，然後以小青龍尾之，或飛或潛，可弭可伏，用大用小，曲暢無遺，居然仲景通天手眼，馭龍心法矣。更復顧名思義，清其血脈，於青龍尾後方，綴白虎爲之對待，俾觀者知神用無方，爽然有會，表章之餘，聊資啓發云。

或問：青龍自爲一隊，即白虎且剔出另峙其後，然則脈證之縱横，何與青龍事耶？答曰：此等奥義，惟作者知之。傷寒多有忽然自汗，突爾亡陽之候，雖不用青龍之藥，蚤已犯青龍之逆者矣。況腹滿則陰盛可知，譫語則陽虚可慮，仲景特挈縱、横以名之者，豈無説耶？蓋屈蠖者，龍之所以伏也；縱横者，龍之所以飛也。縱横之脈證不同，刺穴同用期門，期門乃肝木所主，東方青龍之位也。刺其穴者，正所以製龍木而預弭亡陽之變耳。故一青龍方中，張大其施，則升行而爲霖雨；狹小其製，則鼓浪而奔江海；馴其性能，則踰越女婢之卑柔；刺其經穴，則銷弭靈幻於寂若。仲景於其奮鬛升天，萬難把捉之時，尚以真武一法，坐鎮北方之水，俾地氣不上，天氣不下，所謂其雨其雨，杲杲日出。龍之既升於天者，且不得不復返於淵，況未及升騰，可馴可撫，顧無法以製伏之耶。此余所爲有會於縱、横之義也。儻不其然，匪但無與青龍之事，亦並無與傷寒之事矣。昔有善畫龍者，舉筆凝思，而青天忽生風雨。吾不知仲景製方之時，其爲龍乎？其爲仲景乎？必有倏焉雷雨滿盈，倏焉密雲不雨，倏焉波浪奔騰，倏焉天日開朗，以應其生。心之經綸者神哉。青龍等方，即擬爲九天龍經可矣。

婁東胡卣臣先生，昌所爲賢士大夫也，夙苦痰飲爲恙。夏月地氣上升，痰即内動，設小有外感，膈間痰即不行。兩三日瘥後，當膺尚結小痤，無醫不詢，無方不考，乃至夢寐懇求大士救療。因爾聞疾思苦，深入三摩地位，薦分治病手眼，今且仁智兼成矣。昌昔謂膀胱之氣化大行，地氣不升，則天氣常朗，其偶受外感，則仲景之小青龍一方，與大士水月光中、大圓鏡智無以異也。蓋無形之感，挾有形之痰，互爲膠漆，其當胸窟宅，適在太陽經位，惟於麻桂方中，倍加半夏、五味，以滌飲而收陰，加乾薑、細辛以散結而分邪，合而用之，令藥力適在痰邪綰結之處，攻擊片時，則無形之感從肌膚出，有形之痰從水道出，頃刻分解無餘，而膺胸空曠，不復叢生小痙矣。若泥麻、桂甘温，減去不用，則不成其爲龍矣，將恃何物爲翻波鼓浪之具乎？

變青龍湯經製，改用白虎湯，權宜五法

⑳服桂枝湯，大汗出後，大煩渴不解，脈洪大者，白虎加人參湯主之。原文

大汗出，則津液外亡；大煩渴，則躁熱内極；脈轉洪大，則凶變將起，青龍湯爲不對矣。計惟白虎湯可兩解表裏之熱，加人參可潤燥止渴也。

㉑傷寒，脈浮滑，此表有熱，裏有寒，白虎湯主之。原文

傷寒之脈，陰陽俱緊。此云浮滑，則兼風可知。滑爲裏熱，浮滑則表亦熱矣。裏有寒者，傷寒傳入於裏，更增裏熱，但因起於寒，故推本而曰裏有寒，實則表裏俱爲熱極也。

㉒傷寒，脈浮，發熱無汗，其表不解者，不可與白虎湯；渴欲飲水無表證者，白虎加人參湯主之。原文

白虎湯但能解熱，不能解表，必惡寒、頭身疼痛之表證皆除，但熱、渴而求救於水者，方可與之。

㉓傷寒，無大熱，口燥渴，心煩，背微惡寒者，白虎加人參湯主之。原文

表裏熱極，燥渴心煩，全無惡寒、頭疼、身痛諸表證者，固當行白虎矣。若脈浮滑，背微惡寒，此爲表

熱少、裏熱多之證，仍可與之。蓋以脈滑，明係裏熱，而背爲至陰之地，雖表退尚有餘寒，不當牽泥也。設脈但浮而不滑，證兼頭疼、身痛，則雖表裏俱熱，而在表之邪渾未退，白虎湯即不可用，以白虎辛凉，不能解表故也。

此條辨證最細。脈滑而帶浮，渾身無大熱，又不惡寒，但背間微覺惡寒，是表邪已將罷。其人口燥渴，心煩，是裏熱已大熾，更不可姑待，而當急爲清解，恐遲則熱深，津竭無救於事耳。

門人問：用白虎則表熱不解，用青龍則裏熱轉增，試擬議於二者之間，不識當用何法？答曰：惟於大青龍湯中倍增石膏，少減麻、桂。或見寒多風少，則用麻杏甘石湯，亦倍增石膏，少減麻黄。斯固圓機，然亦即可爲定法矣。

㉔傷寒病，若吐，若下後，七八日不解，熱結在裏，表裏俱熱，時時惡風，大渴，舌上乾燥而煩，欲飲水數升者，白虎加人參湯主之。原文

玩此條，表證比前較重，何以亦用白虎耶？本文熱結在裏，表裏俱熱二句，已自酌量。惟熱結在裏，所以表熱不除，况加大渴飲水，安得不以清裏爲急耶？白虎五證得隸青龍後者，以風寒俱有故也。

寒與風皆傷，宜從辛甘發散矣。而表與裏又俱熱，則温熱爲不可用，欲並風寒表裏之熱而俱解之，不其難乎？故立白虎湯一法，以輔青龍之不逮，其藥乃石膏、知母辛凉之二物也。辛者，西方金也；凉者，秋令也。酷熱之時，欲求金風薦爽，萬不可得，計惟虎嘯則山谷間習習風生，風生則熱解耳。所以取辛凉二物，偶而成方，以象白虎之陰也。夫青龍變化莫測，方無定體，故各用製伏之法。若白虎則地獸之靈，得風從

而其威愈震，亦不易製伏之物。况裏熱已極，津液垂亡，元氣所存無幾，而領西方之肅殺以入胃中，能無慮乎？於是以甘草之甘緩，和其猛性，而入米同煎，以助胃中水穀之氣。虚者更加人參，以助胃中天真之氣，乃可用之而無患，製法早具於一方之内矣。世傳孫思邈有降龍伏虎之能，豈非以仲景之心法爲道法耶。

夫以石膏一物之微，入甘温隊中，則爲青龍，從清凉同氣，則爲白虎。惟文武聖神之哲，乃能用之恰當，此龍虎所爲慶風雲之會也。設在表之風寒未除，當用青龍而反用白虎；設在裏之熱渴已逼，當用白虎而反用青龍，則用者之誤，竟與倒行逆施者同類，寧不敗乃事乎。傷心哉，千古興亡之際，同一醫轍矣。

尚論篇卷二

尚論張仲景《傷寒論》重編三百九十七法

尚論陽明經證治大意

傷寒之證，無如太陽一經，風寒參錯，表裏差殊，難於辨認。昌分三篇，先列鄙語，以引其端，後隨仲景原文，闡其立言精意，俾業醫者得其門而入，庶足以窺其富美也。而陽明一經之病，治之尤難，蓋胃爲水穀之海，五臟六腑之大源，多氣多血之衝，乃吉凶死生所攸關。仲景著論精詳，後人讀之憒憒，今僭爲尚論，請得而要言之也。夫陽明者，胃也。陽明以胃實爲正，胃實則皆下證也。然陽明之邪，其來路則繇太陽，凡陽明證見八九，而太陽證有一二未罷，即從太陽而不從陽明，可汗而不可下也。其去路則趨少陽，凡陽明證縱見八九，而少陽證略見一二，即從少陽而不從陽明，汗、下兩不可用也。惟風寒之邪已離太陽，未接少陽，恰好在陽明界内之時，用藥亟爲攻下，則渙然冰釋，而不再傳他經，津液、元氣兩無虧損，何快如之。此等機會，間不容髮。庸愚無識，妄守䫂門，必俟七日傳經已盡，方敢言下，縱不危殆，而津液、元氣所喪滋多矣。况太陽一經，早有十餘日不解者，若不辨經，而但計日，其誤下仍在太陽。至陽明二三日内，即顯下證，反以計日，當面錯過。及陽明已趨少陽，又以計日，妄行攻下，乃至少陽復轉陽明，更全不識其證，以至熱邪在胃，爍盡津液，輕者重，而重者死矣，所關顧不鉅耶。謹將陽明之證，亦比太陽之例，分爲三篇，俾觀者了無疑惑，斯臨病不致差誤耳。

陽明經上篇凡外邪初入陽明地界，未離太陽净盡者，謂之太陽陽明，列於此篇

太陽與陽明兩經各半，謂之合病；兩經連串，謂之並病，另自名篇於三陽經後，不在此例。此乃邪入陽明，而太陽將盡未盡之證也。

①陽明病，脉遲，汗出多，微惡寒者，表未解也，可發汗，宜桂枝湯。原文

②陽明病，脉浮，無汗而喘者，發汗則愈，宜麻黄湯。原文

仲景此二條之文，前條云風未解，後條即不云寒未解者，互文也。前條云宜發汗，後條云發汗則愈者，亦互文也。蓋外邪初入陽明，用桂枝湯解肌，則風邪仍從衛分出矣；用麻黄湯發汗，則寒邪仍從營分出矣。營分之邪深於衛分，且從外出而愈，則衛分更不待言矣。論中每用互文處，其妙義大率若此。

③陽明病，能食者，爲中風；不能食者，爲中寒。原文

風則傷衛，寒則傷營，一定之理。是則足三陽經，太陽行身之背，陽明行身之前，少陽行身之側，皆可言營衛受邪，何仲景於陽明經，但以能食不能食分風寒，而不以營衛分風寒耶？蓋營衛交會於中焦，論其分出之名，則營爲水穀之精氣，衛爲水穀之悍氣；論其同出之源，混然一氣，何繇分其孰爲營，孰爲衛哉？惟風爲陽，陽能消穀，故能食；寒爲陰，陰不能消穀，故不能食。以此而辨風寒之邪，庶幾確然有據耳。仲景析義之精若此，如習矣不察者何。

④脉陽微而汗出少者，爲自和也；汗出多者，爲太過。陽脉實，因發其汗出多者，亦爲太過。太過爲陽絶於裏，亡津液，大便因硬也。原文

陽微者，中風之脈，陽微緩也；陽實者，傷寒之脈，陽緊實也。陽絶，即亡津液之互辭。仲景每於亡津液者，悉名無陽。本文陽絶於裏，亡津液，大便因硬甚明。注家認作汗多而陽亡於外，大謬。

傷寒發太陽膀胱經之汗，即當顧慮陽氣，以膀胱主氣化故也；發陽明胃經之汗，即當顧慮陰津，以胃中藏津液故也。所以陽明多有熱越之證，謂胃中津液隨熱而盡越於外，汗出不止耳。然則陽明證，不論中風、傷寒，脈微、脈實，汗出少而邪將自解，汗出多則陰津易致竭絶。業醫者可不謹持其柄，而用重劑發汗，以刦人之津液耶。觀仲景於太陽發汗之重劑，以青龍名之，可見亢旱得之則爲甘霖，若淫雨用之，則沉竈產蛙，傷禾害稼，有載胥及溺已耳〔一〕。此陽明所以有桂枝、痲黄湯證，而無大青龍湯證也。噫，微矣哉。

⑤問曰：陽明病外證云何？答曰：身熱，汗自出，不惡寒，反惡熱也。原文

以此辨陽明中風之外證，正兼太陽也〔二〕。

⑥問曰：何緣得陽明病？答曰：太陽病，若發汗，若下，若利小便，此亡津液，胃中乾燥，因轉屬陽明；不更衣内實，大便難者，此名陽明也。原文

以此辨陽明中風之裏證。此屬正陽陽明，可下，當置中篇，以全文不便分割，讀者識之可也

〔一〕溺　原作「弱」，據三味書局本改。
〔二〕太陽　原作「大陽」，據三味書局本改。

⑦問曰：病有一日得之，不發熱而惡寒者，何也？答曰：雖得之一日，惡寒將自罷，即自汗出而惡熱也。原文

以此辨陽明傷寒之外證，正兼太陽也。

⑧問曰：惡寒何故自罷？答曰：陽明居中土也，萬物所歸，無所復傳，始雖惡寒，二日自止，此爲陽明病也。原文

以此辨陽明傷寒之裏證。此屬正陽陽明，可下

已上八條，見仲景於太陽傳入陽明之證，其辨認之法，即少變太陽之定例矣。蓋太陽有營衛之兩路，風則傷衛，寒則傷營；而陽明則營衛難以辨别，辨之全藉於脈與證。風邪之脈，傳至陽明，則緩去而遲；在寒邪之脈，傳至陽明，則緊去而浮。在風邪之脈，輕高而上，前者風邪本微，殊無内向之意，雖汗出少，而不爲過也；寒邪之脈，已至於實，則將去太陽，而成可下之證，故發其汗太多，反爲過也。如此辨别，讀者猶不心花開朗耶。至其辨證，則以能食不能食爲諦，蓋陽邪能化穀，陰邪不能化穀之義也。又設四問，以辨風寒之在表在裏，而定汗下之權衡，何其明且盡耶。繇是推之，病已傳經，而太陽邪有未盡，其用桂枝、麻黄二湯，即當狹小其製，不可使太過明矣。太陽邪已盡，其用承氣諸湯，即當竭蹶從事，不可使不及，又明矣。

問：經言一脈分爲二病，謂營衛不同也。是則十二經脈中，以營衛之故，分爲二十四病矣。乃仲景於陽明一經，獨以能食不能食分營衛，至於少陽以後，更不申營衛之辨，其義何居？答曰：明哉問也。道

之原也。叔和以後，諸賢俱有未徹，果識各經皆有營衛，曷爲將仲景少陽經之文，編入太陽經中乎？後人更添蛇足，謂邪至陽明，則已過營衛，無復可言。果爾，則邪至少陽與三陰，其過營衛，不更遠乎？《靈樞》謂營氣起於中焦，衛氣起於下焦，而行至中焦。是則中焦胃中，正是營衛所起之源，混然未分，而外入之風寒，自難辨别也。至於少陽以下諸經，《内經》明有一脈分爲二病之旨，仲景可以不贅。況始先中衛，其傳經必不轉中於營；始先中營，其傳經必不轉中於衛。然則能食爲中風，不能食爲中寒，自可繇陽明而類推三陰各經矣。此等處須細心體會，略一鹵莽，謬迷多矣。

⑨本太陽病，初得時，發其汗，汗先出不徹，因轉屬陽明也。原文

發其汗，兼解肌、發汗二義。汗出不徹，則未得如法，故邪不服而轉入陽明也。

若汗多，微發熱惡寒者，外未解也。其熱不潮，未可與承氣湯；若腹大滿不通者，可與小承氣湯，微和胃氣，勿令大泄下。節文全文見《陽明中篇》

表未解而腹大滿，則裏亦急，故用小承氣湯。

⑩太陽病，若吐，若下，若發汗，微煩，小便數，大便因硬者，與小承氣湯和之愈。原文

微煩、小便數、大便因硬，皆是邪漸入裏之機，故用小承氣湯和之〔一〕，是變不可下之例。然曰和，則與用下之意不同矣。

〔一〕小承氣湯 「氣」字原奪，據三昧書局本補。

⑪傷寒吐後，腹脹滿者，與調胃承氣湯。原文

吐後而腹脹滿，則邪不在胸，其爲裏實可知。然但脹滿而不痛，自不宜用急下之法，少與調胃承氣可耳，此亦和法非下法也。觀《正陽陽明篇》中，腹滿不減，減不足言，如是之急者，止言當下，自可類推。

⑫陽明病，心下硬滿者，不可攻之，攻之利遂不止者死，利止者愈。原文

心下硬滿，邪聚陽明之膈，正兼太陽也，故不可攻。攻之利不止，則邪氣未盡，真氣先脱，故主死也。利止則邪去，而真氣猶存，故自愈也。

⑬傷寒嘔多，即有陽明證，不可攻之。原文

嘔屬太陽，嘔多則太陽未除，縱有陽明諸症，在所不計，故戒攻下。

⑭食穀欲嘔者，屬陽明也，吴茱萸湯主之；得湯反劇者，屬上焦也。原文

此條復辨嘔有太陽，亦有陽明，本自不同。若食穀欲嘔，則屬胃寒，與太陽之惡寒嘔逆，原爲熱症者相遠，正恐誤以寒藥治寒嘔也。然服吴茱萸湯轉劇者，仍屬太陽熱邪，而非胃寒明矣。

⑮陽明中風，口苦咽乾，腹滿微喘，發熱惡寒，脈浮而緊。若下之，則腹滿，小便難也。原文

此條陽明中風，俱該傷寒而言，俱太陽未除之候，但以腹滿一端，知爲熱入陽明，然終與大實、大滿不同。若誤下，則外邪乘虚内陷，而腹愈滿矣。小便難者，亡津液也。

⑯陽明病，脈浮而緊，咽燥口苦，腹滿而喘，發熱汗出，不惡寒，反惡熱，身重。若發汗則躁，心憒憒，

反譫語。若加燒鍼，必怵惕，煩躁不得眠。若下之，則胃中空虛，客氣動膈，心中懊憹，舌上胎者，梔子豉湯主之；若渴欲飲水，口乾舌燥者，白虎加人參湯主之；若脈浮發熱，渴欲飲水，小便不利者，猪苓湯主之。原文

發熱以上與前條同。而汗出、不惡寒、反惡熱、身重四端，則皆陽明之見症，所以汗、下、燒鍼俱不可用。而舌上胎，則膈熱甚故湧，以梔子豉，而徹去其膈熱，則治太陽而無礙陽明矣。若前症更加口乾舌燥，則宜用白虎湯以解熱生津。更加小便不利，則宜用猪苓湯，以導熱滋乾也。

⑰陽明病，汗出多而渴者，不可與猪苓湯，以汗多胃中燥，猪苓湯復利其小便故也。原文

太陽症中，有用五苓散兩解表裏一法矣。而太陽入陽明症中，復有猪苓湯導熱滋乾一法。然汗出多而渴者不可服，蓋陽明胃經主津液者也。津液充則不渴，津液少則渴矣。故熱邪傳入陽明，必先耗其津液，加以汗多而奪之於外，復利其小便而奪之於下，則津液有立亡而已，故示戒也。

⑱太陽病，寸緩關浮尺弱，其人發熱汗出，復惡寒，不嘔，但心下痞者，此以醫下之也。若其不下者，病人不惡寒而渴者，此轉屬陽明也。小便數者，大便必硬，不更衣十日，無所苦也。渴欲飲水者，少少與之，但以法救之。渴者，宜五苓散。原文

寸緩關浮尺弱，發熱汗出，復惡寒，純是太陽未罷之症也。設非誤下，何得心下痞結耶？如不誤下，則心下亦不痞，而太陽症必漸傳經，乃至不惡寒而渴，邪入陽明審矣。然陽明津液既偏滲於小便，則大腸失其潤，而大便之硬與腸中熱結，自是不同，所以旬日不更衣亦無苦也。以法救之，救其津液也，與水及用五苓，即其法也。

五苓，利水者也。其能止渴而救津液者何也？蓋胃中之邪熱，既隨小水而滲下，則利其小水，而邪熱自消矣。邪熱消，則津回而渴止，大便且自行矣，正《内經》通因通用之法也。前段汗出多而渴者，不宜用猪苓湯重驅津液；此段仍有汗、仍渴，但汗出不至於多，而渴亦因熱熾，其津液方在欲耗未耗之界，故與水而用五苓爲合法也。今世之用五苓者，但知水穀偏注於大腸，用之利水而止泄；至於津液偏滲於小便，用之消熱而回津者則罕，故詳及之。

⑲陽明病，脈浮而緊者，必潮熱，發作有時；但浮者，必盜汗出。原文

陽明脈之浮緊，即太陽寒傷營之脈也；單浮，即太陽風傷衛之脈也，但傳至陽明。仲景不欲以營衛辨症，而姑變其文耳。至於太陽症，有未罷各條，雖悉尚恐未明，再舉潮熱及盜汗，陽明之必至者辨之，確然無疑矣。從前注解，皆是斷章取義，而不會其大意，不知脈緊與潮熱，脈浮與盜汗，非的對之症也，不過藉以辨陽明八九、太陽一二之候耳。至謂浮爲陽盛，陽盛則陰虚，陰虚則盜汗出，節外生枝，幾於説夢矣。

⑳陽明中風，脈弦浮大，而短氣，腹都滿，脅下及心痛，久按之氣不通，鼻乾，不得汗，嗜卧，一身及面目悉黄，小便難，有潮熱，時時噦，耳前後腫。刺之小差，外不解。病過十日，脈續浮者，與小柴胡湯；脈但浮，無餘症者，與麻黄湯；若不尿，腹滿加噦者不治。原文

此條陽明中風之症居七八，而中寒之症亦居二三。觀本文不得汗及用麻黄湯，其義自見也。然此一症，爲陽明第一重症。何以知之？太陽症既未罷，而少陽症亦兼見，是陽明所主之位，前後皆邪，而本經之瀰滿流連，更不待言矣。蓋陽明脈本大，兼以少陽之弦，太陽之浮，則陽明之大，正未易衰也。腹滿、鼻乾、嗜卧、一身面目悉黄、潮熱，陽明之症既盡見，兼以少陽之脇痛，太陽之膀胱不利，乃至時時噦，耳前後

腫，則陽明之諸症，正未易除也，所以病過十日，外症不解。必審其脈症，或可引陽明之邪從少陽出，則用小柴胡湯；或可引陽明之邪從太陽出，則用麻黄湯方合法。若不尿，腹滿加噦，則真氣垂盡，更無力可送其邪，故知藥不能治也。

㉑陽明病，脈遲，食難用飽，飽則微煩頭眩，必小便難，此欲作穀癉。雖下之，腹滿如故，所以然者，脈遲故也。原文

脈遲則表症將除，似乎可下，然得食而微煩，仍是外邪助其内熱也。熱蒸食而上攻，故頭眩。小便必難者，濕熱上攻，水道必不順也。欲作穀癉者，水穀之濕得熱蒸而四迄，遍身發黄，勢所必至。下之腹滿如故，病既未除，其脈之遲者，愈益難復，故以爲戒。注謂下之則外邪内陷，殊不切要。蓋腹滿已是邪陷，寧俟下之始陷耶。所以然者，脈遲則胃不實，徒下其糟粕，不惟無益，而反害之耳。然則脈復其常，然後膀胱之氣化行，濕熱自除，穀癉自退，又不言可知矣。

㉒陽明病，若中寒，不能食，小便不利，手足濈然汗出，此欲作固瘕，必大便初硬後溏。所以然者，以胃中冷水穀不别故也。原文

注謂固爲堅固，瘕爲積聚，大謬。蓋大便初硬後溏，因成瘕泄。瘕泄即溏泄，久而不止，則曰固瘕也。

㉓陽明病，初欲食，小便反不利，大便自調，其人骨節疼，翕然如有熱狀，奄然發狂，濈然汗出而解者，此水不勝穀氣，與汗共並，脈緊則愈。原文

此段文義本明，注謂得汗則外邪盡解，脈緊且愈，全非本來文意。觀上二條，一以小便少而成穀癉，

是濕熱繇胃上攻胸腦，則頭眩而身發黄；一以小便不利而成固瘕，是濕熱繇胃下滲大腸，則手足汗出而成溏泄。此條小便反不利，本當成穀癉及瘕泄之症，況其人骨節疼，濕勝也。翕然如有熱狀，熱勝也。濕熱交勝，乃忽然發狂，濈然汗出而解者，何以得此哉？此是胃氣有權，能驅陽明之水與熱，故水熱不能勝，與汗共並而出也。脈緊則愈，言不遲也。脈緊疾，則胃氣强盛，所以肌肉開而濈然大汗。若脈遲，則胃中虚冷，偏滲之水不能透而爲汗，即手足多汗，而周身之濕與熱又未能共並而出。此胃强能食，脈健之人所以得病易愈耶。

㉔陽明病，不能食，攻其熱必噦，所以然者，胃中虚冷故也。以其人本虚，故攻其熱必噦。原文　攻熱謂寒下之藥也

㉕脈浮而遲，表熱裏寒，下利清穀者，四逆湯主之。若胃中虚冷，不能食者，飲水則噦。原文

表熱裏寒，法當先救其裏。太陽經中，下利不止，身疼痛者，已用四逆湯不爲過；其在陽明之表熱，不當牽製，更可知矣。此病比前一條虚寒更甚，故不但攻其熱必噦，即飲以水而亦噦矣。

前云能食者爲中風，不能食者爲中寒矣。此上五條，一云食難用飽，一云欲食，似乎指中風爲言；一云中寒不能食，及後二條之不能食又明指中寒爲言，所以後人拘執其説，而誤爲注釋也。不知此五條重舉風寒症中之能食、不能食，辨胃氣之强弱，非辨外邪也。故五症中，惟水不勝穀氣，脈緊則愈一症，爲胃氣勝。其四條俱是脈遲胃冷，反爲水熱所勝之症。夫傷寒之症，皆熱症也。而其人胃中虚冷者，又未可一例而推。蓋胃既虚冷，則水穀混然無别，熱邪傳入，必不能遽變爲實也。胃不實則不可下，而熱邪既入，轉蒸水穀之氣藴崇爲病，即下之而水熱不去，徒令胃氣垂絶而作噦耳。仲景一一挈出，而於後條下利清

穀一症，主之以四逆湯，則前條之較輕者，宜主之以温胃，更不待言。惟合五條而總會其立言之意，始不至於傳訛耳。

門人問：濈然汗出而病解，乃手足濈然汗出者反作固瘕，何手足不宜於汗耶？答曰：前代之業醫者，皆極大聰明學問之人，故仲景書爲中人以上，舉一隅能以三隅反者設也。胃氣虚寒之人，外邪入之，必轉增其熱。胃熱，故膀胱亦熱，氣化不行，小便因之不利。小便不利，而盡注於大腸，則爲洞泄，即末條之下利清穀者是也。小便不利，乘胃熱而滲於脾，則四肢先見色黄，乃至遍身發黄而成穀癉者是也。今手足濈然得汗，則脾中之濕熱行，而色黄穀癉之患可免。但汗從手足而出，水熱之氣未得遍泄於週身，不過少分大腸奔迫之勢，故不爲洞泄，而爲瘕泄耳。無病之人，小便不行，尚漬爲他病；況傷寒症，極赤極熱之小便停蓄不行，能無此三種之變耶。一溯其源，而輕重自分矣。

㉖陽明病，但頭眩，不惡寒，故能食而咳，其人必咽痛；若不咳者，咽不痛。原文

此胃熱協風邪而上攻之症也。

㉗陽明病，法多汗，反無汗，其身如蟲行皮中狀者，此以久虚故也。原文

此胃熱協寒邪而鬱於肌膚之症也。言久虚者，明所以不能透出於肌表之故也，非謂當用補也。

㉘陽明病，反無汗，而小便利，二三日嘔而咳，手足厥者，必苦頭痛；若不咳，不嘔，手足不厥者，頭不痛。原文

陽明症，本不頭痛，若無汗、嘔咳、手足厥者，得之寒，因而邪熱深也。然小便利，則邪熱不在内而在

外，不在下而在上，故知必苦頭痛也。若不咳、不嘔、不厥，而小便利者，邪熱必順水道而出，豈有逆攻巔頂之理哉。

㉙陽明病下之，其外有熱，手足温，不結胸，心中懊憹，飢不能食，但頭汗出者，梔子豉湯方之。原文

下之而外有熱，心中懊憹，飢不能食，幾成結胸矣。然手足温，則陽氣未至傷陷；不結胸，則外邪原屬輕微。若其人頭汗出者，亦是膈中鬱熱上蒸所致，宜因其高而揚之，用梔子豉湯以徹其熱，則陽得下通於陰，而週身濈然汗解，並可知矣。此二條皆温熱上攻之症

㉚陽明病，口燥，但欲漱水，不欲嚥，此必衄。原文

口中乾燥與渴異，漱水不欲咽，知不渴也。陽明氣血俱多，以漱水不欲咽，知邪入血分。陽明之脈起於鼻，故知血得熱而妄行，必繇鼻而出也。

㉛脈浮發熱，口乾鼻燥，能食者則衄。原文

脈浮發熱，口乾鼻燥，陽明邪熱熾矣。能食爲風邪，風性上行，所以衄也。

㉜陽明病，發熱汗出者，此爲熱越，不能發黄也；但頭汗出，身無汗，劑頸而還，小便不利，渴飲水漿者，此爲瘀熱在裏，身必發黄，茵陳蒿湯主之。原文

㉝陽明病，面合赤色，不可攻之，必發熱，色黄，小便不利也。原文

㉞陽明病，無汗，小便不利，心中懊憹者，身必發黄。原文

㉟陽明病，被火，額上微汗出，小便不利者，必發黄。原文

合四條觀之，陽明病濕停熱鬱，而煩渴有加，勢必發黄。然汗出，熱從外越，則黄可免；小便多，熱從下泄，則黄可免。若誤攻之，其熱邪愈陷，津液愈傷，而汗與小便愈不可得矣；誤火之，則熱邪愈熾，津液上奔，額雖微汗，而週身之汗與小便愈不可得矣，發黄之變，安能免乎？發黄與前穀癉，本同一症，但彼因脈遲胃冷而得，則與固瘕及噦同源，而與此異派。

㊱陽明病，下血譫語者，此爲熱入血室，但頭汗出者，刺期門，隨其實而瀉之，濈然汗出則愈。原文

婦人病傷寒，經水適來、適斷，則邪熱乘之，而入於血室，譫語如見鬼狀，當刺期門。乃男子陽明經病，下血而譫語者，亦爲熱入血室，亦刺期門。詳後《少陽篇》末

㊲陽明症，其人喜忘者，必有畜血。所以然者，本有久瘀血，故令喜忘，屎雖硬，大便反易，其色必黑，宜抵當湯下之。原文

太陽經熱結膀胱之症，輕者如狂，重者發狂。如狂者血自下，但用桃核、桂枝加入承氣湯，因勢利導，血去則愈；發狂者血不下，須用抵當湯亟下其血乃愈，詳《太陽上篇》。此條陽明喜忘之症，本差減於如狂，乃用藥反循發狂之例者何耶？蓋太陽少血，陽明多血，陽明之血一結，則較太陽更爲難動，所以宜用抵當湯峻攻之法耳。但《太陽》云主之，則確乎不易；此云宜用，則症有輕重不等，在於臨時酌量矣。

㊳病人無表裏症，發熱七八日，雖脈浮數者，可下之。假令已下，脈數不解，合熱則消穀善飢，至六七日不大便者，有瘀血也，宜抵當湯。若脈數不解，而下利不止，必協熱而便膿血也。原文

雖云無表裏症，然發熱則浮數，表症尚在也。其所以可下者，以七八日爲時既久，而發熱、脈數，則胃

中熱熾，津液盡亡，勢不得不用下法，如大柴胡湯之類是也。若下後脈數不解，可知果胃中熱熾，其候當消穀善飢。然穀食既多，則大便必多，乃至六七日竟不大便，其症非氣結，而爲血結明矣，所以亦宜於抵當湯也。若數不解，而下利不止，注謂用抵當湯下之，數仍不解，大謬。此乃對假令已下，脈數不解五句之文，見已下脈數不解，反六七日不大便，則宜抵當以下其血。若已下脈數不解，而下利不止，則不宜抵當之峻，但當消悉以清其血分熱邪，若血分之邪不除，必協熱而便膿血矣。

合三條，總是熱入血室，故隨下血與不下血而異治也。然要知陽明尚兼太陽，則不但胃中熱熾，而膀胱隨經之熱，亦未盡解，此所以宜於抵當湯乎。

㊴病人煩熱，汗出則解，又如瘧狀，日晡所發熱者，屬陽明也。脈實者，宜下之；脈浮虛者，宜發汗。下之，與大承氣湯；發汗，宜桂枝湯。原文

病人得汗後，煩熱解，太陽經之邪，將盡未盡，其人復如瘧狀，日晡時發熱，則邪入陽明審矣。蓋日晡者，申酉時，乃陽明之王時也。發熱即潮熱，乃陽明之本候也。然雖已入陽明，尚恐未離太陽，故必重辨其脈。脈實者，方爲正陽陽明，宜下之；若脈浮虛者，仍是陽明而兼太陽，更宜汗，而不宜下矣。發汗宜桂枝湯，「宜」字最妙，見前既得汗而煩熱解。此番祇宜桂枝和營衛，以盡陽明兼帶之邪，斷不可誤用麻黃湯矣。

陽明經中篇

凡外邪已離太陽，未接少陽，謂之正陽陽明，列於此篇

凡外感之邪，全入陽明所轄地界，已離太陽，未接少陽，此際當用下法，確無疑矣。然其邪復有在經

在腑之不同：在經者，與太、少爲鄰，仍是傳經之邪；在腑者，則入於胃，而不傳經。但在經者之用下，常恐胃有未實，篇中無限消悉遲徊。若在腑，則胃已大實，惟有急下，以存津液而已。

①陽明之爲病，胃家實是也。原文

以胃家實揭正陽陽明之總，見邪到本經，遂入胃而成胃實之症也。不然，陽明病，其胃不實者多矣，於義安取乎。

②傷寒三日，陽明脈大。原文

傷寒一日太陽，二日陽明，三日少陽，乃傳經之次第，其實不以日拘也。此云三日陽明脈大，正見二日之陽明傳自太陽，必兼乎浮緊、浮緩，未定是正陽陽明也。若正陽陽明，氣血俱多，其脈必大，而與太陽别矣。言外見三日症兼少陽，則其脈必大而弦，又不得爲正陽陽明也。噫，微矣哉。

③傷寒發熱無汗，嘔不能食，而反汗出濈濈然者，是轉屬陽明也。

④傷寒轉系陽明者，其人濈濈然微汗出也。原文

濈濈者，肌肉開而微汗不乾之貌；發熱無汗，嘔不能食，皆傷寒之症也。傷寒無汗，何以反濈濈汗出耶？可見症已轉屬正陽陽明矣。既濈然汗出，則熱除嘔止可知矣。

⑤太陽病三日，發汗不解，蒸蒸發熱者，屬胃也，調胃承氣湯主之。原文

蒸蒸者，熱勢自内騰達於外，如蒸炊然，胃實之驗也。其熱蒸蒸，勢必其汗濈濈矣。妙哉，形容乎。惟熱在胃，故用承氣以調其胃，胃調則病涣然除矣。

⑥陽明病，本自汗出，醫更重發汗，病已差，尚微煩不了了者，此大便必硬故也。以亡津液，胃中乾燥，故令大便硬。當問其小便日幾行，若本小便日三四行，今日再行，故知大便不久出。今爲小便數少，以津液當還入胃中，故知不久必大便也。原文

⑦陽明病，自汗出，若發汗，小便自利者，此爲津液内竭，雖硬不可攻之，當須自欲大便，宜蜜煎導而通之，若土瓜根及與大猪膽汁，皆可爲導。原文

⑧陽明病，脈遲，雖汗出，不惡寒者，其身必重，短氣，腹滿而喘。有潮熱者，此外欲解，可攻裏也。手足濈然而汗出者，此大便已硬也，大承氣湯主之；若汗多，微發熱惡寒者，外未解也，其熱不潮，未可與承氣湯；若腹大滿不通者，可與小承氣湯微和胃氣，勿令大泄下。原文　後半節入《陽明》《上篇》

脈遲、汗出、不惡寒、身重、短氣、腹滿、喘、潮熱八者，乃陽明之外邪欲解，可以攻裏，而不爲大誤之候也。然曰欲解、曰可攻，不過用小承氣及調胃承氣之法耳。必手足濈然汗出，方可驗胃實便硬，外邪盡解，而當從大承氣急下之法也。申酉戌間獨熱，餘時不熱者爲潮熱。若汗多、微發熱惡寒，是陽明證尚兼太陽，縱腹大滿，胃終不實，衹可微和胃氣，以從權而已。

⑨病人不大便五六日，繞臍痛，煩躁，發作有時者，此有燥屎，故使不大便也。原文

⑩大下後，六七日不大便，煩不解，腹滿痛者，此有燥屎也。所以然者，本有宿食故也，宜大承氣湯。原文

⑪病人小便不利，大便乍難乍易，時有微熱，喘冒不能卧者，有燥屎也，宜大承氣湯。原文

⑫陽明病，潮熱，大便微硬者，可與大承氣湯；不硬者，不可與之。若不大便六七日，恐有燥屎。欲

知之法，少與小承氣湯，湯入腹中，轉失氣者，此有燥屎，乃可攻之；若不轉失氣，此但初頭硬，後必溏，不可攻之，攻之必脹滿不能食也。欲飲水者，與水則噦。其後發熱者，必大便硬而少也，以小承氣湯和之。不轉失氣者，慎不可攻也。原文

轉失氣者，屁出也。腹中之氣，得攻藥不爲轉動，則屬虛寒，所以誤攻而症變脹滿、不能食及噦也。攻後重復發熱，又是胃熱至此方熾，大便因可得硬，但爲時未久必少耳，仍以小承氣湯和之。若腹中氣仍不轉，則不但用大承氣湯大差，即用小承氣亦小差矣。

⑬陽明病，下之，心中懊憹而煩，胃中有燥屎者，可攻。腹微滿，初頭硬，後必溏，不可攻之。若有燥屎者，宜大承氣湯。原文

以小承氣湯試其可下，而用大承氣湯下之矣。設下後心中懊憹而煩，又屬熱重藥輕，當再進大承氣，以協濟前藥，亟驅熱邪，則悶煩自解也。一云胃中有燥屎者，一云若有燥屎者，俱指試其轉失氣及繞臍痛、腹滿痛、小便不利、煩躁、時有微熱、喘冒不能臥七證言也。

⑭得病二三日，脈弱，無太陽柴胡證，煩躁，心下硬，至四五日，雖能食，以小承氣湯少少與微和之，令小安，至六日，與承氣湯一升。若不大便六七日，小便少者，雖不能食，但初頭硬，後必溏，未定成硬，攻之必溏，須小便利，屎定硬，乃可攻之，宜大承氣湯。原文

無太陽、少陽之證，則煩躁、心下硬屬正陽陽明之可下無疑矣。乃其人脈弱，雖是能食，亦止可少用小承氣，微和胃氣。和之而當，必覺小安。俟隔日再以小承氣，稍稍多進，總因脈弱，故爾遲徊也。至六七日竟不大便，似乎胃實，乃小便復少，正恐胃弱而膀胱氣化之源窒，轉滲大腸，初硬後溏耳。所以小

便利，屎定硬，乃可攻之。

此段之雖能食、雖不能食，全與辨風寒無涉。另有二義，見雖能食者，不可以爲胃强而輕下也；雖不能食者，不可以爲胃中有燥屎而輕下也。後九條云譫語、有潮熱、反不能食者，胃中必有燥屎五六枚，與此互發，前後注釋俱差。

⑮陽明病，不吐不下，心煩者，可與調胃承氣湯。原文

胃氣及津液既不繇吐下而傷，則心煩明係胃中熱熾，故可與調胃承氣，以安胃氣而全津液也。

合九條，總是以外證之解與不解，氣之轉與不轉，臍腹之痛與不痛，脈之弱與不弱，汗出之多與不多，小便之利與不利，邪熱之熾與不熾，津液之乾與不乾，而辨腹中之燥屎多與不多，溏與不溏，以消悉微下之法。故惟手足濈然汗出，大便已硬者，主之以大承氣湯。其他諸證，一則曰宜用導法，再則曰不可攻之，再則曰宜小承氣湯，再則曰少與小承氣湯，再則曰明日更與一升，再則曰宜大承氣湯，全是商量治法，聽人臨時斟酌，以祈無誤，所以不用主之二字。此等處關係安危最大。蓋熱邪入胃，不以寒藥治之則胃傷，然寒藥本以救胃也，不及則藥不勝邪，太過則藥反傷正。況乎不勝其邪，勢必盡傷其正。徒傷其正，又未必盡去其邪，此仲景所爲諄復於二者之間耶。

⑯陽明病，譫語，發潮熱，脈滑而疾者，小承氣湯主之。因與承氣湯一升，腹中轉失氣者，更服一升；若不轉失氣，勿更與之。明日不大便，脈反微澀者，裏虚也，爲難治，不可更與承氣湯也。原文

譫語而發潮熱，陽明之下證審矣〔一〕。更兼其脈滑疾，復與脈弱者不倫，故主之以小承氣湯，一定之法也。然尚未知其裏證若何？必轉失氣方可再服。若服後不轉失氣，並不大便，脈反微而且澀，又是裏氣虛寒之證。蓋陽明居於中土，其表虛、表實來自太陽，至此已明；其裏虛、裏實茫然未卜，故用法不可令虛者益虛，有如此之鄭重也。

⑰夫實則譫語，虛則鄭聲。鄭聲，重語也。原文

鄭聲者，鄭重之聲，正氣不足，聲出重濁也，亦辨裏實裏虛之一端也。

⑱直視譫語，喘滿者死，下利者亦死。原文

此條當會意讀，謂譫語之人，直視者死，喘滿者死，下利者死，其義始明。蓋譫語者，心火亢極也，加以直視，則腎水垂絶，心火愈無製，故主死也。喘滿者，邪聚陽位而上争，正不勝邪，氣從上脱，故主死也。下利者，邪聚陰位而下奪，正不勝邪，氣從下脱，故主死也。

⑲發汗多，若重發汗者，亡其陽，譫語，脈短者死，脈自和者不死。原文

注擬此爲《太陽經》脱簡，不知太陽經無譫語之例，必日久而兼陽明少陽，方有譫語。故此言太陽經得病時，發汗過多，及傳陽明時，重發其汗，亡陽而譫語之一證也。亡陽之人，所存者陰氣耳，故神魂無主而妄見妄聞，與熱邪乘心之候不同。況汗多則大邪必從汗解，止慮陽神飛越難返，故脈短則陰陽不附，脈

〔一〕下　原作「不」，據三味書局本改。

和則陰陽未離，其生死但從脈定耳。其脈既短，安問藥之長哉？

門人問：亡陽而譫語，四逆湯可用乎？答曰：仲景不言方，而子欲言之，曷不詳之仲景耶？蓋亡陽固必急回其陽，然邪傳陽明，胃熱之熾否，津液之竭否，裏證之實否，俱不可知。設不辨悉，欲回其陽，先竭其陰，竟何益哉？此仲景不言藥，乃其所以聖也。然得子此問，而仲景之妙義愈彰矣。

⑳陽明病，其人多汗，以津液外出，胃中燥，大便必硬，硬則譫語，小承氣湯主之。若一服譫語止，更莫復服。原文

此條舉譫語之因汗多津越者爲言。

㉑傷寒四五日，脈沉而喘滿，沉爲在裏，而反發其汗，津液越出，大便爲難，表虚裏實，久則譫語。原文

此舉譫語因誤汗而致者。其曰裏實，亦即上文胃中燥，大便必硬之互辭。其不出方者，亦即上文小承氣湯之互意也。

㉒傷寒，若吐，若下後不解，不大便五六日，上至十餘日，日晡所發潮熱，不惡寒，獨語如見鬼狀。若劇者，發則不識人，循衣摸床，惕而不安，微喘直視，脈弦者生，澀者死；微者，但發熱譫語者，大承氣湯主之。若一服利，止後服。原文

此條舉譫語之勢重者爲言。而勢重之中，復分二等：劇者生死仍憑乎脈，微者則主以大承氣湯，比上條之小承氣爲更進矣。前云譫語脈短者死，此云脈弦者生；前云譫語脈滑疾者，用小承氣，此云脈澀者死，更互一字，而大意躍然。

㉓汗出譫語者，以有燥屎在胃中，此爲風也。須下之，過經乃可下之。下之若早，語言必亂，以表虛裏實故也。下之則愈，宜大承氣湯。原文

此條之文似淺而實深，仲景懼人不解，已自爲注腳，不識後人何故茫然。胃有燥屎，本當用下，以譫語而兼汗出，知其風邪在胸，必俟過經下之，始不增擾。所以然者，風性善行數變，下之若早，徒引之走空竅，亂神明耳。然胃有燥屎，下之不爲大誤，其小誤止在未辨證兼乎風。若此者，必再一大下，庶大腸空，而風邪得以並出，故自愈。此通因通用之法，亦將差就錯之法也。

㉔陽明病，譫語，有潮熱，反不能食者，胃中必有燥屎五六枚也。若能食者，但硬耳，宜大承氣湯。原文

有燥屎，則腸胃熱結，故不能食。若能食，則腸胃未結，故但硬耳。前條云其後發熱者，必大便硬而少也；此云但硬耳，不更言其少，乃於胃中有燥屎者，言其五六枚之多，亦互舉以辨微細之意，不可忽也。俱宜大承氣湯者，已結者，開其結；未結者，滌其熱，不令更結。同一譫語、潮熱，故同一治，至於藥製之大小，必有分矣。

合九條觀之，既云實則譫語矣，乃其用治，遲徊審諦。始以和法爲攻法，俟服藥後重辨脈證，不敢徑情急攻，即攻之，又一服利，止後服，何其鄭重耶。可見所謂實者，乃邪氣實也。邪氣實，正氣未有不虛，况津液爲邪所耗；而至於譫語，方寸幾於無主，其虛爲何如哉？邪實不可不下，正虛不可太下，斟酌於邪正之間，以權宜而善其治，良工苦心，要當三復於聖言矣。

㉕陽明病，發熱汗多者，急下之，宜大承氣湯。原文

胃中止一津液，汗多則津液外滲，加以發熱，則津液盡隨熱勢，蒸蒸騰達於外，更無他法可止其汗。惟有急下一法，引熱勢從大腸而出，庶津液不致盡越於外耳。前條云，發汗不解，蒸蒸發熱者，屬胃也，調胃承氣湯主之。可見調胃之義，乃和緩其胃中之熱，以存津液也。此證發熱而至於汗多，明是始先未行調胃所致，故宜急下，無取緩調。

㉖發汗不解，腹滿痛者，急下之，宜大承氣湯。原文

㉗腹滿不減，減不足言，當下之，宜大承氣湯。原文

發汗不解，而反腹中滿痛，則邪不在表而在裏，亦惟有急下一法，庶滿痛去，而病自解也。減不足言四字，形容腹滿如繪，見滿至十分，即減去一二分，不足殺其勢也。此所以縱有外邪未解，而當下無疑耳。

㉘傷寒六七日，目中不了了，睛不和，無表裏證，大便難，身微熱者，此爲實也，急下之，宜大承氣湯。原文

此一條，辨證最微細。大便難，則非久秘，裏證不急也；身微熱，則非大熱，表證不急也。故曰無表裏證祇可因是而驗其熱邪在中耳。熱邪在中，亦不爲急，但其人目中不了了，睛不和，則急矣。以陽明之脈絡於目，絡中之邪且盛，則在經之盛更可知，故惟有急下之而已。

按，少陰經有急下三法，以救腎水：一本經水竭，一木邪涌水，一土邪凌水。而陽明經亦有急下三法，以救津液：一汗多津越於外，一腹滿津結於内，一目睛不慧，津枯於中。合兩經下法，以觀病情生理，恍

覺身在冰壺，腹飲上池矣。

㉙陽明病，欲解時，從申至戌上。原文

㉚脈浮而芤，浮爲陽，芤爲陰，浮芤相搏，胃氣生熱，其陽則絶。原文

其陽則絶，即無陽之互辭，謂津液内亡也。當下不下，故致此耳。

㉛趺陽脈浮而濇，浮則胃氣强，濇則小便數，浮濇相搏，大便則難，其脾爲約，麻仁丸主之。原文

脾約之證，在太陽陽明已，當用麻仁丸潤下。失此不用，延至正陽陽明，胃中津液，瓮乾杯罄，下無及矣。然則浮濇之脈，轉爲浮芤，不可類推乎？詳見本卷末答門人脾約問。

陽明經下篇

凡外邪已趨少陽，未離陽明，謂之少陽陽明，列於此篇

凡屬正陽陽明之證，病已入於胃腑，故下之則愈。其有胃不實，而下證不具者，病仍在經。在經之邪不解，必隨經而傳少陽，口苦、咽乾、目眩、耳聾，胸脅滿痛之證，必兼見一二，故謂之少陽陽明，其實乃是陽明少陽也。

少陽主半表半裏，陽明證中纔兼少陽，即表裏皆不可攻，故例中止用和法。

少陽陽明合病，另有顓條，附《三陽經》後

①陽明病，發潮熱，大便溏，小便自可，胸脅滿不去者，小柴胡湯主之。原文

潮熱本陽明胃實之候，若大便溏，小便自可，則胃全不實，更加胸脅滿不去，則證已傳入少陽矣。纔兼少陽，即有汗下二禁，惟小柴胡一方，合表裏中而總和之，乃少陽一經之正法，故陽明少陽亦取用之，無

别法也。

②陽明病，脅下硬滿，不大便而嘔，舌上白胎者，可與小柴胡湯。上焦得通，津液得下，胃氣因和，身濈然而汗出解也。原文

不但大便溏爲胃未實，即使不大便，而見脅下硬滿、嘔與舌胎之證，則少陽爲多，亦當從小柴胡湯分解陰陽，則上下通和，濈然汗出，而胎、嘔、脅滿之外證一時俱解矣。既云津液得下，則大便自行，亦可知矣。此一和而表裏俱徹，所以爲貴也

「上焦得通，津液得下」八字，關係病機最切。風寒之邪，協津液而上，聚於膈中，爲喘，爲嘔，爲水逆，爲結胸，常十居六七。是風寒不解，則津液必不得下。倘誤行發散，不惟津液不下，且轉增上逆之勢，愈無退息之期矣。此所以和之於中而上焦反通也。至於雜病項中，如痰火、哮喘、咳嗽、瘰癧等症，又皆火勢薰蒸日久，頑痰膠結經隧，所以火不内熄，則津液必不能下灌靈根，而精華盡化爲敗濁耳。夫人之得以長享者，惟賴後天水穀之氣生此津液。津液結則病，津液竭則死矣。故治病而不知救人之津液者，真庸工也。

論太陽陽明、少陽陽明，原有可下之證

③問曰：病有太陽陽明，有正陽陽明，有少陽陽明，何謂也？答曰：太陽陽明者，脾約是也；正陽陽明者，胃家實是也；少陽陽明者，發汗利小便已，胃中燥煩實，大便難是也。原文

注謂脾約乃太陽之邪，徑趨入胃，而成胃實，貽誤千古。詳後答門人問脾約論。

附少陽轉陽明二證此與陽明兼帶少陽之症迥殊，故另揭出

少陽陽明者，發汗利小便已，胃中燥煩實，大便難是也。陽明原文

病已傳到少陽經，而去陽明經遠矣。乃從少陽經治法，發汗利小便已，其人方纔胃中燥煩實，大便難者，是少陽重轉陽明，而成可下之一證也。

服柴胡湯已，渴者屬陽明也，以法治之。少陽原文，此條亦互上條之意，解見《少陽》

附太陰轉陽明一證〔一〕

傷寒脈浮而緩，手足自温者，是爲繫在太陰。太陰者，身當發黄。若小便自利者，不能發黄，至七八日，大便硬者，爲陽明病也。太陰原文

脈浮而緩，本爲表證，然無發熱惡寒外候，而手足自温者，是邪已去表而入裏。其脈之浮緩，又是邪在太陰，以脾脈主緩故也。邪入太陰，勢必蒸濕爲黄，若小便自利，則濕行而發黄之患可免。但脾濕既行，胃益乾燥，胃燥則大便必硬，因復轉爲陽明内實，而成可下之證也。

附少陰轉陽明一證

少陰病六七日，腹脹不大便者，急下之，宜大承氣湯。少陰原文

〔一〕太陰　原作「大陰」，據三味書局本改。

少陰之證，自利者最多。虚寒則下利清穀，滑脱則下利膿血，故多用温法。此以六七日不大便而腹脹，可見熱邪轉歸陽明，而爲胃實之證，所以宜於急下也。

附厥陰轉陽明之證

下利，譫語者，有燥屎也，宜小承氣湯。厥陰原文

下利則熱不結，胃不實，何得譫語耶？此必邪返於胃，内有燥屎，故雖下利而結者自若也。半利半結，所以不宜大承氣，而宜於小承氣，微動其結耳。

附答客難大意

客有熟仲景之書者，難昌曰：所分陽明三篇，將仲景陽明證中七十四條收盡無遺，大開後人眼目，可謂智矣。衹是過矜其智，而掩昔賢之長，鄙見微有不滿耳。昌曰：余何敢哉。客曰：王叔和當日編次陽明一經，首列問有太陽陽明，有正陽陽明，有少陽陽明者何也？仲景答曰：太陽陽明者，脾約是也；正陽陽明者，胃家實是也；少陽陽明者，發汗利小便已，胃中燥，大便難是也。聖言煌煌，子既遵其例，何反後其文耶？昌曰：三段揭首，叔和已誤，曷可再誤？昌分三篇，不從兹起見也。三篇舉以統括七十餘條之義，若叔和所列，不過是絶無僅有之一證，以冠篇首，則陽明一經之大旨盡失〔一〕。此無難辨者，蓋當日之問，乃問三陽經中可下之證，所以答云，太陽陽明之可下者，除是脾約；少陽陽明之可下者，除是發汗、利

〔一〕失　原作「矣」，據三味書局本改。

小便已，胃中燥，大便難。舍此二證，則太陽、少陽必無一定之下法矣。今分三篇，以明太少二陽之不可下，乃以可下之條，混引其端，昌之所不敢出也。又況少陽陽明，所謂發汗利小便已，胃中燥，大便難者，乃是病邪已去陽明，全入少陽，及發汗利小便後，少陽症亦盡罷，其邪不入三陰，重復轉到陽明，所以名爲少陽陽明，與始先病在陽明，略兼少陽一二者，有何干涉哉？客始爲之心折。

附答門人奇問

門人問：治傷寒之法，軌則雖多，必有精一之理可以貫徹終始者，請吾師試舉一言以蔽之，可乎？余曰：傷寒之變，千蹊萬徑，如之何其可以一言括耶？門人曰：如痘疹秘訣，謂起先開盤時，要有根腳，有根腳則漿成；及至灌膿時，要無根腳，無根腳則毒化。此亦片言居要者，吾師曷不仿而言之？余笑曰：若是則姑擬一言，以答子之奇問，亦無難者。凡治傷寒之訣，起先惟恐傳經，傳經則變生；其後惟恐不傳經，不傳經則勢篤。此二語不識可括其義否？門人躊躇曰：起先惟恐傳經，韙矣；其後惟恐不傳經之説大奇，且大創，未之前聞也。余曰：仲景言之再四，但子輩雙眸未烱，見同未見耳，何奇創之有耶？仲景云：陽明居中土也，萬物所歸，無所復傳。蓋陽明之脈行身之前，邪入其經，則有前經、後經相傳之次第；而陽明之腑，乃中州之胃，爲水穀之海，臟腑經脈之總司，邪入其中，則無復傳次之可言，所以惟有下奪一法，奪其土而邪自不留耳。此仲景於陽明經内，特挈不傳之妙理也。又云：陽明中風，脈弦浮大而短氣，腹都滿，脅下及心痛，久按之氣不通，鼻乾，不得汗，嗜臥，一身及面目悉黄，小便難，有潮熱，時時噦，耳前後腫，刺之小差，外不解，病經十日，脈續浮者，與小柴胡湯；脈但浮，無餘證者，與麻黄湯；若不尿，腹滿加噦者不治。此一段至理，千古無人看出，總不識其所言者何事。詎知脈弦浮大而氣反短，連腹都滿者，邪不傳也；脅下及心痛，乃至久按之氣不通者，邪不傳也；鼻乾，不得汗，嗜臥，表裏俱困，乃至一身及面目悉蒸爲黄者，邪不傳也；小便難，有潮熱，時時噦者，胃熱熾盛，上下道窮，邪不傳也；耳前後腫，刺之小差者，内邪不傳，乃至外抉其血亦不散，但其腫小差也；外不解，過經十日，留連極矣。所謂萬物所歸，無所復傳者，原爲美事，孰知病邪歸之而不傳，反成如此之危候耶。要知陽明之邪，來自太陽，去自少陽，所以脈續浮者，與小柴胡湯推其邪，使速往少陽去路也；脈但浮，無餘症者，與麻黄湯推其邪，使速還太陽來路也。若不尿，腹滿，則胃邪内壅，不下行矣；而更加噦，則胃氣將竭，愈上逆矣，再有何法可以驅其邪而使之傳哉？又云：太陽病十日已去，脈浮細而嗜臥者，外解已也。設胸滿脅痛者，與小柴胡湯；脈但浮者，與麻黄湯；見脈浮細而嗜臥，邪已盡傳於外而解散者，方可無慮。設胸滿脅痛，則當與小柴胡湯，推之速往少陽而出；設脈但浮，無餘症，則當與麻黄湯，推之速往太陽而出，是皆惟恐其邪之不傳，暗伏危機也。必識此意，然後始識仲景用藥之故。不然，豈有十餘日後而無故張皇，反用麻黄湯之理哉。凡此皆因太少二陽與陽明連貫，故用表法，所謂從外入者，驅而出之於外也。復有表裏陰陽之間，正已虚而邪不盡，無可速傳之候，仲景用法，悉從外邪不能傳出起見。如太陽病未解，脈陰陽俱停，必先振慄，汗出而解。設不振慄，則邪不能傳之於表，而無從得汗可知也。然既云陰陽兩停，其傳表傳裏未可預定，所以惟陽脈微者，方是邪不能傳表，當從汗之而解；惟陰脈微者，方是邪不能傳裏，當從下之而解。此其故，甚可思也。若非邪住不傳之候，則陽脈微者，當補其陽；陰脈微者，當補其陰矣。豈有反汗之而傷其陽，下之而傷其陰之理哉。又如太陽病，過經十餘日，反二三下之，後四五日，柴胡症仍在者，先與小柴胡湯。服之本當蒸蒸而振，卻發熱汗出而解矣。乃反加嘔不止，心下急，鬱鬱微煩者，此邪因屢下而入裏已深，非一柴胡湯可以盡提之，傳出於表，必再與大柴胡湯分提表裏之邪，陽邪傳陽，陰邪傳陰，一舉而分解之，始爲合法。不然，豈有嘔急、鬱煩，表症轉增，反行兼解其裏之理哉。又如傷寒五六曰，頭汗出，微惡寒，手足冷，心下滿，口不欲食，大便硬，脈細者，此爲陽微結。乃是説陽分之邪微微結聚，不能傳出於表裏，故本文即繼之曰必有表，復有裏也，其旨甚明也。末云可與小柴胡湯，設不了了者，得屎而解，即前證過經十餘日，用大小柴胡分提使傳之法也。廼知捨此更無可使其傳矣。又如發汗吐下後，虛煩不得眠，若劇者，必反覆顛倒，心中懊憹。此邪退正虛，而餘邪阻滯，不能傳散，以致無可奈何也。此時將汗之乎？下之乎？和之乎？温之乎？仲景巧用梔子豉湯，湧載其餘邪於上，俾一吐而盡傳無餘。設非此一法從高而越，有殆而已矣。又如云食穀則噦；不能食，攻其熱則噦；欲飲水者，與水則噦；不能食者，與水則噦，何其言之不一耶？皆是爲胃氣虛寒，餘邪不能傳散者，致其叮嚀也。更有穀癉一證，邪熱在胃，不能傳出，反蒸食而發黃；固瘕一證，胃氣虛寒，水停不行，反滲大腸而瘕泄。此三證者，仲景但言證，而不言治，學者倘不透此一關，果何從而施治耶？是則邪之傳與不傳，所關如此甚鉅。乃治傷寒家，初不量邪勢之淺深，胃氣之厚薄，而貿貿以從事也，實繇先聖法則，未經昔賢闡繹，後學漫無入路耳。夫足太陽膀胱，足陽明胃，足少陽膽，皆腑也，何必獨歸陽明始不傳耶？蓋膀胱主出，胃主納，膽不主出納，所以惟陽明胃爲藏納之地，具載物之體，傳經之邪，必歸陽明始能消之。若夫胃土告困，不能消邪，則在腑之邪，漫無出路，久之必漸漬於本經，其脈必仍轉爲浮。所以仲景云脈續浮者，與柴胡湯。此中復有奥義。其義維何？即必有表復有裏之説也。故用柴胡湯提出少陽，俾循經次而傳太陰、少陰、厥陰，以盡其邪，乃始得以無患耳。若但浮，無餘證，則是有表無裏，祗用麻黄湯提出太陽，其邪立解，不勞餘力矣。得仲景之神者，目擊道存，即如天以四時成歲，中土各旺於季月之末，然後木庇其根，火收其焰，金銷其肅，水藏其瀾，使非傳之中土，則木火金水不相連貫，何以化機盈眸不息乎？人之飲食入胃，清氣升而濁氣降，渣滓不留者，其妙惟在於傳。設一日不傳，則積滯而不能化矣。至於仙家攢簇五行，東三南二，木火相戀，歸於中土；西四北一，金水相親，歸於中土。其妙更在於不傳，設傳則流散而不能造矣。然則中土之傳與不傳，足盡天人之藴，又何疑於醫事哉？門人爽然曰：似此剔出傷寒神髓以立言，數之可千，推之可萬，恍疑身陟天漢星津，炯炯光芒，流射肺腑矣，請名之曰伐髓迪光論。

門人問：脾約一症，胃强脾弱，脾不爲胃行其津液，如懦夫甘受悍妻之約束，寧不爲家之索乎？余曰：何以見之？曰：仲景云，趺陽脈浮而澀，浮則胃氣强，澀則小便數，浮澀相搏，大便爲難，其脾爲約，麻仁丸主之，以是知胃强脾弱也。余曰：脾弱即當補矣，何爲麻仁丸中反用大黄、枳實、厚朴乎？子輩日聆師説，而腹笥從前相仍之陋，甚非所望也。仲景説胃强，原未説脾弱，况其所謂胃强者，正是因脾之强而强。蓋約者，省約也。脾氣過强，將三五日胃中所受之穀，省約爲一二彈丸而出，全是脾土過燥，致令腸胃中之津液日漸乾枯，所以大便爲難也。設脾氣弱，即當便泄矣，豈有反難之理乎？相傳謂脾弱不能約束胃中之水，何以反能約束胃中之穀耶？在陽明例中，凡宜攻下者，惟恐邪未入胃〔一〕，大便弗硬，又恐初硬後溏，不可妄攻；若欲攻之，先與小承氣，試其轉失氣，方可攻，皆是慮夫脾氣之弱，故爾躊躇也。若夫脾約之症，在太陽已即當下矣，更何待陽明耶？子輩傳會前人，以脾約爲脾弱，將指吴起之殺妻者爲懦夫乎？有悖聖言矣。

門人又問曰：今乃知脾約之解矣。觸類而推，太陽陽明之脾約，與少陽陽明之胃中燥煩實、大便難

〔一〕邪未入胃　原作「邪胃入未」，據三味書局本改。

者，同是一症，此其所以俱可攻下耶。余曰：是未可言觸類也。因難之曰：邪熱自太陽而陽明而少陽，爲日既久，爍其津液，大便固當難矣。其在太陽，方病之始，邪未入胃，何得津液即便消耗，而大腸燥結耶？且太陽表邪未盡，又何不俟傳經即亟亟潤下，而自犯太陽之禁耶？門人不能對。因誨之曰：脾約一症，乃是未病外感之先，其人素慣脾約，三五日一次大便者，乃至感受風寒，即邪未入胃，而胃已先實，所以邪至陽明，不患胃之不實，但患無津液以奉其邪，立至枯槁耳。仲景大變太陽禁下之例，而另立麻仁丸一法以潤下之，不比一時暫結者可用湯藥蕩滌之耳。此義從前瞶瞶，凡遇素成脾約之人，亦必俟經盡方下，百無一生矣。故因子問而暢發之。

附問難門人大意

暇日門人聚談仲景製方之妙，主伯亞旅，天然一定。因問曰：仲景於太陽經中，有兼帶陽明經者，其風傷衛，則桂枝湯中加葛根；其寒傷營，則麻黄湯中加葛根。有兼帶少陽經者，其風傷衛，則桂枝湯中加柴胡；其寒傷營，則麻黄湯中加柴胡，合、並之病亦然。是則陽明經以葛根爲主藥，少陽經以柴胡爲主藥矣。乃少陽經顓用小柴胡湯，而陽明一經全不用葛根湯者何耶？門人不能對。因誨之曰：此有二義：太陽而略兼陽明，則以方來之陽明爲重，故加葛根；陽明而尚兼太陽，則以未罷之太陽爲重，故不用葛根。且陽明主肌肉者也，而用葛根大開其肌肉，則津液盡從外泄，恐胃愈燥而陰立亡，故不用者，所以存津液耳。本經前條有云，陽脈實，因發其汗，出多者亦爲太過。太過爲陽絶於裏，亡津液，大便因硬也。是陽脈實者，且不可過汗，其陽脈微者，又當何如耶？仲景所以陽明諸症，全不用葛根之意，益彰彰矣。小兒布痘見點之時，第一戒用葛根，用之則肌竅盡開，一齊擁出。昔賢云見點之後，忌用升麻湯，以升麻湯中有葛根耳。後人誤謂見點後忌用升麻，至於葛根反恣用無忌。祇遺一「湯」字，而葛根等兔脱，升麻等雉罹，兒命遭枉，等恒河沙數矣。因與治傷寒，濫用葛根，刦人津液者，並舉示戒焉。

尚論篇卷三

尚論張仲景《傷寒論》重編三百九十七法

尚論少陽經證治大意

仲景少陽經之原文，叔和大半編入太陽經中，昌殊不得其解。豈以太陽行身之背，少陽行身之側，其營衛顯然易辨，非如陽明與三陰之屬腑臟者，營衛難窺，故將少陽之文，彙入太陽耶？此等處，竊不敢仍叔和之舊。蓋六經各有專司，乃引少陽之文，與三陽合病、並病、過經不解及壞病諸條，悉入《太陽篇》中，適足以亂太陽之正也。在太陽一經之病，已倍他經，辨之倍難，而無端蔓引混收，此後人所爲多歧亡羊乎。兹將治少陽之法，悉歸本篇，其合病、並病、壞病、痰病，另隸於三陽經後，庶太陽之脈清，而少陽之脈亦清耳。

少陽經全篇

少陽證用小柴胡湯和解加減一法

①傷寒五六日，中風，往來寒熱，胸脅苦滿，默默不欲飲食，心煩喜嘔，或胸中煩而不嘔，或渴，或腹中痛，或脅下痞硬，或心下悸、小便不利，或不渴、身有微熱，或咳者，小柴胡湯主之。傷寒中風，有柴胡證，但見一證便是，不必悉具。若胸中煩而不嘔，去半夏、人參，加栝蔞實；若渴者，去半夏，加人參、栝蔞根；若腹中痛，去黄芩，加芍藥；若脅下痞硬，去大棗，加牡蠣；若心下悸、小便不利者，去黄芩，加茯苓；若

不渴，外有微熱者，去人參，加桂枝，溫覆取微似汗愈；若咳者，去人參、大棗、生薑，加五味子、乾薑。原文

軀殼之表，陽也；軀殼之裏，陰也。少陽主半表半裏之間，其邪入而並於陰則寒，出而並於陽則熱，往來寒熱，無常期也。風寒之外邪，挾身中有形之痰飲，結聚於少陽之本位，所以胸脅苦滿也。胸脅既滿，胃中之水穀亦不消，所以默默不欲食，即昏昏之意，非靜默也。心煩者，邪在胸脅，逼處心間也。或嘔、不嘔，或渴、不渴，諸多見證，各隨人之氣體，不盡同也。然總以小柴胡之和法爲主治，而各隨見證以加減之耳。

少陽病有辨證一法

②少陽之爲病，口苦，咽乾，目眩也。原文

口苦、咽乾者，熱聚於膽也。目眩者，木盛生風而旋暈也。

少陽病有汗吐下三禁二法

③傷寒，脈弦細，頭痛發熱者，屬少陽。少陽不可發汗，發汗則譫語。此屬胃，胃和則愈；胃不和，則煩而悸。原文

少陽傷寒禁發汗，少陽中風禁吐下，二義互舉，其旨益嚴。蓋傷寒之頭痛、發熱，宜於發汗者，尚不可汗，則傷風之不可汗，更不待言矣。傷風之胸滿而煩，痰飲上逆，似可吐下者，尚不可吐下，則傷寒之不可吐下，更不待言矣。

脈弦細者，邪欲入裏，其在胃之津液，必爲熱耗，重復發汗而驅其津液外出，安得不譫語乎。胃和者，邪散而津回也；不和者，津枯而飲結，所以煩而悸也。

④少陽中風，兩耳無所聞，目赤，胸中滿而煩者，不可吐下，吐下則悸而驚。原文

風熱上壅則耳無聞，目赤。無形風熱與有質痰飲摶結，則胸滿而煩，此但從和解中行分竭法可也。若誤汗下，則胸中正氣大傷，而邪得以逼亂神明，此時即爲城下之盟，所喪不滋多乎。

辨少陽經病，有欲解、不解四法

⑤傷寒三日，三陽爲盡，三陰當受邪，其人反能食不嘔，此爲三陰不受邪也。原文

能食不嘔，與「胃和則愈」之義互發。

⑥傷寒三日，少陽脈小者，欲已也。原文

脈不弦大，邪微欲解之先徵也。

⑦少陽病，欲解時，從寅至辰上。原文

受病之經，正氣虛衰，每藉力於時令之王，此趨三避五所繇來乎。

⑧傷寒六七日，無大熱，其人躁煩者，此爲陽去入陰故也。原文

陽去入陰，則邪勢得以留連，轉致危困者多矣。有治傷寒之責者，綫索在手，於邪在陽經之日，亟從外奪，不亦善乎？

少陽證具，將欲入裏，而太陽、陽明小有未罷，但用小柴胡湯一法

⑨傷寒四五日，身熱惡風，頭項强，脅下滿，手足温而渴者，小柴胡湯主之。原文

身熱惡風，太陽證也；頭項强，太陽兼陽明證也；脅下滿，少陽證也。本當從三陽合、並病之例而用表法，但其手足温而加渴，外邪輻湊於少陽，而向裏之機已著，倘更用辛甘發散之法，是重增其熱，而大耗其津也。故從小柴胡之和法，則陽邪自罷，而陰津不傷，一舉而兩得矣。此用小柴胡湯，當從加減法，不嘔而渴者，去半夏加栝蔞根爲是。

少陽證，脈弦澀，加腹痛，先用建中，後用小柴胡一法

⑩傷寒，陽脈澀，陰脈弦，法當腹中急痛者，先用小建中湯；不差者，與小柴胡湯主之。原文

陽脈澀，陰脈弦，渾似在裏之陰寒，所以法當腹中急痛，故以小建中之緩而和其急，腹痛止而脈不弦澀矣。若不差，則弦爲少陽之本脈，而澀乃汗出不徹，腹痛乃邪欲傳太陰也，則用小柴胡以和陰陽，爲的當無疑矣。

少陽證具，已經汗下，而太陽未罷，胸有微結者，宜用柴胡桂枝乾薑湯一法

⑪傷寒五六日，已發汗而復下之，胸脅滿微結，小便不利，渴而不嘔，但頭汗出，往來寒熱，心煩者，此爲未解也，柴胡桂枝乾薑湯主之。原文

少陽證尚兼太陽，所以誤下而胸間微結也。《太陽中篇》結胸條内，頭微汗出，用大陷胸湯，以其熱

結在裏，故從下奪之法也。此頭汗出而胸微結，用柴胡桂枝乾薑湯，以裏證未具，故從和解之法也。小柴胡方中減半夏、人參，而加桂枝以行太陽，加乾薑以散滿、栝蔞根以滋乾、牡蠣以軟結。一一皆從本例也。

少陽證，服小柴胡湯，加渴者，宜救津液一法

⑫服柴胡湯已，渴者屬陽明也，以法治之。原文

風寒之邪從陽明而轉少陽，起先不渴，裏證未具。及服小柴胡湯已，重加口渴，則邪還陽明，而當調胃以存津液矣。然不曰「攻下」，而曰「以法治之」，意味無窮。蓋少陽之寒熱往來，間有渴證，倘少陽未罷，而恣言攻下，不自犯少陽之禁乎？故見少陽重轉陽明之證，但云以法治之。其法維何？即發汗、利小便已，胃中燥煩實，大便難之説也。若未利其小便，則有猪苓、五苓之法；若津乾熱熾，又有人參白虎之法。仲景圓機活潑，人存政舉，未易言矣。

少陽證具，誤下而證尚未變者，仍用小柴胡湯二法

⑬凡柴胡湯病證而下之，若柴胡證不罷者，復與柴胡湯，必蒸蒸而振，卻發熱汗出而解。原文

⑭傷寒五六日，嘔而發熱者，柴胡湯證具，而以他藥下之，柴胡證仍在者，復與柴胡湯。此雖已下之，不爲逆，必蒸蒸而振，卻發熱汗出而解。若心下滿而硬痛者，此爲結胸也，大陷胸湯主之；但滿而不痛者，此爲痞，柴胡湯不中與之，宜半夏瀉心湯。原文

二條互發，前略後詳。誤下雖證未變，然正氣先虛，故服柴胡湯必蒸蒸而振，始得發熱汗出，而邪從表解也。若誤下而成結胸與痞，則邪尚在太陽，而柴胡非所宜矣。結胸及痞，《太陽經》各有顓條。

重以汗下，爲逆，不爲逆，申上文而廣其義

⑮本發汗而復下之，此爲逆也；若先發汗，治不爲逆。本先下之，而反汗之，此爲逆也；若先下之，治不爲逆。原文

少陽雖有汗、下二禁，然而當汗、當下，正自不同。本當發汗，而反下之，則爲逆；若先汗後下，則不爲逆。本當下之，而反發汗，則爲逆；若先下後汗，則不爲逆。全在辨其表裏，差多差少之間矣。

少陽病有疑似少陰者，當細辨脈證用藥一法

⑯傷寒五六日，頭汗出，微惡寒，手足冷，心下滿，口不欲食，大便硬，脈細者，此爲陽微結，必有表復有裏也。脈沉，亦在裏也。汗出，爲陽微。假令純陰結，不得復有外證，悉入在裏，此爲半在裏半在外也。脈雖沉緊，不得爲少陰病。所以然者，陰不得有汗。今頭汗出，故知非少陰也。可與小柴胡湯，設不了了者，得屎而解。原文〔一〕

陽微結者，陽邪微結，未盡散也。注作陽氣衰微，故邪氣結聚，大差。果爾，則頭汗出爲亡陽之證，非半表半裏之證矣。果爾，則陰結又是陰氣衰微矣。玩本文假令純陰結等語，謂陽邪若不微結，純是陰邪内結，則不得復有外證，其義甚明。得屎而解，即取大柴胡爲和法之意也。

〔一〕原文　原奪，據文例補。

用汗吐下後，有辨脈證而識其必愈一法

⑰凡病，若發汗，若吐，若下，若亡津液，陰陽自和者，必自愈。原文

汗吐下三法難於恰當，若誤用之，則病未去而胃中之津液已先亡。凡見此者，診視其脈與證，陰陽自和，則津液復生，必自愈也。

辨婦人傷寒傳少陽，有熱入血室之證四法

⑱婦人中風，發熱惡寒，經水適來，得之七八日，熱除而脈遲身涼，胸脅下滿如結胸狀，譫語者，此爲熱入血室也。當刺期門，隨其實而瀉之。原文

⑲婦人中風七八日，續得寒熱，發作有時，經水適斷者，此爲熱入血室，其血必結〔一〕，故使如瘧狀，發作有時，小柴胡湯主之。原文

⑳婦人傷寒，發熱，經水適來，晝日明了，暮則譫語如見鬼狀者，此爲熱入血室，無犯胃氣及上二焦，必自愈。原文

㉑血弱氣盡，腠理開，邪氣因入，與正氣相搏，結於脅下，正邪分爭，往來寒熱，休作有時，默默不欲飲食。臟腑相連，其痛必下，邪高痛下，故使嘔也。小柴胡湯主之。原文

四條皆互文見意也。一云經水適來，一云經水適斷。一云七八日熱除，而脈遲身涼；一云七八日續

〔一〕其血必結　原作「其血不結」，據《注解傷寒論》改。

得寒熱，發作有時。一云胸脅下滿；一云邪氣因入，與正氣相搏，結於脅下。一云如結胸狀；一云邪高痛下。一云譫語；一云晝曰明了，暮則譫語如見鬼狀。一云如瘧狀；一云往來寒熱，休作有時。一云刺期門；一云用小柴胡湯；一云毋犯胃氣及上二焦。皆互文，以明大義而自爲注腳也。學者試因此而紬繹全書，思過半矣。

「如結胸狀」四字，仲景尚恐形容不盡，重以「臟腑相連」「邪高痛下」之語暢發病情。蓋血室者，衝脈也，下居腹内，厥陰肝之所主也。而少陽之膽，與肝相連，腑邪在上，臟邪在下，胃口逼處二邪之界，所以默默不欲飲食，而但喜嘔耳。期門者，肝之募也〔一〕，隨其實而瀉之，瀉肝之實也，又刺期門之注腳也。小柴胡湯，治少陽之正法也。毋犯胃氣及上二焦，則捨期門、小柴胡，更無他法矣。必自愈，見腑邪可用小柴胡湯，而臟邪必俟經水再行，其邪熱乃隨血去，又非藥之所能勝耳。少陽止此

重編合病、並病、壞病、痰病，附三陽經後；其過經不解，附三陰經後。

右症叔和俱編入太陽經中，不知何意。或謂傷寒祇分六經，舍太陽一經，別無可入諸項也。然則霍亂證及陰陽易等證，曷不盡入太陽耶？況乎既重六經，則少陽亦六經之一，曷爲不重耶？兹一一清出，以六經等六國，以合、並諸病等附庸，俾業傷寒者，一展玩而了然於心目耳。

〔一〕募　原作「幕」，據三味書局本改。

合病

合病者，兩經之證各見一半，如日月之合朔，如王者之合圭璧，界限中分，不偏多偏少之謂也。

①太陽病，項背强几几，反汗出惡風者，桂枝加葛根湯主之。原文

②太陽病，項背强几几，無汗，惡風者，葛根湯主之。原文

二條以有汗、無汗定傷風、傷寒之别。蓋太陽初交陽明，未至兩經各半，故仲景原文不用合病二字。然雖不名合病，其實乃合病之初證也。几几者，頸不舒也。頸屬陽明，既於太陽風傷衛證中，纔見陽明一證，即於桂枝湯内加葛根一藥；太陽寒傷營證中，纔見陽明一證，即於麻黄湯内加葛根一藥，此大匠天然不易之彀率也。然第二條不用麻黄全方加葛根，反用桂枝全方加麻黄、葛根者，則並其巧而傳之矣。見寒邪既欲傳於陽明，則胸間之喘必自止，自可不用杏仁。况頸項背俱是陽位，易於得汗之處。設以麻黄本湯加葛根，大發其汗，將毋項背强几几者，變爲經脈振摇動惕乎。此仲景之所爲精義入神也。

桂枝湯、麻黄湯，分主太陽之表；葛根湯，總主陽明之表，小柴胡湯，總主少陽之表。三陽經合、並受病，即隨表邪見證多寡定方，絲絲入扣。

③太陽與陽明合病，不下利，但嘔者，葛根加半夏湯主之。原文

④太陽與陽明合病者，必自下利，葛根湯主之。原文

二條又以下利、不下利辨别合病主風、主寒之不同也。風者，陽也。陽性上行，故合陽明胃中之水飲而上逆；寒者，陰也。陰性下行，故合陽明胃中之水穀而下奔。然上逆則必加半夏入葛根湯，以滌飲止嘔，

若下利，則但用葛根湯，以解兩經之邪，不治利，而利自止耳。葛根湯即第一條桂枝湯加葛根，不用麻黄者是也。

⑤太陽與陽明合病，喘而胸滿者，不可下，麻黄湯主之。原文

兩經合病，當合用兩經之藥，何得偏用麻黄湯耶？此見仲景析義之精。蓋太陽邪在胸，陽明邪在胃，兩邪相合，必上攻其肺，所以喘而胸滿。麻黄、杏仁治肺氣喘逆之巓藥，用之恰當，正所謂内舉不避親也，何偏之有？

⑥太陽與少陽合病，自下利者，與黄芩湯；若嘔者，黄芩加半夏生薑湯。原文

太陽陽明合病下利，表證爲多；陽明少陽合病下利，裹證爲多；太陽少陽合病下利，半表半裏之證爲多，故用黄芩、甘草、芍藥、大棗爲和法也。

⑦陽明少陽合病，必下利。其脈不負者，順也。負者，失也，互相尅賊，名爲負也。脈滑而數者，有宿食也，當下之，宜大承氣湯。原文

土木之邪交動，則水穀不停而急奔，故下利可必也。陽明脈大，少陽脈弦，兩無相負，乃爲順候。然兩經合病，陽明氣衰，則弦脈獨見，少陽勝而陽明負矣。下之，固是通因通用之法，而土受尅賊之邪，勢必藉大力之藥，急從下奪，乃爲解圍之善着。然亦必其脈滑而且數，有宿食者，始爲當下無疑也。設脈不滑數而遲軟，方慮土敗垂亡，尚敢下之乎。

按，太陽與陽明合病，陽明與少陽合病，俱半兼陽明，所以胃中之水穀不安，而必自下利。其有不下

利者，亦必水飲上越而嘔，與少陽一經之證乾嘔者，大不同也。或利、或嘔，胃中之真氣與津液俱傷，所以亟須散邪以安其胃。更慮少陽勝而陽明負，即當急下以救陽明。其取用大承氣湯，正迅掃外邪，而承領元氣之義也。設稍牽泥，則脈之滑數必轉爲遲軟，下之無及矣，微哉危哉。

⑧三陽合病，脈浮大，上關上，但欲眠睡，目合則汗。原文〔一〕

⑨三陽合病，腹滿身重，難以轉側，口不仁而面垢，譫語遺尿。發汗則譫語，下之則額上生汗，手足逆冷。若自汗者，白虎湯主之。原文

三陽合病，五合之表裏俱傷，故其脈浮大，其證欲眠，而目合則汗，中州之擾亂可知矣。此時發汗則偏於陽，而陽明之津液倍竭，故譫語益甚，將成無陽之證也。下之則偏於陰，而真陽以無偶而益孤，故手足逆冷而額上生汗，將成亡陽之證也。既不宜於汗下，惟有白虎一湯，主解熱而不碍表裏，在所急用。然非自汗出，則表猶未解，尚未可用。此證夏月最多，當與痙濕暍篇參看。

按，三陽經之受外邪，太陽頭疼，腰脊痛；陽明目痛，鼻乾，不眠；少陽寒熱往來，口若嘔渴，各有專司。合病者，即兼司二陽、三陽之證也。仲景但以合之一字括其義，而歸重在下利與嘔喘胸滿之内症。蓋以邪既相合，其人腹内必有相合之徵驗故也。後人於此等處漫不加察，是以不知合病爲何病耳。

再按，《少陽篇》第九條云，傷寒六七日，發熱，微惡寒，支節煩疼，微嘔，心下支結，外證未去者，柴胡

〔一〕原文　原奪，據文例補。

桂枝湯主之一條，其證全是太陽與少陽合、並之病，但内無下利，其嘔復微，即不謂之合病。心下支結，又與心下痞硬，時如結胸者不同，即不謂之並病。乃知合、並之病，重在内有合、並之徵驗，非昌之臆説矣。

後人謂三陽合病，宜從中治，此等議論，似得仲景表邪未散用小柴胡湯，裏熱已極用白虎湯之旨，然未可向痴人説夢也。設泥此，則仲景所用麻黄湯、大承氣湯之妙法，萬不敢從矣。噫。吾安得盡闢捷徑爲周行也哉。

並病

並病者，兩經之證連串爲一，如貫索然，即兼並之義也。並則不論多寡，一經見三五證，一經見一二證，即可言並病也。然太陽證多，陽明、少陽證少，如秦之並六國者，乃病之常。若陽明、少陽證多，太陽證少，則太陽必將自罷，又不得擬之爲六國並秦矣。

①二陽並病，太陽初得病時，發其汗，汗先出不徹，因轉屬陽明，續自微汗出，不惡寒。若太陽病證不罷者，不可下，下之爲逆，如此可小發汗。設面色緣緣正赤者，陽氣怫鬱在表，當解之熏之。若發汗不徹，不足言，陽氣怫鬱不得越，當汗不汗，其人躁煩，不知痛處，乍在腹中，乍在四肢，按之不可得，其人短氣但坐，以汗出不徹故也，更發汗則愈。何以知汗出不徹？以脈濇故知也。原文

②二陽並病，太陽證罷，但發潮熱，手足漐漐汗出，大便難而譫語者，下之則愈，宜大承氣湯。原文

按，二陽並病二條，皆是太陽與陽明並也。上條證初入陽明，而太陽仍未罷，宜小汗。此條證已入陽明，而太陽亦隨罷，宜大下。所以宜小汗大下之故，昌言之已悉，可以無贅。但上條之文，從前未有注釋，

兹特明之。太陽初得寒傷營之病，以麻黄湯發其汗，汗出而邪去，病不傳矣。因汗出不徹，故傳陽明，續自微汗出，不惡寒，陽明熱熾，似乎當用下法，以太陽之邪未徹，故下之爲逆，謂其必成結胸等症也。如此者，可小發汗，然後下之。設面色緣緣正赤者，寒邪深重，陽氣怫鬱在表，必始先未用麻黄湯，或已用麻黄湯而未得汗，所以重當解之、熏之，又非小發汗所能勝也。若是發汗不徹，不足言陽氣怫鬱不得越也。畢竟當汗不汗，其人躁煩，不知痛處，乍在腹中，乍在四肢，按之不可得，方是陽氣不得越耳。短氣者，因汗而氣傷也；脈澀者，因汗而血傷也。汗雖未徹，其已得汗可知，其不怫鬱又可知，所以宜更他藥，以小發其汗。更字讀平聲。與《太陽中篇》傷寒發汗解，半日許復煩，脈浮數者，可更發汗互發。然則彼更桂枝湯，此更桂枝加葛根湯，並可推矣。

③太陽與少陽並病，頭項强痛，或眩冒，時如結胸，心下痞硬者，當刺大椎第一間、肺俞、肝俞，慎不可發汗，發汗則譫語，脈弦，五六日譫語不止，當刺期門。原文〔一〕

少陽之脈絡胸脅間〔二〕，並入太陽之邪，則與結胸證似是而實非也。肝與膽合，刺肝俞，所以瀉膽也。膀胱不與肺合，然肺主氣，刺肺俞以通其氣，斯膀胱之氣化行，而邪自不能留矣。發汗則譫語，與合病木盛尅土之意同。注謂木盛則生心火，節外生枝，反失正意。脈弦亦即合病内少陽勝而陽明負之互詞，此所以刺期門，隨木邪之實而寫之也。仲景通身手眼，後人泥於一手一目，可乎。

〔一〕原文　原奪，據文例補。

〔二〕胸脅間　原作「脅脅間」，據三味書局本改。

④太陽少陽並病，心下硬，頸項强而眩者，當刺大椎，肺俞、肝俞，慎勿下之。原文

重申不可下之禁，與上條不可汗互發。

⑤太陽少陽並病，而反下之，成結胸，心下硬，下利不止，水漿不下，其人心煩。原文

誤下之變，乃至結胸、下利，上下交征，而陽明之居中者，水漿不入，心煩待斃，傷寒顧可易言哉。

並病即不誤用汗、下，已如結胸，心下痞硬矣，况加誤下乎。此比太陽一經誤下之結胸，殆有甚焉。其人心煩，似不了之語，然仲景太陽經謂結胸證悉具，煩躁者亦死，意者，此謂其人心煩者死乎。

壞病

壞病者，已汗、已吐、已下、已温鍼，病猶不解，治法多端，無一定可擬，故名之爲壞病也。壞病與過經不解大異：過經不解者，連三陰經俱已傳過，故其治但在表裏差多差少，宜先宜後之間；若壞病則病在三陽，未入於陰，故其治但在陽經，其證有結胸、下利、眩冒、振惕、驚悸、譫妄、嘔噦、躁煩之不同，其脉有弦促、細數、緊滑、沉微、澀弱、結代之不同，故必辨其脉證犯何逆，然後得以法而治其逆也。

①太陽病三日，已發汗，若吐，若下，若温鍼，仍不解者，此爲壞病，桂枝不中與也。觀其脉證，知犯何逆，隨證治之。原文

相傳傷寒過經日久，二三十日不瘥者，謂之壞病，遂與過經不解之病無辨，此古今大誤也。仲景止説病三日，即五六日亦未説到；且此條止説太陽病，連少陽亦未説到，故謂桂枝偏表之法不可用。觀下條太陽轉入少陽之壞證，有柴胡證罷四字，可見此爲桂枝證罷，故不可復用也。設桂枝證仍在，即不得謂之

壞病，與《少陽篇》内柴胡證仍在者，此雖已下之，不爲逆，復與柴胡湯，必蒸蒸而振，卻發熱汗出而解之文，又互相綰照也。豈有桂枝、柴胡之證尚未罷，而得指爲壞病之理哉。故必細察其脈爲何脈，證爲何證，從前所誤，今犯何逆，然後隨其證而治之，始爲當耳。

②本太陽病不解，轉入少陽者，脅下硬滿，乾嘔不能食，往來寒熱，尚未吐下，脈沉緊者，與小柴胡湯。若已吐下、發汗、温鍼，譫語，柴胡證罷，此爲壞病。知犯何逆，以法治之。原文

按，上條太陽經之壞病也，此條少陽經之壞病也，兩條文意互發，其旨甚明。叔和分彙，致滋疑惑。兹合而觀之，乃知上條云桂枝湯不中與，則其所犯，要不離於太陽一經之誤吐、誤下、誤發汗、誤燒鍼之諸逆也。此條云柴胡湯不中與，則其所犯，要不離於少陽一經之誤吐、誤下、誤發汗、誤燒鍼之諸逆也。後人擬議何逆，四治見爲創獲，繇兹觀之，真囈語矣。

痰病

慨自傷寒失傳，後人乃以食積、虚煩、痰飲、脚氣，牽合爲類傷寒四證。此等名目一出，凡習傷寒之家，苟簡粗疏，已自不識要妙。況復加冬温、温病、寒疫、熱病、濕温、風温、霍亂、痓、内癰、畜血，爲類傷寒十四證。頭上安頭，愈求愈失。兹欲直溯淵源，不得不盡闢歧派。蓋仲景於春夏秋三時之病，既以冬月之傷寒統之，則十四證亦皆傷寒中之所有也。若諉之局外，漫不加察，至臨證模糊，其何以應無窮之變哉？昌於春夏病中，逐段拈出，兹於三陽經後，特立痰病一門。凡痰飲素積之人，有挾外感而動者，有不繇外感而自動者，仲景分别甚明。挾外感之邪，搏結胸脅，《三陽篇》中已致詳矣。此但舉不繇外感之痰

病，昭揭其旨，俾學者辨證以施治焉耳。

①病如桂枝證，頭不痛，項不强，寸脈微浮，胸中痞硬，氣上衝咽喉不得息者，此爲胸有寒也，當吐之，宜瓜蒂散。諸亡血虚家不可與。原文

寒者，痰也。痰飲内動，身必有汗，加以發熱惡寒，全似中風。但頭不痛，項不强，此非外入之風，乃内蘊之痰，窒塞胸間，宜用瓜蒂散以湧出其痰也。

②病人有寒，復發汗，胃中冷，必吐蛔。原文

寒亦痰也，此即上條之互文。上條辨非桂枝之證，此條辨不可發汗。蓋痰從内動，無外感與俱，誤發其汗，必至迷塞經絡，留連不返，故示戒也。設兼外感，如三陽證中諸條，則無形之感，挾有形之痰，結於一處，非汗則外邪必不解，即强吐之，其痰飲亦必不出，所以小青龍一法卓擅奇功耳。此言有痰無感，誤發其汗，重亡津液，即大損陽氣，其人胃冷而吐蛔，有必至也。

③病人手足厥冷，脈乍緊者，邪結在胸中；心中滿而煩，飢不能食者，病在胸中。當須吐之，宜瓜蒂散。原文

手足厥冷，與厥陰之熱深、厥深相似，其脈乍緊，則有時不緊，殊不似矣。可見痰結在胸，故滿煩而不能食，亦宜瓜蒂爲吐法也。

合三條，總見痰證可吐不可汗。合食積、虚煩、脚氣四證論之，勿指爲類傷寒，但指爲不可發汗，則其理甚精。蓋食積胸中，陽氣不布，更發汗則陽氣外越，一團陰氣用事，愈成危候。虚煩則胃中津液已

竭，更發汗則津液盡亡矣。脚氣即地氣之濕邪，從足先受者，正濕家不可發汗之義耳，奈何捨正路而趨曲徑耶？

門人問曰：吾師於三陽證中，挈出合病、並病、壞病、痰病之條，可謂暗室一燈，炯然達旦矣。但不識陽明何以無壞病耶？答曰：陽明之誤治最多，其脈證固當辨别，但不得以壞病名之也。蓋陽明原有可汗、可下之條，汗下原不爲大逆，且誤在汗，當不誤在下矣；誤在下，當不誤在汗矣。即使汗下、燒鍼屢誤，其病亦止在胃中，原有定法可施，與壞證無定法之例，微有不協，此壞病所以不入陽明耳。

門人又問曰：救陽明誤治之定法，可得聞乎？答曰：仲景云陽明病，脈浮而緊，咽燥口苦，腹滿而喘，發熱汗出，不惡寒，反惡熱，身重，若發汗則躁，心憒憒，反譫語；若加燒鍼，必怵惕，煩躁不得眠；若下之，則胃中空虚，客氣動膈，心中懊憹，舌上胎者，梔子豉湯主之。觀其誤汗、誤燒鍼之變，煩躁、怵惕、譫語、不眠，止是邪在胃中，擾其津液，與亡陽之證不同也。觀其誤下之變，客氣動膈，心中懊憹，止是熱邪上膈，心逼不安，與結胸之證不同也。故遵《内經》高者越之之旨，以梔子豉湯湧出其邪耳，此非無定中之定法乎。

尚論篇卷四

尚論張仲景《傷寒論》重編三百九十七法

尚論太陰經證治大意

仲景《傷寒論》六經中，惟太陰經文止九條，方止二道，後人致惜其非全書。昌細繹其所以約略之意，言中風即不言傷寒，言桂枝即不言麻黄，言當温者則曰宜四逆輩，全是引伸觸類之妙。可見治法總不出三陽外，但清其風寒之原，以定發汗解肌，更於腹之或滿或痛間，辨其虚實，以定當下當温而已，了無餘義矣。自非深入閫奥者，孰能會其爲全書也哉。

太陰經全篇 法九條

①太陰之爲病，腹滿而吐，食不下，自利益甚，時腹自痛，若下之，必胸下結硬。原文

腹滿自利，太陰之本證也。吐而食不下，則邪迫於上；利甚而腹痛，則邪迫於下，上下交亂，胃中空虚，此但可行温散。設不知而誤下之，其在下之邪可去，而在上之邪陷矣，故胸下結硬，與結胸之變頗同。胃中津液上結，胸中陽氣不布，卒難開也。

②太陰中風，四肢煩疼，陽微陰澀而長者，爲欲愈。原文

四肢煩疼者，脾主四肢，亦風淫末疾之驗也。陽脉微，陰脉澀，則風邪已去，而顯不足之象。但脉見不足，正恐元氣已漓，暗伏危機，故必微澀之中更察其脉之長而不短，知元氣未漓，其病爲自愈也。注不

審來意，謂澀爲血凝氣滯，大謬，豈有血凝氣滯反爲欲愈之理耶？

③太陰病，脈浮者，可發汗，宜桂枝湯。原文

太陰脈尺寸俱沉細，今脈浮，則邪還於表可知矣，故仍用桂枝解肌之法也。

太陽經中，以浮緩爲中風，浮緊爲傷寒，故此不重贅，但揭一浮字，其義即全該。風邪用桂枝湯，其脈之浮緩，不待言矣。然則寒邪之脈浮緊，其當用麻黄湯，更不待言矣。況《少陽篇》中云：設胸滿脅痛者，與小柴胡；脈但浮者，與麻黄湯。早已挈明用麻黄湯之義。故於太陰證中，但以桂枝互之，乃稱全現全彰也。不然同一浮脈，何所見而少陽當用麻黄，太陰當用桂枝也哉。

④自利不渴者，屬太陰，以其臟有寒故也，當温之，宜服四逆輩。原文

注謂自利不渴，濕邪也，故用四逆輩以燠土燥濕，此老生腐譚，非切要也。仲景大意，以自利不渴者屬太陰，以自利而渴者屬少陰，分經辨證，所關甚鉅。蓋太陰屬濕土，熱邪入，而蒸動其濕，則顯有餘，故不渴而多發黄；少陰屬腎水，熱邪入，而消耗其水，則顯不足，故口渴而多煩躁。若不全篇體會，徒博注釋之名，其精微之藴不能闡發者多矣。

⑤傷寒脈浮而緩，手足自温者，繫在太陰，太陰當發身黄；若小便自利者，不能發黄，至七八日，雖暴煩，下利日十餘行，必自止，以脾家實，穢腐當去故也。原文

太陰脈本緩，故浮緩雖類太陽中風，然手足自温，則不似太陽之發熱，並不似少陰、厥陰之四逆與厥，所以繫在太陰，允爲恰當也。太陰脈見浮緩，其濕熱交盛，勢必蒸身爲黄，；若小便自利者，濕熱從水道暗泄，不能發黄也。前《陽明篇》中不能發黄以上語句皆同，但彼以胃實而便硬，其證復轉陽明，；此以脾實而下穢腐，其證正屬太陰耳。至七八日暴煩下利日十餘行，其證又與少陰無别，而利盡穢腐當自止，則不似少陰之煩躁有加，下利漫無止期也。況少陰之煩而下利，手足反温，脈緊反去者，仍爲欲愈之候，若不辨晰而誤以四逆之法治之，幾何不反增危困耶。雖陽明與太陰腑臟相連，其便硬與下利自有陽分陰分之别，注家歸重於脾，謂脾爲胃行津液則如此，不爲胃行津液則如彼，似是而非，全失仲景三陰互發之旨。

⑥本太陽病，醫反下之，因爾腹滿時痛者，屬太陰也，桂枝加芍藥湯主之。原文

太陽病之誤下，其變皆在胸脅以上。此之誤下而腹滿時痛，無胸脅等證，則其邪已入陰位，所以屬在太陰也。仍用桂枝解肌之法，以升舉陽邪，但倍芍藥，以收太陰之逆氣。本方不增一藥，斯爲神耳。

⑦大實痛者，桂枝加大黄湯主之。原文

大實大滿，宜從急下。然陽分之邪初陷太陰，未可峻攻，但於桂枝湯中少加大黄，七表三裏以分殺其邪可也。

⑧太陰爲病，脈弱，其人續自便利，設當行大黄、芍藥者，宜減之，以其人胃氣弱，易動故也。原文

此段叮嚀，與《陽明篇》中互發。《陽明》曰不轉失氣，曰先硬後溏，曰未定成硬，皆是恐傷太陰脾氣。此太陰證而脈弱便利，減用大黄、芍藥，又是恐傷陽明胃氣也。

⑨太陰病，欲解時，從亥至丑上。

尚論少陰經證治大意

傳經熱邪，先傷經中之陰，甚者，邪未除而陰已竭。獨是傳入少陰，其急下之證，反十之三；急温之證，反十之七，而宜温之中，復有次第不同，毫釐千里。粗工不解，必於曾犯房勞之證，始敢用温，及遇一切當温之證，反不能用。詎知未病先勞其腎水者，不可因是遂認爲當温也。必其人腎中之真陽素虧，復因汗吐下擾之，外出而不能内返，勢必藉温藥以回其陽，方可得生，所以傷寒門中，亡陽之證最多。即在太陽已有種種危候，至傳少陰，其辨證之際，仲景多少遲徊顧惜，不得從正治之法清熱奪邪，以存陰爲先務也。今以從權温經之法，疏爲前篇；正治存陰之法，疏爲後篇，俾業醫者免臨歧之惑云。

少陰經前篇 凡本經宜温之證，悉列此篇

①少陰病，始得之，反發熱，脈沉者，麻黄附子細辛湯主之。原文

脈沉爲在裏，證見少陰，不當復有外熱，若發熱者，乃是少陰之表邪，即當行表散之法者也。但三陰之表法與三陽迥異，三陰必以温經之藥爲表，而少陰尤爲緊關，故麻黄與附子合用，俾外邪出而真陽不出，纔是少陰表法之正也。

②少陰病，得之一二日，口中和，其背惡寒者，當灸之，附子湯主之。原文

得之一二日，即上條始得之之互文。口中和者，不渴不燥，全無裏熱，其背惡寒，則陽微陰盛之機已

露一斑，故灸之以火，助陽而消陰；主之以附子湯，温經而散寒也。

③少陰病，得之二三日，麻黄附子甘草湯微發汗，以二三日無裏證，故微發汗也。原文

不吐利，煩躁嘔渴，爲無裏證。既無裏證，病尚在表可知，故以甘草易細辛而微發汗，又温散之，緩法也。

④少陰病，欲吐不吐，心煩，但欲寐，五六日自利而渴者，屬少陰也，虚，故引水自救。若小便色白者，少陰病形悉具。小便白者，以下焦虚有寒，不能製水，故令色白也。原文

欲吐不吐，心煩，腎氣上逆之徵也。自利而渴，加以口燥舌乾，引水自救，似乎傳經熱病之形悉具。然腎熱則水道黄赤，若小便色白，又非腎熱證，乃下焦虚寒，不能製水，仍當從事温法，不可誤認爲熱，而輕用寒下也。

⑤病人脈陰陽俱緊，反汗出者，亡陽也，此屬少陰，法當咽痛而復吐利。原文

陰陽俱緊，傷寒之脈也。傷寒無汗，反汗出者，無陽以固護其外，所以邪不出，而汗先出也。少陰之邪不出，則咽痛、吐利，一一顯少陰之本證，即當用少陰温經散邪之法，不言可知矣。

⑥少陰病，脈微，不可發汗，亡陽故也；陽已虚，尺脈弱澀者，復不可下之。原文

亡陽不可發汗，與上條互發。亡與無同，無陽則其邪爲陰邪。陰邪本宜下，然其人陽已虚，尺脈弱澀，復不可下，其當亟行温法，又可見矣。

⑦少陰病，下利，若利自止，惡寒而踡臥，手足温者，可治。原文

惡寒踡臥，證本虛寒；利止、手足温，則陽氣未虧，其陰寒亦易散，故可用温法也。

⑧少陰病，惡寒而踡，時自煩，欲去衣被者，可治。原文

自煩欲去衣被，真陽擾亂不寧，然尚未至出亡在外，故可用温法也。

⑨少陰病，脈緊，至七八日，自下利，脈暴微，手足反温，脈緊反去者，爲欲解也，雖煩，下利必自愈。原文

三條互見。此則邪解陽回，可勿藥自愈之證，即緊去人安之互詞也〔一〕。

⑩少陰病，身體痛，手足寒，骨節痛，脈沉者，附子湯主之。原文

身體痛，手足寒，骨節痛，脈沉，皆寒邪入少陰之本證，即當用附子湯行温經散寒之定法也。

⑪少陰病，吐利，手足厥冷，煩躁欲死者，吴茱萸湯主之。原文

吐利厥冷，而至於煩躁欲死，腎中之陰氣上逆，將成危候，故用吴茱萸以下其逆氣，而用人參、薑、棗以厚土，則陰氣不復上干〔二〕，此之温經兼用温中矣。

⑫少陰病，下利，白通湯主之。原文

〔一〕人安　原作「入安」，據三味書局本改。

〔二〕上干　三味書局本作「上乾」。

下利無陽證者，純陰之象，恐陰盛而隔絶其陽，故用白通湯以通其陽，而消其陰也。

⑬少陰病，下利，脈微者，與白通湯。利不止，厥逆無脈，乾嘔煩者，白通加猪膽汁湯主之。服湯，脈暴出者死，微續者生。原文

與白通湯反至厥逆、無脈、乾嘔而煩，此非藥之不勝病也，以無嚮導之力，宜其不入耳。故復加人尿、猪膽汁之陰，以引陽藥深入。然脈暴出者死，微續者生，亦危矣哉。故上條纔見下利，早用白通，圖功於未著，真良法也。

⑭少陰病，二三日不已，至四五日，腹痛，小便不利，四肢沉重疼痛，自下利者，此爲有水氣。其人或咳，或小便利，或下利，或嘔者，真武湯主之。原文

陰寒内持，濕勝而水不行，因而内滲外薄，甚至水穀不分，或咳或利，泛溢無所不之，非賴真武坐鎮北方之水，寧有底哉。《太陽篇》中，厥逆、筋惕、肉瞤而亡陽者，用真武湯之法，已表明之矣。兹少陰之水濕上逆，仍用真武一法以鎮攝之。可見太陽膀胱與少陰腎，一臓一腑，同居北方寒水之位。腑邪爲陽邪，藉用麻、桂爲青龍；臓邪爲陰邪，藉用附子爲真武。得此二湯，以滌痰導水，消陰攝陽，其神功妙濟，真有不可思議者矣。

⑮少陰病，下利清穀，裏寒外熱，手足厥逆，脈微欲絶，身反不惡寒，其人面赤色，或腹痛，或乾嘔，或咽痛，或利止脈不出者，通脈四逆湯主之。其脈即出者愈。原文

下利裏寒，種種危殆，其外反熱，其面反赤，其身反不惡寒，而手足厥逆，脈微欲絶，明係群陰隔陽於

外，不能内返也。故仿白通之法，加葱入四逆湯中，以入陰迎陽，而復其脈也。前條云脈暴出者死，此條云脈即出者愈，其辨最細。蓋暴出則脈已離根，即出則陽已返舍，繇其外反發熱，反不惡寒，真陽尚在軀殼。然必通其脈而脈即出，始爲休徵，設脈出難遲，其陽已隨熱勢外散，又主死矣。

⑯少陰病，脈沉者，急温之，宜四逆湯。原文

外邪入少陰，宜與腎氣兩相搏擊，乃脈見沉而不鼓，即《内經》所謂腎脈獨沉之義，其人陽氣衰微可知，故當急温之，以助其陽也。

⑰少陰病，飲食入口即吐，心下温温欲吐，復不能吐，始得之，手足寒，脈弦遲者，此胸中實，不可下也，當吐之。若膈上有寒飲，乾嘔者，不可吐也，急温之，宜四逆湯。原文

飲食入口即吐，猶曰胃中不能納穀也。若不飲食之時，復欲吐而不能吐，明係陰邪上逆矣，此等處必加細察。若始得之，便手足寒，而脈弦遲，即非傳經熱邪，其爲陰邪上逆無疑，當從事乎温經之法也。若胸中實者，是爲陽邪在胸，而不在腹，即不可用下，而當吐以提之也。然必果係陽邪，方可用吐。設膈上有寒飲，乾嘔，即是陰邪用事，吐必轉增其逆，計惟有急温一法，可助陽而勝陰矣。

⑱少陰病，下利，脈微澀，嘔而汗出，必數更衣，反少者，當温其上，灸之。原文

下利而脈見陽微陰澀，爲真陰真陽兩傷之候矣。嘔者，陰邪上逆也。汗出者，陽虚不能外固，陰弱不能内守也。數更衣，反少者，陽虚則氣下墜，陰弱則勤努責也。是證陽虚，本當用温，然陰弱復不宜於温。一藥之中，既欲救陽，又欲護陰，漫難區別，故於頂之上百會穴中灸之，以温其上，而升其陽，庶陽不致下

陷以逼迫其陰，然後陰得安靜不擾，而下利自止耳。此證設用藥以温其下，必逼迫轉加，下利不止而陰立亡，故不用温藥，但用灸法，有如此之回護也。

前條用吴茱萸湯，兼温其中，此條用灸法，獨温其上，妙義天開，令人舞蹈。

⑲少陰病，吐利，手足不逆冷，反發熱者，不死；脈不至者，灸少陰七壯。原文

既吐且利，手足逆冷者，其常也。若反發熱，則陽氣似非衰憊，然正恐真陽越出軀殼之外，故反發熱耳。設脈不至，則當急温無疑。但温藥必至傷陰，故於少陰本穴用灸法，以引其陽内返，斯脈至而吐利亦將自止矣。前條背惡寒之證，灸後用附子湯者，陰寒内凝，定非一灸所能勝。此條手足反熱，止是陰内陽外，故但灸本經，以招之内入，不必更用温藥也。絲絲入扣。

⑳少陰病，惡寒，身踡而利，手足逆冷者，不治。原文

陰盛無陽，即用四逆等法回陽氣於無何有之鄉，其不能回者多矣，故曰不治。

㉑少陰病，吐利，煩躁四逆者，死。原文

上吐下利，因至煩躁，則陰陽擾亂而竭絶可虞。更加四肢逆冷，是中州之土先敗，上下交征，中氣立斷，故主死也。使早用温中之法，寧至此乎？

㉒少陰病，下利止而頭眩，時時自冒者，死。原文

下利既止，其人似可得生，乃頭眩，時時自冒者，復爲死候。蓋人身陰陽相爲依附者也，陰亡於下，則

諸陽之上聚於頭者，紛然而動，所以頭眩，時時自冒，陽脱於上而主死也。可見陽回利止則生，陰盡利止則死矣。

㉓少陰病，四逆，惡寒而身踡，脈不至，不煩而躁者，死。原文

四逆、惡寒身踡，更加脈不至，陽已去矣。陽去故不煩，然尚可施種種回陽之法。若其人復加躁擾，則陰亦垂絶，即欲回陽，而基址已壞，不能回也。

㉔少陰病六七日，息高者，死。原文

諸陽主氣，息高則真氣上迸於胸中，本實先撥，而不能復歸於氣海，故主死也。「六七日」三字，辨證最細，見六七日經傳少陰而息高，與二三日太陽作喘之表證迥殊也。

㉕少陰病，脈微沉細，但欲臥，汗出不煩，自欲吐。至五六日，自利，復煩躁，不得臥寐者，死。原文

脈微沉細、但欲臥，少陰之本證也。汗出不煩，則陽證悉罷，而當顧慮其陰矣。乃於中兼帶欲吐一證，欲吐明係陰邪上逆，正當急温之時，失此不圖，至五六日，自利有加，復煩躁不得臥寐，非外邪至此轉增，正少陰腎中之真陽擾亂，頃刻奔散，即温之亦無及，故主死也。

少陰經後篇 凡少陰傳經熱邪，正治之法，悉列此篇

①少陰之爲病，脈微細，但欲寐也。原文

陽脈滑大，陰脈微細，外邪傳入少陰，其脈必微細，而與三陽之滑大迥殊。衛氣行陽則寤，行陰則寐，

邪入少陰，則氣行於陰，不行於陽，故但欲寐也，此少陰之總脈總證也。

②少陰病，脈細沉數，病爲在裏，不可發汗。原文

沉細之中加之以數，正熱邪入裏之徵。熱邪入裏，即不可發汗，發汗則動其經氣，而有奪血亡陽之變，故示戒也。

③少陰病，咳而下利，譫語者，被火氣劫故也，小便必難，以强責少陰汗也。原文

少陰之脈，從足入腹，上循喉嚨，縈繞舌根，故多咽痛之證。其支别出肺，故間有咳證。今以火氣强劫其汗，則熱邪挾火力上攻，必爲咳，以肺金惡火故也。下攻必爲利，以火勢逼迫而走空竅故也。内攻必譫語，以火勢燔灼而亂神識故也〔一〕。小便必難者，見三證皆妨小便，蓋肺爲火熱所傷，則膀胱氣化不行；大腸奔迫無度，則水穀並趨一路；心胞燔灼不已，則小腸枯涸必至耳，少陰可强責其汗乎？

④少陰中風，陽微陰浮者，爲欲愈。原文

風邪傳入少陰，仍見陽浮陰弱之脈，則其勢方熾。必陽脈反微，陰脈反浮，乃爲欲愈。蓋陽微則外邪不復内入，陰浮則内邪盡從外出，故欲愈也。少陰傷寒之愈脈，自可類推。

⑤少陰病，欲解時，從子至寅上。原文

各經皆解於所王之時，而少陰獨解於陽生之時，陽進則陰退，陽長則陰消，正所謂陰得陽則解也。即

〔一〕燔灼　原作「燔炳」，據三味書局本改。

是推之，而少陰所主在真陽，不可識乎？

⑥少陰病八九日，一身手足盡熱者，以熱在膀胱，必便血也。原文

少陰病難於得熱，熱則陰病見陽，故前篇謂手足不逆冷、反發熱者不死。然病至八九日，陰邪内解之時，反一身手足盡熱，則少陰必無此候，當是臟邪傳腑，腎移熱於膀胱之證也。以膀胱主表，一身及手足正軀殼之表，故爾盡熱也。膀胱之血爲少陰之熱所逼，其出必趨二陰之竅，以陰主降故也。

⑦少陰病，但厥無汗，而强發之，必動其血，未知從何道出，或從口鼻，或從目出，是名下厥上竭，爲難治。原文

强發少陰汗而動其血，勢必逆行而上出陽竅，以諸發汗藥皆陽經藥也。或口鼻，或耳目，較前證血從陰竅出者則倍甚矣。下厥者，少陰居下，不得汗，而熱深也；上竭者，少陰之血，盡從上而越竭也。少陰本少血，且從上逆，故爲難治。然則上條不言難治者，豈非以膀胱多血，且從便出爲順乎。

⑧少陰病，得之二三日以上，心中煩，不得臥，黄連阿膠湯主之。原文

心煩不得臥而無躁證，則與真陽發動迥别。蓋真陽發動，必先陰氣四布，爲嘔，爲下利，爲四逆，乃致煩而且躁，魄汗不止耳。今但心煩不臥，而無嘔利、四逆等證，是其煩爲陽煩，乃真陰爲邪熱煎熬，如日中纖雲，頃刻消散，安能霾蔽青天也哉。故以解熱生陰爲主治，始克有濟，少緩則無及矣。

⑨少陰病，二三日至四五日，腹痛，小便不利，下利不止，便膿血者，桃花湯主之。原文

腹痛，小便不利，少陰熱邪也；而下利不止，便膿血，則下焦滑脱矣。滑脱即不可用寒藥，故取乾薑、

石脂之辛澀以散邪固脱，而加糯米之甘以益中虚。蓋治下必先中，中氣不下墜，則滑脱無源而自止也。注家見用乾薑，謂是寒邪傷胃，欠清。蓋熱邪挾少陰之氣填塞胃中，故用乾薑之辛以散之，若混指熱邪爲寒邪，寧不貽誤後人耶。

⑩少陰病，下利，便膿血者，桃花湯主之。少陰病，便膿血者，可刺。原文

證兼下利、便膿血，則用桃花湯；若不下利，而但便膿血，則可刺經穴，以散其熱。即上文之互意也。

⑪少陰病，下利，咽痛，胸滿，心煩者，猪膚湯主之。原文

下利咽痛，胸滿心煩，少陰熱邪充斥上下中間，無所不到，寒下之藥不可用矣。又立猪膚湯一法，以潤少陰之燥，與用黑驢皮之意頗同。若以爲燖猪皮外毛根薄膚，則薟劣無力，且與熬香之説不符，但用外皮，去其内層之肥白爲是。此藥大不可忽。陽微者，用附子温經；陰竭者，用猪膚潤燥。温經、潤燥中，同具散邪之義，比而觀之，思過半矣。

⑫少陰病二三日，咽痛者，可與甘草湯；不差者，與桔梗湯。原文

邪熱客於少陰，故咽痛，用甘草湯者，和緩其勢也；用桔梗湯者，開提其邪也。此在二三日，他證未具，故可用之；若五六日，則少陰之下利、嘔逆諸證蠭起〔一〕，此法又未可用矣。

⑬少陰病，咽中痛，半夏散及湯主之。少陰病，咽中傷，生瘡，不能語言，聲不出者，苦酒湯主之。原文

〔一〕蠭起　原作「蠡起」，據三味書局本改。

熱邪挾痰攻咽，當用半夏滌飲，桂枝散邪；若劇者，咽傷，生瘡，音聲不出，桂枝之熱既不可用，而陰邪上結，復與寒下不宜，故用半夏、鷄子以滌飲潤咽，更有藉於苦酒之消腫斂瘡，以勝陰熱也。

⑭少陰病，四逆，其人或咳，或悸，或小便不利，或腹中痛，或泄利下重者，四逆散主之。原文

傳經熱邪至於手足四逆，最當辨悉。若見咳利種種之證，其爲熱證無疑矣。然雖四逆而不至於厥，其熱未深，故主此方爲和解，亦如少陽經之用小柴胡湯，爲一定之法矣。讀者詳之。

⑮少陰病，下利六七日，咳而嘔渴，心煩不得眠者，猪苓湯主之。原文

下利六七日，本熱去寒起之時，其人尚兼咳渴，心煩不眠等證，則是熱邪搏結水飲，以故羈留不去，用猪苓湯以利水潤燥，不治利而利自止也。

⑯少陰病，得之二三日，口燥咽乾者，急下之，宜大承氣湯。原文

得病纔二三日，即口燥咽乾，則腎水之不足上供可知。延至五六日始下，必枯槁難回矣，故宜急下以救腎水也

⑰少陰病，自利清水，色純青，心下必痛，口乾燥者，急下之，宜大承氣湯。原文

熱邪傳入少陰，逼迫津水，注爲自利，質清而無渣滓相雜，色青而無黄赤相間，可見陽邪暴虐之極，反與陰邪無異。但陽邪傳自上焦，其人心下必痛，口必乾燥；設係陰邪，必心下滿而不痛，口中和而不燥，必無此枯槁之象，故宜急下，以救其陰也。

⑱少陰病六七日，腹脹不大便者，急下之，宜大承氣湯。原文

六七日腹脹不大便，則胃土過實，腎水不足以上供，有立盡之勢，又非少陰負趺陽反爲順候之比，此時下之已遲，安得不急。

⑲少陰負趺陽者爲順也。此條，叔和編入厥陰，今移附少陰

少陰水也，趺陽土也。諸病惡土尅水，而傷寒少陰見證，惟恐土不能製水，其水反得以泛溢。水一泛溢，則嘔吐下利無所不至，究令中州土敗，而真陽外越，神丹莫救矣。故予其權於土，則平成可幾；予其權於水，則昏墊立至，此脈法中消悉病情之奥旨也。

按，少陰水藏也，水居北方，原自坎止，惟挾外邪而動，則波翻浪湧，横流逆射，無所不到，爲嘔，爲咳，爲下利，爲四肢沉重。仲景不顧外邪，惟以真武一法，坐鎮北方之水，水不横溢，則諸證自止，而人之命根，賴以攸固。命根者何？即父母搆精時，一點真陽伏藏於腎水之中者是也。水中火發，所以其證雖陰，其人反煩躁，多汗而似陽。仲景每用乾薑、附子，白通之法，以收攝其陽。初不慮夫外感，蓋陽出則腠理大開，外感先出。所以一回陽，而了無餘義也。若用寒凉以助水，則真陽不返，而命根斯斷矣。其有腎水衰薄，邪入不能横溢，轉而内挾真陽，藴崇爲患，外顯心煩、舌燥、咽痛、不眠等證，即不敢擅用汗下諸法以重傷其陰，但用黄連阿膠湯、苦酒湯、猪苓湯、猪膚湯、四逆散之類，以分解其熱，而潤澤其枯。於中雖有急下三證，反無當下一證，所以前方俱用重劑潤下，一日三服，始勝其任。設熱邪不能盡解，傳入厥陰，則熱深者其厥亦深，而咽痛者轉爲喉痹，嘔咳者轉吐癰膿，下利者轉便膿血，甚者發熱厥逆，躁不得卧，仍是腎氣先絶而死也。必識此意，然後知仲景温經散邪之法與清熱潤燥之法，微細直折，與九轉還丹不異。後人

窺見一斑者，遇陰邪便亟温，遇陽邪便亟下，其鹵莽滅裂，尚不可勝言，况於聾瞶之輩乎。兹分前後二篇，暢發其義，有知我者，諒不以爲僭也。

尚論厥陰經證治大意

厥陰雖兩經交盡之名，然厥者，逆也，腎居極下，逆行而上，以傳於肝，故名曰厥陰也。邪傳厥陰，其熱深矣，熱深多發厥，厥證皆屬於陽，以陽與陰不相承接，因致厥也。厥後發熱，陽邪出表則易愈，厥多熱少則病進，熱多厥少則病退。所以仲景雜用三陽經治法，即譫語之當下者，但用小承氣湯微和胃氣，他證皆不用下，正欲其熱多，而邪從外出耳。然厥證多兼下利，則陽熱變爲陰寒者，十居其七。蓋木盛則胃土受尅，水穀奔迫，胃陽發露，能食則爲除中；木盛則腎水暗虧，汲取無休，腎陽發露，面赤則爲戴陽。繇是陽微則厥愈甚，陽絶則厥不返矣。所以温之、灸之，以回其陽，仍不出少陰之成法也。但厥而下利，陰陽之辨甚微，不便分爲二篇，故發其奥於篇首，俾讀者先會其意云。

厥陰經全篇 法五十五條

①厥陰之爲病，消渴，氣上撞心，心中疼熱，飢而不欲食，食則吐蛔，下之，利不止。原文

消渴者，飲水多，而小便少也。厥陰屬木，厥陰邪甚則腎水爲之消，腎消則引水以自救，故消而且渴，其渴不爲水止也。氣上撞心，心中疼熱者，肝氣通於心也。飢不能食者，木邪横肆，胃土受製也。食則吐蛔者，胃中飢，蛔嗅食則出也。下之利不止者，邪屬厥陰，下則徒虚陽明，陽明虚，木益乘其所勝也。此條文義，形容厥陰經之病情最著。蓋子盛則母虚，故腎水消而生渴；母盛則子實，故氣撞心而疼熱。然足

經之邪，終與手經有別，雖仰關而攻，究不能入心之郛廓也。至胃則受俯淩之勢，無可逃避，食則吐，而下則利不止矣。亦繇邪自陽明傳入，胃氣早空，故易動耳。

②厥陰中風，脈微浮爲欲愈，不浮爲未愈。原文

厥陰之脈，微緩不浮。中風病傳厥陰，脈轉微浮，則邪還於表而爲欲愈。

③厥陰病，欲解時，從丑至卯上。原文

丑、寅、卯，厥陰風木之王時，故病解。

④厥陽病，欲飲水者，少少與之愈。原文

⑤諸四逆厥者，不可下之，虛家亦然。凡厥者，陰陽氣不相順接，便爲厥。厥者，手足逆冷者是也。原文

厥即四逆之極，陰陽既不相順接，下則必至於脱絶也。

厥陰證，仲景總不欲下，無非欲邪還於表，而陰從陽解也。此但舉最不可下之二端，以嚴其戒耳。手之三陰與手之三陽相接於手，足之三陰與足之三陽相接於足。陰主寒，陽主熱，故陽氣内陷，不與陰氣相順接，則手足厥冷也。然四肢屬脾，脾爲陰，與胃之陽不相順接，亦主逆冷，所以厥證雖傳經，熱邪復有不盡然者，最難消悉。

⑥傷寒脈遲，六七日，而反與黄芩湯徹其熱；脈遲爲寒，今與黄芩復除其熱；腹中應冷，當不能食，

今反能食，此名除中，必死。原文

脈遲爲寒，寒則胃中之陽氣已薄，不可更用寒藥矣。腹中即胃中，胃暖乃能納食，今胃冷而反能食，則是胃氣發露無餘，其陽亦必漸去而不能久存，故爲必死。除者，去也，與除夕之義同。又除者授也，與授鞶帶之義同。

⑦傷寒始發熱六日，厥反九日而利。凡厥利者，當不能食。今反能食者，恐爲除中。食以索餅，不發熱者，知胃氣尚在，必愈。恐暴熱來出而復去也，後三日脈之，其熱續在者，期之旦日夜半愈。所以然者，本發熱六日，厥反九日，復發熱三日，並前六日，亦爲九日，與厥相應，故期之旦日夜半愈。後三日脈之而脈數，其熱不罷者，此爲熱氣有餘，必發癰膿也。原文

少陰經中，内藏真陽，最患四逆，故云吐利，手足不逆冷，反發熱者不死。厥陰經中，内無真陽，不患其厥，但患不能發熱，與夫熱少厥多耳。論中恐暴熱來出而復去，後三日脈之，其熱尚在，形容厥證重熱之意，匠心滿志，讀者不可草草。然得熱與厥相應，尤無後患，若熱氣有餘，病勢雖退，其後必發癰膿，以厥陰主血，熱與血久持不散，必至壅敗也。

⑧傷寒先厥，後發熱而利者，必自止，見厥復利。傷寒先厥後發熱，下利必自止，而反汗出，咽中痛者，其喉爲痹。發熱無汗，而利必自止；若不止，必便膿血；便膿血者，其喉不痹。原文

先厥後熱，下利止，其病爲欲愈矣。乃反汗出、咽中痛，是熱邪有餘，上攻咽喉，挾濕痰而爲痹也。然既發熱，即無汗而邪亦外出，所以利必自止。若不止，則無汗，明係邪不外出，仍在於裏，必主便膿血也。便膿血者，其喉不痹，見熱邪在裏，即不復在表；在下，即不復在上也：

⑨傷寒，一二日至四五日，厥者必發熱，前熱者後必厥，厥深者熱亦深，厥微者熱亦微。厥應下之，而反發汗者，必口傷爛赤。原文

前云諸四逆厥者，不可下矣；此云厥應下之者，其辨甚微。蓋先四逆而後厥，與先發熱而後厥者，其來迥異。故彼云不可下，此云應下之也。以其熱深厥深，當用苦寒之藥，清解其在裏之熱，即名爲下。如下利譫語，但用小承氣湯止耳，從未聞有峻下之法也。若不用苦寒，反用辛甘發汗，寧不引熱勢上攻乎？口傷爛赤與喉痹互意。

⑩傷寒病，厥五日，熱亦五日。設六日，當復厥，不厥者自愈。厥終不過五日，以熱五日，故知自愈。原文

厥終不過五日，即上句之注脚。見熱與厥相應，陰陽一勝一復，恰恰相當，故可勿藥自愈。

⑪傷寒，脈微而厥，至七八日膚冷，其人躁無暫安時者，此爲臟厥，非蛔厥也。蛔厥者，其人當吐蛔。今病者靜，而復時煩者，此爲臟寒，蛔上入其膈，故煩。須臾復止，得食而嘔又煩者，蛔聞食臭出，其人常自吐蛔。蛔厥者，烏梅圓主之。又主久利。原文

此條微旨，千百年來，全無識者。昌於篇首總括大意，挈出腎陽、胃陽二端，原有所自。臟厥者，正指腎而言也；蛔厥者，正指胃而言也。曰脈微而厥，則陽氣衰微可知，然未定其爲臟厥、蛔厥也。惟膚冷而躁無暫安，乃爲臟厥。臟厥用四逆及灸法，其厥不回者主死。若蛔厥則時煩時止，未爲死候，但因此而馴至胃中無陽則死也。烏梅圓中，酸苦辛温互用，以安蛔、温胃、益虚，久利而便膿血亦主此者，能解陰陽錯雜之邪故也。

⑫傷寒熱少厥微，指頭寒，默默不欲食，煩躁。數日，小便利，色白者，此熱除也，欲得食，其病爲愈；若厥而嘔，胸脅煩滿者，其後必便血。原文

熱少厥微，指頭微寒，其候原不重，然默默不欲食，煩躁，數日胃中津液傷而坐困矣。若小便利，色白，則胃熱暗除，故欲得食。若厥而嘔，胸脅滿不去，則邪聚中焦，其後陰邪必走下竅而便血，以厥陰主血也。

⑬傷寒發熱四日，厥反三日，復熱四日，厥少熱多，其病當愈；四至七日，熱不去者，必便膿血。傷寒厥四日，熱反三日，復厥五日，其病爲進。寒多熱少，陽氣退，故爲進也。原文

以陰陽進退之義互舉，其旨躍然。

⑭傷寒六七日，脈微，手足厥冷，煩躁，灸厥陰，厥不還者，死。原文

脈微而厥，更加煩躁，則是陽微陰盛，用灸法以通其陽，而陽不回則死也。

⑮傷寒發熱，下利厥逆，躁不得卧者，死。原文

⑯傷寒發熱，下利至甚，厥不止者，死。原文

厥證，但發熱則不死，以發熱則邪出於表，而裏證自除，下利自止也。若反下利、厥逆，煩躁有加，則其發熱又爲陽氣外散之候，陰陽兩絶，亦主死也。

⑰發熱而厥七日，下利者，爲難治。原文

厥利與熱不兩存之勢也。發熱而厥七日，是熱者自熱，厥利者自厥利。兩造其偏，漫無相協之期，故雖未現煩躁等證，而已爲難治。蓋治其熱則愈厥、愈利，治其厥利則愈熱，不至陰陽兩絶不止矣。

⑱傷寒六七日不利，便發熱而利，其人汗出不止者，死。有陰無陽故也。原文

六七日不利，忽發熱而利，渾是外陽内陰之象，此中伏有亡陽危機。所以仲景蚤爲回護，用温、用灸，以安其陽。若俟汗出不止乃始圖之，則無及矣。可見邪亂厥陰，其死生全關乎少陰也。不然，厥陰之熱深厥深，何反謂之有陰無陽哉。

⑲病者手足厥冷，言我不結胸，小腹滿，按之痛者，此冷結在膀胱關元也。原文

陽邪必結於陽，陰邪必結於陰，故手足逆冷、腹滿，按之痛者，邪不上結於胸，其非陽邪可知，其爲陰邪下結可知，則其當用温、用灸，更可知矣。關元在臍下三寸，爲極陰之位也。

⑳傷寒五六日，不結胸，腹濡，脈虚復厥者，不可下。此爲亡血，下之，死。原文　濡音軟

傷寒五六日，邪入厥陰，其熱深矣。乃陽邪不上結於胸，陰邪不下結於腹，其脈虚而復厥，則非熱深當下之比。繇其陰血素虧，若誤下之，以重亡其陰，必主死也。此厥陰所以無大下之法，而血虚之人，尤以下爲大戒矣。

㉑手足厥寒，脈細欲絶者，當歸四逆湯主之。若其人内有久寒者，宜當歸四逆加吴茱萸生薑湯主之。原文

前條之脈虚，此條之脈細，互見其義。虚細總爲無血，不但不可用下，並不可用温。蓋脈之虚細，本是陽氣衰微，然陰血更爲不足，故藥中宜用歸芍以濟其陰，不宜用薑、附以劫其陰也。即其人素有久寒者，但增吴茱萸、生薑觀之。是則乾薑、附子，寧不在所禁乎？比而推之，妙義天開矣。

㉒大汗出，熱不去，内拘急，四肢疼，又下利厥逆而惡寒者，四逆湯主之。原文

大汗出而熱反不去，正恐陽氣越出軀殼之外。若内拘急，四肢疼，更加下利、厥逆、惡寒，則在裏純是陰寒，宜亟用四逆湯以回其陽，而陰邪自散耳。

㉓大汗，若大下利而厥冷者，四逆湯主之。原文

此證較上條無外熱相錯，其爲陰寒易明。然既云大汗、大下利，則陰津亦亡。但此際不得不以救陽爲急，俟陽回尚可徐救其陰，所以不當牽製也。

㉔傷寒脈促，手足厥逆者，可灸之。原文

傷寒脈促，則陽氣跼蹐可知，更加手足厥逆，其陽必爲陰所格拒而不能返，故宜灸，以通其陽也。

㉕傷寒，脈滑而厥者，裏有熱也，白虎湯主之。原文

滑爲陽脈，其裏熱熾盛可知，故宜行白虎湯以解其熱，與三陽之治不殊也。

㉖病人手足厥冷，脈乍緊者，邪結在胸中；心下滿而煩，飢不能食者，病在胸中，當須吐之，宜瓜蒂散。原文

手足厥冷，疑似陰邪，其脈有時乍緊，則是陽邪而見陽脈也。陽邪必結於陽，所以邪結在胸中，心下煩滿，飢不能食也，此與太陽結胸迥殊。其脈乍緊，其邪亦必乍結，故用瓜蒂散湧載其邪而出，斯陽邪仍從陽解耳。

㉗傷寒厥而心下悸者，宜先治水，當用茯苓甘草湯；卻治其厥，不爾，水漬入胃，必作利也。原文

《太陽篇》中飲水多者，心下必悸，故此厥而心悸者，明係飲水所致，所以乘其水未漬胃，先用茯苓甘草湯治水，以清下利之源，後乃治厥，庶不致厥與利相因耳。

㉘傷寒六七日，大下後，寸脈沉而遲，手足厥逆，下部脈不至，咽喉不利，唾膿血，泄利不止者，爲難治，麻黄升麻湯主之。原文

此表裏錯雜之邪，最爲難治，然非死證也。大下後，寸脈沉而遲，手足厥逆，則陽氣陷入陰中；下部脈不至，則陰氣亦復衰竭；咽喉不利，唾膿血，又因大下傷其津液而成肺痿。《金匱》曰：肺痿，得之被快藥下利，重亡津液者是也。泄利不止，未是下焦虛脱，但因陽氣下陷所致，故必升舉藥中兼調肝肺，乃克有濟，此麻黄升麻所以名湯，而謂汗出愈也。

按，寸脈沉而遲，明是陽去入陰之故，非陽氣衰微可擬，故雖手足厥逆，下部脈不至，泄利不止，其不得爲純陰無陽可知。況咽喉不利，唾膿血，又陽邪搏陰上逆之徵驗，所以仲景特於陰中提出其陽，得汗出，而錯雜之邪盡解也。

㉙傷寒四五日，腹中痛，若轉氣下趨少腹者，此欲自利也。原文

腹中痛多屬虛寒，與腹中實滿不同，若更轉氣下趨少腹，則必因腹寒而致下利。明眼見此，自當圖功於未著矣。

㉚傷寒本自寒下，醫復吐下之，寒格，更逆吐下，若食入口即吐，乾薑黄連黄芩人參湯主之。原文

本自寒下，是其人之平素胃寒下利也，較上條之轉氣下趨少腹者，更爲已然之事矣。所以纔病傷寒，即不可妄行吐下，與病人舊微溏，不可服梔子湯互意。舊微溏而用梔子，則易湧易泄；本自寒下，而施吐下，則吐下更逆，其理甚明，注家不會其意。寒格者，因誤施吐下之寒藥，致成格拒也。若食入口即吐，格拒極矣，故用乾薑、人參以温補其胃，用黄連、黄芩之苦以下逆氣，而解入裏之熱邪也。

㉛下利，脈沉而遲，其人面少赤，身有微熱，下利清穀者，必鬱冒汗出而解，病人必微厥。所以然者，其面戴陽，下虚故也。原文

下利，脈沉遲，裏寒也。面少赤，有微熱，則仍兼外邪，必從汗解。但戴陽之證，必見微厥，汗中大伏危機，其用法即迥異常法，下條正其法也。

㉜下利清穀，裏寒外熱，汗出而厥者，通脈四逆湯主之。原文

上條辨證，此條用藥，兩相互發。然不但此也，少陰病下利清穀，面色赤者，已用其法矣。要知通之正所以收之也，不然豈有汗出而反加葱之理哉？

㉝下利，手足厥冷，無脈者，灸之不温，若脈不還，反微喘者死。原文

灸之不温，脈不還，已爲死證，然或根柢未絶，亦未可知。設陽氣隨火氣上逆，胸有微喘，則孤陽上脱而必死矣。與少陰病六七日，息高者死正同。

㉞下利後，脈絶，手足厥冷，晬時脈還，手足温者生，脈不還者死。原文

厥利無脈，陽去而難於返矣。然在根本堅固者，生機尚存一綫，經一周時脈還、手足復温則生，否則

死矣。此即互上條用灸之意，所以不重贅灸法也。少陰下利，厥逆無脈，服白通湯，脈暴出者死，微續者生；厥陰下利，厥逆脈絶，用灸法，晬時脈還者生，不還者死。可見求陽氣者，非泛然求之無何有之鄉也。根深寧極之中，必有幾微可續，然後借温灸爲鸞膠耳。

㉟下利，腹脹滿，身體疼痛者，先温其裏，乃攻其表。温裏，宜四逆湯；攻表，宜桂枝湯。原文

此與《太陽中篇》下利、身疼用先裏後表之法大同。彼因誤下而致下利，此因下利而致腹脹，總以温裏爲急者，見晛曰消之義也。身疼痛，有裏有表，必清便已調，其痛仍不減，方屬於表。太陽條中已悉，故此不贅。

㊱下利清穀，不可攻表，汗出必脹滿。原文

此條重舉下利清穀、不可攻表以示戒，正互明上條所以必先温裏，然後攻表之義也。見誤攻其汗，則陽出而陰氣瀰塞，胸腹必致脹滿而釀變耳。

㊲傷寒下利，日十餘行，脈反實者，死。原文

實爲邪盛，邪盛必正脱也。

㊳下利，有微熱而渴，脈弱者，令自愈；下利，脈數而渴者，令自愈。設不差，必清膿血，以有熱故也。下利脈數，有微熱汗出，令自愈。設復緊，爲未解。原文

微熱而渴，證已轉陽，然正恐陽邪未盡也。若脈弱，則陽邪已退可知，故不治自愈。脈數與微熱互意，汗出與脈弱互意，脈緊則不弱矣。邪方熾盛，其不能得汗，又可知矣。

㊴下利，寸脈反浮數，尺中自澀者，必圊膿血。原文

清、圊同義。脈見浮數，若是邪還於表，則尺脈自和。今尺中自澀，乃熱邪搏結於陰分，雖寸口得陽脈，究竟陰邪必走下竅而便膿血也。

㊵下利，脈沉弦者，下重也；脈大者，爲未止；脈微弱數者，爲欲自止，雖發熱，不死。原文

下利而脈沉弦，主裏急後重，成滯下之證，即所稱痢證也。脈大者，即沉弦中之大；脈微弱數者，即沉弦中之微弱數也。脈微弱數，雖發熱不死，則脈大身熱者，其死可知矣。

㊶熱利，下重者，白頭翁湯主之。原文

熱利下重互上文，即傷寒轉痢之謂也。

㊷下利，欲飲水者，以有熱故也，白頭翁湯主之。原文

此從上條另申一義，見凡下利欲飲水者，與臟寒利而不渴自殊，乃熱邪内耗津液，縱未顯下重之候，亦當以前湯勝其熱矣。

㊸下利，譫語，以有燥屎也，宜小承氣湯。原文〔一〕

此與陽明經譫語、胃中有燥屎正同。乃不用大承氣，而用小承氣者，以下利腸虛，兼之厥陰臟寒，所以但用小承氣，微攻其胃，全無大下之條耳。

〔一〕原文　原奪，據文例補。

㊹下利後，更煩，按之心下濡者，爲虚煩也，宜梔子豉湯。原文

已下利而更煩，似乎邪未盡解，然心下濡而不滿，則爲虚煩，與陽明誤下，胃虚膈熱之證頗同，故俱用湧法也。

㊺嘔而發熱者，小柴胡湯主之。原文

厥陰之邪上逆而兼發熱，乃肝膽臟腑相連之證也，故用小柴胡湯分解其陰臟陽腑之嘔熱也。

㊻嘔而脈弱，小便復利，身有微熱見厥者難治，四逆湯主之。原文

嘔而脈弱，小便利，裏虚且寒；身有微熱，證兼表裏；其人見厥，則陰陽互錯，故爲難治。然不難於外熱，而難於内寒也。内寒則陽微陰盛，天日易霾，故當用四逆湯以回陽，而微熱在所不計也。况乾薑配附子，補中有發，微熱得之自除耶。

㊼乾嘔，吐涎沫者，吴茱萸湯主之。嘔家有癰膿者，不可治嘔，膿盡自愈。原文

厥陰之邪上逆而乾嘔、吐涎沫，可用吴茱萸湯以下其逆氣。若陰邪上逆，結而爲癰，潰出膿血，即不可復治其嘔，正恐人誤以吴茱萸湯治之耳。識此意者，用辛凉以開提其膿，亦何不可耶。

按，《厥陰篇》中次第不一：有純陽無陰之證；有純陰無陽之證；有陰陽差多差少之證；有陽進欲愈，陰進未愈之證；復有陰居八九，陽居一二之證。厥而發熱，熱深厥深，上攻而成喉痹，下攻而便膿血，此純陽無陰之證也。脈微細欲絶、厥冷，灸之不温，惡寒、大汗、大利、躁不得卧，與夫冷結關元，此純陰無陽之證也。厥三日，熱亦三日，厥五日，熱亦五日，手足厥冷，而邪熱在胸，水熱在胃，此陰陽差多差少之

證也。渴欲飲水，飢欲得食，脈滑而數，手足自温，此陽進欲愈之證也。默默不欲食，寸脈雖浮數，尺脈自澀，嘔吐涎沫，腹脹身疼，此陰進未愈之證也。下利清穀，裏寒外熱，嘔而脈弱，小便復利，本自寒下，復誤吐下，脈沉微厥，面反戴陽，此陰居八九，陽居一二之證也。大率陽脈陽證，當取用三陽經治法；陰脈陰證，當合用少陰經治法。厥陰病見陽爲易愈，見陰爲難痊。其表裏雜錯不分，又必先温其裏，後攻其表。設見咽喉不利，咳唾膿血，則温法不可用，仍宜先解其表矣。世醫遇厥陰諸證，如涉大洋，茫無邊際可測，是以動手即錯。兹不厭繁複，闡其要旨，俾後學奉爲指南云。

再按，厥陰經原無下法，首條即先示戒云，下之利不止矣。蓋厥陰多至下利，下利中復有死證。《金匱》云：五臟氣絶於内，則下利不禁。此所以致戒不可下耶。中間雖有用小承氣一法，因胃有燥屎，微攻其胃，非攻其腸也。雖有厥應下之一語，乃對發汗而言，謂厥應内解其熱，不應外發其汗耳。豈可泥應下二字，遂犯厥陰之大戒耶？自晉迄今，傷寒失傳，遇陽明二三日内當下之證，及少陰二三日急下之證，總不能下。至厥陰六七日不當下之時，反行下之。在熱深厥深之陽證，下之已遲；萬一僥倖，不過爲焦頭爛額之客；在亡血臟虚之人，下之百無一生矣。幾千年來，孰任殺人之辜耶？

過經不解 法四條　附三陰經後〔一〕

過經不解者，由七八日已後，至十三日已後，病過一候、二候猶不痊解也。然邪在身中日久，勢必結

〔一〕附三陰經後　原闕，據三味書局本補。

聚於三陽。太陽爲多，少陽次之，陽明又次之。及至三陰，則生死反掌，不若此之久持矣。

辨原闕九字〔一〕陽用大小柴胡兩解一法

①太陽病，過經十餘日，反二三下之，後四五日，柴胡證仍在者，先與小柴胡湯；嘔不止，心下急，鬱鬱微煩者，爲未解也，與大柴胡湯下之則愈。原文

過經十餘日，而不知太陽證有未罷，反二三下之，因而致變者多矣。後四五日，柴胡證仍在，未有他變，本當行大柴胡兩解表裏，但其人之邪，屢因誤下而深入，即非大柴胡下法所能服，故必先用小柴胡，提其邪出半表，然後乃用大柴胡，始合法也。

辨過經不解，心下欲吐，微煩，微滿，用藥宜審一法

②太陽病，過經十餘日，心下温温欲吐，而胸中痛，大便反溏，腹微滿，鬱鬱微煩，先此時自極吐下者，與調胃承氣湯；若不爾者，不可與。但欲嘔，胸中痛，微溏者，此非柴胡證，以嘔，故知極吐下也。原文

此條注解不得仲景叮嚀之意，兹特明之。太陽病過經十餘日，心下温温欲吐而不吐，其人胸中痛、大便反溏、腹微滿、鬱鬱微煩者，此有二辨：若曾經大吐、大下者，邪從吐解，且已入裏，可用調胃承氣之法；若未極吐、下，但欲嘔不嘔，胸中痛，微溏者，是痛非吐所傷，溏非下所致，調胃之法不可用矣。豈但調胃不可用，即柴胡亦不可用，以邪尚在太陽高位，徒治陽明、少陽而邪不服耳。解太陽之邪，仲景言之

〔一〕原闕九字　原闕，據三味書局本補。

已悉，故此但示其意也。若其人能嘔，則是爲吐下所傷，而所主又不在太陽矣。

過經證屬可下，誤用圓藥增利，辨内實、内虚二法

③傷寒十三日，胸脅滿而嘔，日晡所發潮熱，已而微利，此本柴胡證，下之而不得利，今反利者，知醫以圓藥下之，非其治也。潮熱者，實也。先宜小柴胡以解外，後以柴胡加芒硝湯主之。原文

胸脅滿而嘔，邪在少陽表裏之間也。發潮熱，裏可攻也。微下利，便未硬也。以大柴胡分解表邪，蕩滌裏熱，則邪去而微利亦自止矣。若誤用圓藥，則徒引熱邪内陷而下利，表裏俱不解也。故先用小柴胡分提以解外邪，後加芒硝，以滌胃中之熱也。

④傷寒十三日，不解，過經譫語者，以有熱也，當以湯下之。若小便利者，大便當硬，而反下利，脈調和者，知醫以圓藥下之，非其治也。若自下利者，脈當微厥；今反和者，此爲内實也，調胃承氣湯主之。原文

二條俱見微利之證，難辨其内虚内實。上條胸脅滿而嘔，邪凑少陽之表，故欲下之，必用柴胡湯爲合法。若以他藥下之，表邪内入，即是内虚。此條原無表證，雖圓藥誤下，其脈仍和，即爲内實也。

按，仲景下法，屢以用圓藥爲戒，惟治太陽之脾約，乃用麻仁圓。因其人平素津枯腸結，必俟邪入陽明下之，恐無救於津液，故雖邪在太陽，即用圓藥之緩下潤其腸，俾外邪不因峻攻而内陷，乃批郤導窾〔一〕，

〔一〕批郤導窾　原作「批郄導窾」，據三味書局本改。

游刃空虚之妙也。此等處亦須互察。

再按，傷寒證以七日爲一候，其有二候、三候不解者，病邪多在三陽經留戀，不但七日傳之不盡，即十日、十三日、二十餘日，尚有傳之不盡者。若不辨證，徒屈指數經、數候，汗下展轉差誤，正虚邪湊，愈久愈難爲力，與《内經》至七日，太陽病衰，頭痛少愈；八日陽明病衰，身熱少歇〔一〕；九日少陽病衰，耳聾微聞；十日太陰病衰〔二〕，腹減如故，則思飲食；十一日少陰病衰，渴止，舌潤而嚏；十二日厥陰病衰，囊縱，少腹微下，大氣皆去，病人精神爽慧之恒期迥異矣。所以過經不解，當辨其邪在何經而取之。仲景云：太陽病，頭痛至七日以上自愈者，以行其經盡故也。即《内經》七日太陽病衰，頭痛少愈之旨也。可見太陽一經，有行之七日以上者矣。其欲作再經者，鍼足陽明，使經不傳則愈。以太陽既羈留多日，則陽明、少陽亦可羈留過經，漫無解期矣。所以早從陽明中土而奪之，俾其不傳，此捷法也。若謂六經傳盡，復傳太陽，必無是理，後人墮落成無己阱中耳。豈有厥陰兩陰交盡於裏，復從皮毛外再入太陽之事耶？請破此大惑。

差後勞復陰陽易病

①大病差後勞復者，枳實梔子豉湯主之。若有宿食者，加大黄如博碁子大五六枚。原文

勞復，乃起居作勞，復生餘熱之病。方注作女勞復，大謬。女勞復者，自犯傷寒後之大戒，多死少生，

〔一〕少歇　原作「少飲」，據三味書局本改。
〔二〕太陰　原作「太陽」，據三味書局本改。

豈有反用上湧下泄之理耶？《太陽中篇》下後身熱，或汗吐下後虚煩，無奈用本湯之苦，以吐徹其邪，此非取吐法也，乃用苦以發其微汗，正《内經》火淫所勝，以苦發之之義。觀方中用清漿水七升，空煮至四升，然後入藥同煮，全是欲其水之熟而趨下，不至上湧耳。所以又云覆令微似汗，精絶。

②傷寒差已後，更發熱者，小柴胡湯主之。脈浮者，以汗解之；脈沉實者，以下解之。原文

差已後，更發熱，乃餘熱在内，以熱召熱也。然餘熱要當辨其何在，不可泛然施治，以虚其虚。如在半表半裏，則仍用小柴胡湯和解之法；如在表，則仍用汗法；如在裏，則仍用下法。然汗下之法即互上條，汗，用枳實梔豉微汗；下，用枳實梔豉加大黄微下也。

③大病差後，從腰已下有水氣者，牡蠣澤瀉散主之。原文

腰以下有水氣者，水漬爲腫也。《金匱》曰：腰以下腫，當利小便。此定法矣。乃大病後脾土告困，不能攝水，以致水氣泛溢，用牡蠣澤瀉散峻攻，何反不顧其虚耶？正因水勢未犯身半以上，急驅其水，所全甚大。設用輕劑，則陰水必襲入陽界，驅之無及，城不没者三版，亦云幸矣。可見活人之事，迂疏輩必不能動中機宜；庸工遇大病後，悉行温補，自以爲善，孰知其爲鹵莽滅裂哉。

④大病差後，喜唾，久不了了者，胃上有寒，當以圓藥温之，宜理中圓。原文

身中津液，因胃寒凝結而成濁唾，久而不清，其人必消瘦索澤，故不用湯藥蕩滌，而用圓藥緩圖也。理中圓乃區分陰陽，温補脾胃之善藥。然仲景差後病，外邪已盡，纔用其方，在太陽邪熾之日，不得已合桂枝用之，即更其名曰桂枝人參湯。又云醫以理中與之，利益甚。理中者，理中焦，此利在下焦，非其治也，

於此見用法之權衡矣。

⑤傷寒解後，虚羸少氣，氣逆欲吐者，竹葉石膏湯主之。原文

身中津液爲熱邪所耗，餘熱不清，必致虚羸少氣，難於康復。若更氣逆欲吐，是餘邪復挾津液滋擾，故用竹葉石膏湯以益虚、清熱、散逆氣也。

⑥病人脈已解，而日暮微煩，以病新差，人强與穀，脾胃氣尚弱，不能消穀，故令微煩，損穀則愈。原文

脈已解者，陰陽和適，其無表裏之邪可知也；日暮微煩者，日中衛氣行陽，其不煩可知也，乃因脾胃氣弱，不能消穀所致。損穀則脾胃漸趨於旺而自愈矣。注家牽扯日暮爲陽明之王時，故以損穀爲當小下，不知此論差後之證，非論六經轉陽明之證也。日暮即《内經》日西而陽氣已衰之意，所以不能消穀也。損穀當是減損穀食，以休養脾胃，不可引前條宿食例，輕用大黄，重傷脾胃也。

合六條觀之，差後病，凡用汗、下、和、温之法，但師其意，不泥其方，恐元氣、精、津久耗，不能勝藥耳。豈但不能勝藥，抑且不能勝穀。故損穀則病愈，而用藥當思減損，並可識矣。其腰已下有水氣，峻攻其水，亦以病後體虚，膀胱氣化不行，若不一朝迅埽，則久困之脾土必不能堤防，水逆不至滔天不止。所以仲景云，少陰負趺陽者爲順。故急奪少陰之水，以解趺陽之圍，夫豈尋常所能測識耶。

⑦傷寒陰陽易之爲病，其人身體重，少氣，少腹裏急，或引陰中拘攣，熱上衝胸，頭重不欲舉，眼中生花，膝脛拘急者，燒裩散主之。原文

陰陽易之病，注家不明言，乃至後人指爲女勞復，大謬。若然，則婦人病新差，與男子交爲男勞復乎？

蓋病傷寒之人，熱毒藏於氣血中者，漸從表裏解散。惟熱毒藏於精髓之中者，無繇發泄，故差後與不病之體交接，男病傳不病之女，女病傳不病之男，所以名爲陰陽易，即交易之義也。其證眼中生花，身重拘急，少腹痛引陰筋。暴受陰毒，又非薑、桂、附子辛熱所能驅，故燒裩襠爲散，以其人平昔所出之敗濁，同氣相求，服之小便得利，陰頭微腫，陰毒乃從陰竅出耳。

此條叔和彙於差後勞復之前，因起後人女勞復之疑。今移附勞復後，益見熱病之爲大病。差後貽毒他人，其惡而可畏有如此也。

尚論張仲景《傷寒論》凡八卷，前四卷詳論六經證治，已盡傷寒之義矣。後四卷推廣春月温病、夏秋暑濕熱病，以及脈法、諸方，聊與二三及門，揚確千古。稿藏笥中，欲俟百年身盡名滅，然後梓行。以其刻意求明，令天下業醫之子，從前師説漫無着落，必反嫉爲欺世盜名耳。不謂四方來學日衆，手編不便抄録，姑將前四卷授梓，求正大方。儻坊間購刻全本，人書具在，寧致貽憾於續貂乎。

庚寅初夏喻昌識

尚論後篇

蔣力生　葉明花　點校

目録

尚論後篇卷四 尚論張仲景《傷寒論》陰陽六經諸方

點校説明

《尚論後篇》，清喻昌撰。

《尚論後篇》與《尚論篇》原爲一書，均爲喻昌尚論張仲景《傷寒論》之作，共八卷。前四卷先行刊梓，曰《尚論篇》，後四卷晚印，故稱《尚論後篇》。《尚論後篇》與《尚論篇》詳論六經證治不同，主要闡論春温、夏秋暑濕熱病及脈法、諸方。其卷一在概論春季温症大意的基礎上，沿用《尚論篇》重編仲景大法的體例，分温症爲上、中、下三篇，上篇列三法，中篇十二法，下篇十五法，每法載方若干，使春温症的脈證法方豁然展示，一目了然。卷二尚論四時主病及真中、小兒諸症，並有會講、答問兩篇，重點闡述温病的證治大法及與弟子討論仲景《傷寒論》的若干問題，尤其是《會講篇》，極大地豐富了温病學説的内容。卷三在論述《傷寒論》諸方大意後，分别闡論太陽經風傷衛、寒傷營、風寒兩傷營衛各方的證治大法。卷四論述太陽合陽明、陽明少陽及三陰經證治各方。總之，本書與《尚論篇》相互發明，對張仲景《傷寒論》及《黄帝内經》温病學説的闡論發揚均有很大貢獻。尤其是書中對傷寒、温症、暑濕、秋燥、真中風等病因病機及證治方藥的應用，多源於喻氏臨床實踐經驗體悟，富有創見，在一定程度上深化了傷寒温病的研究。

《尚論後篇》的成書應與《尚論篇》同時，這在喻昌清順治七年庚寅（一五六〇）《尚論篇》識語中有明確的交待。喻氏七十歲時將此書與《醫門法律》一並求正於錢謙益。錢即爲《醫門法律》撰序。但《尚論後篇》的刊行卻未能與《尚論篇》《醫門法律》等同時，直到清乾隆元年丙辰（一七三六）才在靖安舒斯旻的捐助下得以刊刻。清乾隆四年（一七三九）刊峻，即爲靖安在茲園刻本。此爲單行本，名《尚論篇後四卷》，後通稱《尚論後篇》。清乾隆二十八年（一七六三）黎川陳守誠將《尚論篇》《尚論後篇》合刻，並與《醫門法律》《寓意草》同梓，稱《喻氏三書》，前有南豐趙寧靜《喻氏三書》合刻序。此後《四庫全書》所收喻昌尚論張仲景《傷寒論》之作，即爲陳氏合刻本，分《尚論篇》四卷，《尚論後篇》四卷，《四庫全書總目提要》徑稱「《尚論篇》八卷」。民國胡思敬編輯《豫章叢書》，即以陳守誠刻《喻氏三書》合刻本爲底本。

此次整理，以胡思敬《豫章叢書》本爲底本，以江西中醫藥大學圖書館所藏清乾隆二十八年陳守誠刻本及清乾隆四年己未（一七三九）靖安在茲園刻本爲主校本，參校本有清光緒三十一年（一九〇五）新化三味書局本（簡稱三味書局本）等。需要説明的是，原本卷二會講篇前闕《會講温證語録題辭》，今據日本文魁堂版《瘟疫發微》所載補入。

尚論後篇卷一

尚論張仲景《傷寒論》重編三百九十七法

尚論春三月温症大意

仲景書詳於治傷寒，略於治温，以法度俱錯出於治傷寒中耳。後人未解義例，故春温一症，漫無成法可師，而況觸冒寒邪之病少，感發温氣之病多，寒病之傷人什之三，温病之傷人什之七，古今闕典，莫此爲大。昌特會《内經》之旨，以暢發仲景不宣之奥，然僭竊無似矣。厥旨維何？《内經》云，冬傷於寒，春必病温，此一大例也；又云，冬不藏精，春必病温，此一大例也；既冬傷於寒，又冬不藏精，至春月同時病發，此一大例也。舉此三例以論温症而詳其治，然後與三陽、三陰之例，先後同符。蓋冬傷於寒，邪藏肌膚，即邪中三陽之謂也。冬不藏精，邪入陰臟，即邪中三陰之謂也。陽分之邪淺而易療，陰分之邪深而難愈。所以病温之人，有發表三五次而外症不除者，攻裏三五次而内症不除者，源遠流長，少減復劇。以爲在表也，又似在裏；以爲在裏也，又似在表。用温熱則陰立亡，用寒凉則陽隨絶。凡傷寒之種種危候，温症皆得有之，亦以正虚邪盛，不能勝其任耳。至於熱症，尤爲十中八九，緣真陰爲熱邪久耗，無以製亢陽，而燎原不熄也。以故病温之人，邪退而陰氣猶存一綫者，方可得生。然多骨瘦皮乾，津枯肉爍，經年善調，始復未病之體。實緣醫者於此一症，茫然不識病之所在，用藥不當，邪無從解，留連展轉，莫必其命。昌之目擊心傷者久之，兹特出手眼以印正先人之法則，祈以永登斯人於壽域。後有作者，諒必不以爲狂誕也。

温症上篇

謹將冬傷於寒，春必病温定爲一大例

冬傷於寒，藏於肌膚，感春月之温氣而始發。肌膚者，陽明胃經之所主也。陽明經中久鬱之熱，一旦發出而外達於太陽，有略惡寒而即發熱者，有大熱而全不惡寒者，有表未除而裏已先實者，有邪久住太陽一經者，有從陽明而外達於太陽者，有從太陽復傳陽明不傳他經者，有自三陰傳入胃腑者，有從太陽循經偏傳三陰，如冬月傷寒之例者。大率太陽、陽明二經，是邪所蟠據之地。在太陽則寒傷營之症十不一見，在陽明則譫語、發斑、衄血、蓄血、發黄、脾約等熱症每每兼見。而凡發表不遠熱之法，適以增温病之困阨耳，況於治太陽經之症，其法度不與冬月相同。蓋春月風傷衛之症或有之，而寒傷營之症則無矣。且由陽明而達太陽者，多不盡由太陽而陽明、少陽也。似此則温症之分經用法，比之傷寒大有不同。而世方屈指云，某日某經，某日傳經已盡，究竟於受病之經不能摸索，以求良治。所謂一盲而引衆盲，相將入火坑也。寃哉生命，古今誠一莫控矣。

按温熱病，亦有先見表症而後傳裏者。蓋温熱自内達外，熱鬱腠理[一]，不得外洩，遂復還裏而成可攻之症，非如傷寒從表而始也。傷寒從表而始，故誤攻而生變者多。温症未必從表始，故攻之亦不爲大變。然鬱熱必從外泄爲易，誤攻而引邪深入，終非法也。

〔一〕理　原作「裏」，據三味書局本改。

按温熱病，表症間見，而裏病爲多，故少有不渴者，法當以治裏爲主，而解肌兼之。亦有治裏而表自解者。其間有誤攻裏而致害者，乃春夏暴寒所中之疫症，邪純在表，未入於裏故也，不可與温熱病同論。

①太陽病，發熱而渴，不惡寒者，爲温病。仲景原文

昌按，温者，春令之氣也。冬夏秋雖有氣温之日，不如春令之正且久也。不惡寒三字，内有奥義。蓋時令至春，則爲厥陰風木主事，而與太陽之寒水不相涉矣。故經雖從太陽，而症則從春令而不惡寒也。

再按，温病或有新中風寒者，或有表氣虚不禁風寒者。衛虚則惡風，營虚則惡寒，又不可因是遂指爲非温病也。然即有之，亦必微而不甚，除太陽一經，則必無之矣。

②形作似也傷寒，其脈不弦緊而弱非傷寒矣，弱者必渴。被火者必譫語，弱者發熱所以渴也脈浮，解之，當汗出愈。原文

風性弱緩，故脈亦弱。弱者發熱，即《内經》諸弱發熱之義也。脈既浮，當以汗解之，使汗出而愈。取解肌，不取發汗之意。

按，温熱病原無風傷衛、寒傷營之例，原無取於桂枝、麻黄二方也。表藥中，即敗毒散、參蘇飲等方，亦止可用於春氣未熱之時。若過時而發之，温病、暑病，尚嫌其藥性之帶温，况於桂、麻之辛熱乎。然仲景不言桂、麻爲不可用者有二説焉：一者，以剔出桂、麻，則三陰絶無表藥也；一者，以桂、麻用之不當，在冬月已屢致戒，春月更可無贅也。後之紛紛訾議桂、麻之熱者，未嘗計及於冬不藏精之治耳，惟知春夏有不得不用也，庶知仲景立方之神哉。

③脈浮熱甚，反灸之，此爲實。實以虚治，因火而動，必咽燥吐血。原文

脈浮熱甚，邪氣勝也。邪氣勝則實，反灸之，是實以虚治也。血隨火灸而妄逆，在所必至矣。咽燥者，火勢上逼，枯涸之應耳。若是少陰見症，當不止此一端，故不入冬不藏精一例。

④病如桂枝症似乎中風，頭不痛，項不强則太陽無外入之邪而非中風，寸脈微浮則邪自内出而不當過表，胸中痞硬痰涎塞隔，氣上衝咽喉不得息者，胸中有塞也。當吐之，宜瓜蒂散。病人有寒，復發汗，胃中冷，必吐蛔。原文

昌按，仲景不曰病似中風症，而曰病如桂枝症者，恐後人誤以治温一例，混入太陽中風之例而滋擾，故更换其名也。吐法多用梔豉湯，此用瓜蒂散者，取其吐頑痰而快膈，湧風涎而逐水也。有痰而誤發汗，徒亡津液，胃中空虚，蛔失所養，故悖逆而上出也。

⑤病人手足厥冷似涉厥陰，脈乍緊者，邪結在胸中非厥陰也，心中滿而煩，飢不能食者，病在胸中，當須吐之，宜瓜蒂散。原文

按，此症乃痰邪自内而作，即四症類傷寒之瘧症也。仲景云：病人身大熱反欲得近衣者，熱在皮膚，寒在骨髓也（表實裏虚）。身大寒反不欲近衣者，寒在皮膚，熱在骨髓也（表虚裏實）。此以互合之表裏言，設合臟腑而統言之，則皆謂之表矣。

⑥病在陽表未罷，熱未除，應以汗解之，反以冷水噀之，其熱被卻不得去，彌更益煩，肉上粟起，意欲飲水，反不渴者熱邪爲水寒所製，服文蛤散鹹寒利水；若不瘥者，與五苓散；寒實結胸，無熱症者兩寒相搏，與三

物小陷胸湯。白散亦可服寒結重者。原文

按，病在陽則不兼陰，可知正合第一例也。

⑦病人臟無他病裏氣和也，時發熱或然或不然，自汗出而不愈者，此衛氣不和也〔一〕，先其時未發熱之時發汗則愈，宜桂枝湯主之。原文

⑧病常自汗出無時不然，此爲營氣和。營氣和者，外不諧，以衛氣不共營氣和諧故爾。以營行脈中，衛行脈外，復發其汗，營衛和則愈，宜桂枝湯。原文

按，臟無他病，但衛氣不和，亦陽病而陰不病之例也。

再按，春温之症，由肌肉而外達於皮膚，則太陽膀胱經之邪傳自陽明胃經，與冬月外受之風寒，始先便中太陽，而傷其營衛者，迥乎不同。故此但言衛氣不與營和，其無太過可知也。既衛不與營和，當用麻黄。乃但用桂枝者，可見温症中發汗之法，皆用解肌。蓋久鬱之邪，一解肌則自散，若大汗而重傷津液，反變起矣，此先聖用法之大關也。

⑨病人脈數，數爲熱，當消穀引食，而反吐者，此以發汗令陽氣微，膈氣虛，脈乃數也。數爲客熱，不能消穀，以胃中虛冷故吐也。原文

昌按，發汗而令陽微，誤之甚也。陽微則胃中虛冷，而脈反數者，不過客熱之微，温其胃而客熱不留，

〔一〕衛氣　原作「胃氣」，據三味書局本改。

斯脈不數矣。

再按，此但言胃中之陽微，與不藏精之真陽微弱者不同。

⑩病人煩熱太陽也，汗出則解，又如瘧狀，日晡所發熱者，屬陽明也。脈實者陽明，宜下之；脈浮虚者太陽，宜發汗。下之，宜承氣湯；若汗之，宜桂枝湯。原文

⑪微數之脈，慎不可灸。因火爲邪，則爲煩逆，追虚逐實，血散脈中，火氣雖微，内攻有力，焦骨傷筋，血難復也。原文

昌按，此一條，垂戒雖在温症項下，然不顓爲温症而設，所以不言症，而但言脈也。脈見微數，則是陰虚而陽熾，重以火力追逐其血，有筋骨焦傷已耳。今世之灼艾者，不識亦辨脈之微數否耶？其爲陰虚火勝之人，漫用灸法者何耶？

⑫病人耳聾無聞者，以重發汗虚故也。原文

此與傷寒耳聾爲少陽邪盛者迥異，益見温症禁過汗也。

⑬病人不大便五六日，繞臍痛，煩躁，發作有時者，此有燥屎，故使大便硬也。原文

⑭病人小便不利，大便乍難乍易，時有微熱，喘冒不能卧者，有燥屎也，宜大承氣湯。原文

⑮大下後，六七日不大便，煩不解，腹滿痛者，此有燥屎也，宜大承氣湯。原文

昌按，仲景治温症，凡用表法，皆用桂枝湯，以示微發於不發之意也。凡用下法，皆用大承氣湯，以示急下無所疑之意也。不知者，鮮不以爲表在所輕，而裏在所重，殊大不然。蓋表裏無可軒輊。所以然者，

祇慮熱邪久據陽明，胃中津液先傷，故當汗而惟恐過於汗，反重傷其津液；當下而惟恐不急於下，以亟存其津液也。

⑯本發汗而復下之，此爲逆也，若先發汗，治不爲逆。本先下之而反汗之，此爲逆也，若先下之，治不爲逆。原文

觀此，則温症比傷寒太陽經之變症爲差減，而汗下之次第，亦爲不同矣。

⑰凡病，若發汗、若吐、若下、若亡津液，陰陽和者必自愈。原文

觀此，則病温之人素無内傷及不藏精之類者，爲易愈也。

春温上篇諸方《傷寒論》共三百九十七法，前四卷已載明三百六十七法，兹篇得三法。

解肌法

桂枝湯

桂枝加葛根湯

升麻葛根湯

葛根柴胡湯

葛根葱白湯

葛根黄連黄芩湯

附方

人參敗毒散

參蘇飲

海藏大羌活湯

解肌後，病不去，反惡寒者，虚也。

芍藥甘草附子湯　脈細身倦者方可服

解肌後身疼痛、脈沉者。

桂枝加芍藥人參新加湯

解肌後，汗出過多，心下悸，欲得按者。

桂枝甘草湯

臍下悸，欲作奔豚者。

茯苓桂枝甘草大棗湯

解肌後煩渴，脈洪大。

白虎加人參湯

解肌後，腹脹滿。

厚朴生薑人參湯

解肌後，不惡寒但惡熱者。

調胃承氣湯

解肌後，惡熱無下症。

知母石膏湯

解肌後脈微數，小便不利，微熱煩渴。

五苓散

解肌後胃乾，煩不得眠，欲飲水，少少與之。

吐法

瓜蒂散

梔豉湯 《傷寒》內著有顓論

清熱諸方

白虎湯

白虎加人參湯

和解諸方

疏風諸方

續命湯減麻黃附子

分利諸方

五苓散　脈浮而大是表，其人發渴，小便赤，卻當下，用此
猪苓湯　汗多者不可與。陽明脈浮，發熱，渴欲飲水，小便不利者，與之
天水散
辰砂天水散　分利兼清鎮
牡蠣澤瀉散　治腰以下有水氣

開結諸方

三物小陷胸湯
三物白散

下法

大承氣湯
調胃承氣湯
大柴胡湯　脈浮大是表，其人心下痞，卻當下；若煩渴，燥熱，小便赤色，噦嘔不止，心下微煩者，俱當兩解

下後脈促，胸滿。

桂枝去芍藥湯

若微寒。

去芍藥加附子湯

誤以丸藥下之，身熱不去，微煩。

梔子乾薑湯　三湯取其温以散表

下後利不止，脈促，表未解，喘而汗出者。

葛根黄連黄芩湯　取其凉以解表

下後身熱不去，心中結痛未欲解者。

梔豉湯

下後心煩腹痛，臥起不安者。

梔子厚朴湯　取其吐以徹邪

下後心中懊憹而煩，有燥屎者。

大承氣湯　取其仍從下解

下後寸脈沉而遲，手足厥逆，下利，脈不至，咽喉不利，吐膿血瀉利不止，爲難治。

麻黄升麻湯　取其解錯雜之邪

下後傷血，脈澀。

葶藶苦酒湯　取其壯陰。大汗，使陽氣微；又大下，使陰氣弱。其人亡血，病惡寒，後乃發熱，無休止時，陰陽既虚，氣血俱弱，故其熱不可止息

葶藶梔子湯　二方取其酸苦湧泄以助陰

解毒諸方

黄連解毒湯

黄連湯

黄連阿膠湯

黄連瀉心湯

黄連龍骨湯

黄連犀角湯

黄連橘皮湯

黑膏

瓜蒂散

刺鼻出血

乾栗幹蒻葉

温症中篇

謹將冬不藏精，春必病温，分爲一大例

人身至冬月，陽氣潛藏於至陰之中。《内經》教人於此時，若伏若匿，若已有得，重藏精也。若伏者，若抱雛養蟄，不遑食息也；若匿者，若逋逃隱避，不露蹤跡也；若已有得者，韜光斂采，絶無觖望也。此何如鄭重耶。故謂冬不藏精，春必病温。見病所由來，爲一定之理，必然之事，其辭甚決。蓋以精動則關開而氣泄，冬月關開氣泄，則寒風得入之矣。關屢開，氣屢泄，則寒風屢入之矣。而腎主閉藏者，因是認賊作子，賊亦無門可出，彌甚相安。及至春月，地氣上升，肝木用事，肝主疏泄，木主風，於是吸引腎邪，勃勃内動，而劫其家寶矣。然邪入既深，不能遽出，但覺憒憒無奈。其發熱也，全在骨髓之間，自覺極熱，而捫之反不烙手，任行表散，汗出而邪不出，徒傷津液，以取危困，其候比之冬傷於寒一例，則倍重矣。

按，冬不藏精之例，乃《内經》之例，非仲景之例也。非仲景之例，言之未免爲悖，然觀仲景之論温症第一條，始不勝慶幸。而仲景已起發其端，昌可言之無罪矣。其曰：發汗已，身灼熱者，名曰風温。風温爲病，脈陰陽俱浮，自汗出，身重多眠睡，鼻息必鼾，語言難出。若被下者，小便不利，直視失溲；若被

火者，微發黄色，劇如驚癇狀，時瘈瘲；若火熏之，一逆尚引日，再逆促命期。此一段至理，千古若明若昧，未經剖晰，全不思既名温病，即是時行外感，何又汗之、下之、火之俱爲逆耶？蓋熱邪久蓄少陰，腎中精水既爲素傷，重加汗下火劫陰之法，乃爲逆耳。其自汗出，身重多眠睡，鼻息鼾，語言難者，一一皆少陰之本症也。膀胱爲腎之腑，故少陰症具。若被下則膀胱之陰亦傷，而直視失溲者，腎精不上榮，腎氣欲外奪也；若被火劫，則陰愈虧，而邪愈無製，甚則如驚癇狀，而時爲瘈瘲也。一逆再逆，言汗下火之誤，可一不可二，非汗而又下，而又汗之，爲再誤也。由此觀之，冬不藏精之温症，顯然昭著矣。昌之比例以分其治，而仲景之道愈明矣，奚罪耶？

再按，仲景之論誤下，有結胸及痞，挾熱鶩溏，臟寒不禁等症，從未説到小便不利，直視失溲。於此言之者，謂腎以膀胱爲腑，素不藏精之人，誤下則膀胱益虧，以故小便不利，直視失溲，其變亦倍重於膀胱也。況於風邪内熾，津液乾燥，大便難通之未必通，徒令膀胱受累，而小便自遺。試觀好色之人，多成癃淋，可類推矣。今之醫者，亦講於誤下而絶膀胱之化源，立取危困之理耶？

再按，發汗已，身灼熱者，名曰風温。此語將冬不藏精之温症，形容殆盡。蓋凡外感之邪，發汗已則身熱自退。乃風温之症，發汗已身始灼熱者，明明始先熱在骨髓，發汗已然後透出肌表也。至於風温二字，取義更微，與《内經》勞風之義頗同。勞風者，勞其腎而生風也。然則冬不藏精之人，詎非勞其腎而風先内熾歟？故纔一發汗即帶出自汗、身重、多眠、鼻鼾、語難，諸多腎經之症。設不發，則諸症尚隱伏不盡透出也。夫腎中之風邪内熾，而以外感汗下及火攻之法治之，甯不促其亡耶？後人不知風温爲何病，反謂温症之外，更有風温、濕温、温毒、温疫四症。觀其言，曰重感於風，變爲風温。則是外受之邪，與身重、鼻鼾、多眠、少語之故絶不相涉，可知是夢中説夢也。尚論及此，聊自慊耳。客有難昌者，曰《内經》論冬傷於寒，寒毒藏於肌膚，感春月之温氣始發，故名曰温病，未嘗言寒毒感藏於骨髓。今謂冬不藏精者，寒邪藏於骨髓，或未盡然耶。昌應之曰：此正《内經》之言，非余之臆説也。黄帝問：温瘧舍於何臟？岐伯曰：温瘧得之冬中於風，寒氣藏於骨髓之中，至春則陽氣大發，邪氣不能自出，因遇大暑，腦髓爍，肌肉消，腠理發泄，或有所用力，邪氣與汗皆出，此病藏於腎，其氣先從内出之於外也。如是者，陰虚而陽盛則熱矣；衰則邪氣復反入，入則陽虚，虚則寒矣。故先熱而後寒，名曰温瘧。由是觀之，温瘧且然，而况於温病乎。客始惟惟。

昌按，熱邪久伏腎中，其症與第一例自不相同。其發熱也，皆從骨内鬱蒸而出，皮間未熱，而耳輪上下已先熱矣。始發之時，多兼微寒，不似第一例之全不惡寒，以少陰居北方寒水之位也。及至大熱灼肌，多不惡渴，不似第一例之大渴，以熱邪初動，而陰精尚足持之也。其後則不惡寒而惡渴，與第一例之症渾無别矣。然雖無别，究竟表裏不同，標本互異，始先用藥，深入腎中，領邪外出，則重者輕，而輕者即愈矣。奈何其義隱而不彰，即以叔和之明未嘗抽引其緒，爲後人旁通一線。昌何人斯，顧敢恣譚無忌。然而遠囂三十餘載，驅逐睡魔，晝夜不敢倒身，因是冥悟一斑。即取仲景少陰傷寒之例，推演爲治温之例，未嘗以己意混入一字也。引例如左：

①少陰病，始得之，反發熱，脈沉者，麻黄附子細辛湯主之。仲景原文

昌按，脈沉，病在裏也。而表反發熱，則邪雖在表，而其根源實在裏。在裏之邪，欲其盡透於表，則非顓經之藥不可，故取附子、細辛以匡麻黄，爲温經散邪千古不易之正法。奈何後人全不知用，明明是脈沉、

身重、嗜卧、倦語之症，即知爲風温，又知爲冬不藏精，尚且漫用三陽經之表藥，屢表不應，十中不能活一。業復諉之傷寒偏死腎虚人，是則是矣，但不知果行温經散邪而人死耶？抑未行温經散邪而人死也？噫。傷寒者之詑顛門，直是操刃之凶人，寧但爲芃蘭之童子已哉。

②少陰病，得之二三日，麻黄附子甘草湯微發汗，以二三日無裏症，故微發汗也。原文

昌按，麻黄主散邪，附子主温經，二者皆大力之藥也。前症發熱脈沉，則表裏俱急，惟恐二物不勝其任，更加細辛之辛温，取其爲少陰引經之藥，而又有辛散之能，以協贊二物，共建奇功也。此云無裏症，非是並脈沉、嗜卧等症俱無也，但無吐利、躁煩、嘔渴之症耳。似此則表裏俱不見其急，而麻黄、附子二物尚恐其力之太過，故不用細辛以助之，而反用甘草以和之也。謹並製方之意，嘔心相告。凡治冬不藏精之温症，始發二三日間，請決擇於斯二方焉。

③病發熱頭疼，脈反沉，若不瘥，身體疼痛，當救其裏，宜四逆湯。原文

昌按，此一段文義，可得仲景治冬不藏精之奥旨。病發熱頭疼，症見於表矣。而脈反沉，則病又在裏矣，兩有可疑也。既發熱頭疼，勢必先治其表，若不瘥，則治表無益矣。凡治表者，皆治其陽也。陰病治陽，豈惟無益，將見陰中之真陽因之外越，而身體反加疼痛，一團陰寒用事矣，所以當用四逆湯，而急回其在經之陽也。

再按，「若不瘥」三字甚活，蓋發熱頭疼，表之原不爲誤。但一切三陽經表藥，俱不對症，惟麻黄附子細辛湯與痲黄附子甘草湯二方，始爲少陰經對症之表藥。而又不敢必人之能用，所以不説誤表，而但

說若不瘥，正見表藥中原有瘥法也。

④少陰病，脈沉細而數，病爲在裏，不可發汗。原文

按，脈細而數，裏熱也。發汗則虚其表，且亡其津液，内熱愈熾。

⑤少陰病，脈微，不可發汗，亡陽故也；陽已虚，尺脈弱澀者，復不可下之。原文

昌按，前段云脈沉細數則爲熱，此云脈微則爲虚，熱而發汗則陰易亡，虚而發汗則陽易亡，故兩戒之也。然則脈不微數者，一概禁汗，不爲懲噎廢食耶？況於不藏精之症，邪發之初，未必即見微數之脈，惟可用麻黄、附子二方而不知用；馴至脈微且數，則汗下温三法皆不可行，而陰絶陽離有立而待斃耳。

⑥少陰病，咳而下利、譫語者，被火氣劫故也，小便必難，以强責少陰汗也。原文

昌按，少陰少血，强責其汗，是劫奪其血也。小便難者，源先竭也。

再按，少陰病，强汗則小便必難，誤下則小便不利，直視失溲，可見腎以膀胱爲腑，臟病而腑未有不病，臟傷則腑先告絶也。傷寒症中云：直視、譫語、循衣撮空，小便利者，其人可治。則是少陰之臟氣絶與不絶，全於小便之利與不利窺其中藏，孰謂冽彼之下泉，非回枯澤槁之善物哉？

⑦少陰病，脈緊，至七八日，自下利，脈暴微，手足反温，脈緊反去者，爲欲解也，雖煩、下利，必自愈。原文

昌按，邪在陰者多自利，自利則邪氣湧，正氣而脱者多矣。其候必脈緊數而四肢逆冷。今脈緊去而

但微，則陰邪已散；手足温，則真陽未傷。雖有心煩、下利之危急，而可直決爲必愈，蓋陰陽不相乖亂，則別無死法也。然非腎氣素旺，受邪原輕者，不易得之數矣。

再按，此與邪在陽，脈數而熱，得汗而脈和身凉數去爲欲愈之意同。然陽病輕，而從汗解則易；陰病重，而從利解則難。所以仲景於陽邪内陷下利不止之症，惟用逆流挽舟之法，挈裏邪還之於表，則利不治而自止也。此段見陰邪從陰分解散，原屬順便，但少陰臟氣，堪爲主人送出客邪，尚恢乎有餘地，則善也。而不藏精者，日爲床褥作主人，安望重關設險以待暴客乎？

⑧少陰病八九日，一身手足盡熱者，以熱在膀胱，必便血也。原文

按，膀胱爲腎之腑，腎邪傳膀胱，則裏熱達表，故一身手足盡熱也。太陽多血，爲熱所亂，則血出於二便。然比之少陰少血，誤動其血而從口鼻耳目出者，則天淵矣。

再按，熱邪雖從便血而解，經年調理，陰氣難復。況既開血一竇，漫無止期。何如一身手足方熱之頃，預識勢所必至，而亟圖之於早邪。奪膀胱熱，用桂枝大黄入四苓散。

⑨少陰病，欲吐不吐，心煩，但欲寐，五六日自利而渴者虚，故引水自救；口燥舌乾症具，小便色反白者，下焦虚有寒也，勿認爲熱以致誤。原文

此一段，因仲景原文難解，昌會其意而言之也。

按，冬不藏精之症，此一段最肖，仲景蚤已欲人辨識之矣。

⑩病人脈陰陽俱緊，反汗出者，亡無也陽也無陽以爲之外護也，此屬少陰，法當咽痛，而復吐利。原文

按，冬不藏精之症，此一段更肖。少陰爲水臟，吐利者，陰盛而水無製也。

春温中篇諸方 兹篇得十二法

温經散邪一法

麻黄附子細辛湯

麻黄附子甘草湯　二方之意前已論明

温經一法

附子湯

治得病一二日，口中和，背惡寒者。

治身體痛，手足寒，骨節痛，脈沉者。

附子温經散寒，人參補氣回陽，芍藥救陰，茯苓及朮製水燠土。

急温一法

四逆湯

治寒邪深入於裏者。

治膈上有寒飲，乾嘔者。

陰邪深入，則微陽必遭埋没；陰邪上干，則微陽必致飛騰。故宜急温，恐少遲則不及也。急温則無取於回護矣。然以甘草爲君，以乾薑附子爲臣，正長駕遠馭，俾不至於犯上無等，無回護中之回護也。

通陽一法

白通湯

治陰寒下利，葱白爲君，乾薑附子爲臣。以在經之陰極盛，格拒其陽於外而不納，故取用於葱白，以通陽氣，而使陰氣自斂，見晛曰消之義也。

白通加猪胆汁湯

治下利脈微，及厥逆無脈，乾嘔煩者。呼吸存亡之際，恐陽藥不能直達，故加人尿、猪胆汁之陰，以爲嚮導。服湯，脈暴出者死，微續者生。

通脈四逆湯

治下利清穀，裏虚外熱，手足厥逆，脈微欲絶，身反不惡寒，其人面赤色，或腹痛，或乾嘔、咽痛，或利止脈不出者。即前四逆湯而倍乾薑加葱白也。

不惡寒，面色赤而外熱者，加葱白以通陽氣。腹中痛者，真陰不足，去葱，加芍藥；嘔者，加生薑；咽痛者，去芍藥少加桔梗。

利止脈不出者，陽氣未復，去桔梗加人參。

温胃一法

吴茱萸湯

治吐利，手足厥冷，煩躁欲死者。

桃花湯

治二三日至四五日，腹痛小便不利，下利不止，便膿血者。胃虚土寒，不能製水，而下焦滑脱，故用乾薑、粳米之辛甘，以佐赤石脂也。

灼艾助陽一法

一二日，口中和，背惡寒者，即宜服附子湯，並用灸法以助陽。

吐利手足不逆冷者，不死。脈不至者，灸少陰七壯；下利脈微澀，嘔而汗出，數更衣反少者，陽虚而氣下墜，血少而勤努責也，宜灸頂門之百會穴，以升舉其陽也。

温經鎮水一法

真武湯

治腹痛小便不利，四肢沉重疼痛，自下利者，或咳，或小便利，或嘔者。真武，北方司水之神也。陰邪熾盛，水泉泛溢，得真武則可以鎮攝而安其位也。

和陰一法

黄連阿膠湯

治心煩不寐者。少陰本欲寐，反心煩不寐，熱甚而裏不和也。芩連除熱，雞子黄、阿膠少佐芍藥以和血，而生不足之真陰也。

急下一法

大承氣湯

治二三日口燥咽乾者。二三日病始發，便有腎水枯竭之象，不急下，將何救耶？

治自利清水，色純青，心下痛，口乾燥者。腎中之邪搏水而變青，熱之極也。心下痛者，水氣上逆也。水氣上逆而口反乾燥，則枯涸有立至矣，故當急下。

治六七日腹脹不大便者。腹脹不大便，胃實可知。水臟受病，加以土實，則水必竭，故當急下。

清解一法

四逆散

治四肢微逆，或咳，或悸，或小便不利，或腹中痛，或泄利下重者。四肢微冷則熱未深，故用柴胡解之，枳實泄之，甘草和之，而最要加芍藥以收其陰也。咳者，加五味子、乾薑，並主下利；悸者，加桂枝；小便不利者，加茯苓；腹中痛者，加附子；泄利下重者，加薤白煮汁煎散。

分利一法

猪苓散

治下利不止，咳而嘔渴，心煩不得眠者。取其水穀分則利自止，利止則嘔渴心煩不待治而自愈。然不藏精，而膀胱之氣不化者，又在所禁。

清咽一法

甘草湯

桔梗湯

半夏湯

治風挾痰熱者。

苦酒湯

治咽中生瘡，語聲不出者。

温症下篇

謹將冬傷於寒，又兼冬不藏精，春月同時病發，定爲一大例。

昌按，冬既傷於寒，冬又不藏精，至春月兩邪同發，則冬傷於寒者，陽分受邪，太陽膀胱經主之。冬不藏精者，陰分受邪，少陰腎經主之。與兩感傷寒症中，一日太陽受之，即與少陰俱病，則頭痛、口乾、煩滿而渴之例，纖毫不差。但傷寒症自外入内，轉入轉深，故三日傳遍六經；温症自内達外，既從太陽之戶牖而出，勢不能傳遍他經；表裏祇在此二經者，爲恒也。若更挾外邪，從太陽少陰經中，二日傳陽明、太陰，三日傳少陽、厥陰，則臟腑之邪交熾，不俟六日即死矣。蓋太陽、少陰邪發之日，正已先傷，外邪復入，正氣又傷，即與再傳無異。臟腑之氣幾何，決無可供三傳之理也。但既是温症，表裏横發，重復感受外邪者，十中無一。所以温症兩感之例，原有可生之理。昌治金鑒一則，先以痲黄附子細辛湯汗之，次以附子瀉心湯下之，兩劑而愈。可見仲景法度，森森具列，在人之善用也。今人見熱煩、枯燥之症，而不敢用附子者，惡其以熱助熱也。孰知不藏精之人，腎中陽氣不鼓，精液不得上升，故枯燥外見，纔用附子助陽，則陰氣上交於陽位。如釜底加火，則釜中之氣水上騰，而潤澤有立至者。仲景方中輒用附子一枚，今人一錢亦不敢用，總由其識之未充耳。昌亦非偏重温也，以少陰經之汗下與他經不同。如治金鑒，先以温法及汗法，一藥同用，次以温法及下法，一藥同用，而收功反掌。蓋捨二法，别無他法也。設汗藥中可不用温，下藥中可不用温，是與治傷寒陽邪之法，全無差等矣。昌之分温症爲三例者，道本自然，其不以牽强穿鑿，取後世之訛議也，明矣。

再按，冬傷於寒，又不藏精，春月病發，全似半表半裏之症，乃以半表半裏藥用之，病不除而反增，所以者何？此症乃太陽少陰互爲標本，與少陽之半表半裏絶不相涉也。然隨經用藥，個中之妙，難以言傳。蓋兩經俱病，從太陽汗之，則動少陰之血；從少陰温之，則助太陽之邪。仲景且謂其兩感於寒者，必不免於死，況經粗工之手，尚有活命之理耶。所云「治有先後，發表攻裹，本自不同」，此十二字秘訣，乃兩感傳心之要，即治温萬全之規。聖言煌煌，學者苟能參透此關，其治兩感之温症，十全八九矣。

表熱裏寒者，脈雖沉而遲，手足微厥，下利清穀，此裏寒也，所以陰症亦有發熱者，此表解也。表寒裏熱者，脈必滑，身厥，舌乾，所以少陰惡寒而踡，此表寒也；時時自煩，不欲厚衣，此裏熱也。仲景原文

按，此段文義，論温症，全以少陰腎與太陽膀胱分表裏。昌所謂太陽與少陰互爲標本者，得此而爲有據矣。其云所以陰症亦有發熱者，此表解也。言當先從表解也，即麻黄附子細辛湯之例也。脈滑，表寒也；身厥舌乾，裏熱也。惡寒而踡，宜行温散。時時自煩，不欲厚衣，又宜凉解。用藥如此繁難，正與兩感症中，治有先後，發表攻裹，本自不同之義互見，正欲學者之以三隅反也。又云少陰病，惡寒而踡，時自煩，欲去衣被者，可治。又云手足温者，可治。雖不出方，大段見陰陽不甚乖離，尚可調其偏，以協於和之意。設惡寒而踡，更加下利，手足逆冷，則無陽而偏於陰矣。更加脈不至，不煩而躁，則陽去而陰亦不存矣。所以用藥全在臨時較量：果其陰盛陽微，即以温爲主；果其陽盛陰微，即以下爲主；果其陰陽錯雜，温下兩有所礙，則參伍以調其偏勝爲主也。當從表解之義，前已申明，然亦必邪勢正熾陰陽尚未全虧，方可温經散邪。若夫滋蔓難圖，任行背水之陣，必無僥倖矣。此等處皆是危疑關頭，雖仲景之聖，不敢輕出一方，

以膠治法之圓機，所貴明理之彦，師其意而自爲深造耳。

少陰中風，脈陽微陰浮者，爲欲愈。原文

觀此一條，而認脈辨症之機，亦甚昭著矣。陽微陰浮爲欲愈，則病發之時，陽盛陰緊可知也；陽盛則治先腑，陰緊則治先臟，又可知也；既盛且緊，則參之外症，以分緩急，又可知也；倘陽已微，而陰不浮者，更當治其陰，亦可知也；倘陰已浮而陽不微者，更當治其陽，亦可知也。此昌之尚論，每於仲景言外，透出神髓以自慊也。

仲景用桂枝以和營衛而解肌，此定例也。不但爲太陽經中風之本藥，即少陰經之宜汗者，亦取用之。其最妙處，在用芍藥以益陰而和陽。太陽經之營衛，得芍藥之酸收，則不爲甘温之發散所逼，而安其位也。至若少陰，則更爲陰臟而少血，所以强逼少陰汗者，重則血從耳、目、口、鼻出，而厥竭可虞，輕亦小便不利，而枯涸可待。用藥自當比芍藥之例而倍加陰以益陽。昌每用桂枝，必加生地，以佐芍藥之不逮，三十年來，功效歷歷可紀，蓋得比例之法也。仲景於冬月太陽中風之症，而用桂枝爲例，不爲春月之病温者設也。春月病温用桂枝，勢必佐之以辛涼。而不藏精之温，屬在少陰，不得不用桂枝之温解之，以少陰本陰標寒，邪入其界，非温不散也。豈惟桂枝，甚則麻黄、附子在所必用。所貴倍加陰藥以輔之，如芍藥、地黄、猪胆汁之類是也。今人未達此理，但知惡藥性之温，概以羌活、柴、葛爲表，則治太陽而遺少陰，屢表而病不除，究竟莫可奈何，而病者無幸矣。紛紛爲仲景解嘲之説，然乎否耶？

謹定擬冬傷於寒，冬不藏精之症，名曰兩感温症按，傷寒少陰症，乃從三陽經傳入者。此症乃少陰與膀胱經，一臟一腑，自受之邪，故三陽傳入之例多不合，惟兩感之例：一曰太陽受之，即與少陰俱病，其例吻合。然仲景又不立治法，但曰治有先後，發表攻裏，本自不同，是則一藥之中，決無兼治兩經，籠統不清之法矣。而治有先後，於義何居？昌嘗思之，傳經之邪先表後裏；直中之邪，但先其裏；温症之邪，裏重於表；兩感之邪，表裏不可預擬，惟先其偏重處。假如其人陰水將竭，真陽發露，外見種種躁擾之症，加以再治太陽之邪，頃刻亡陽而死矣。是必先温其在經之陽，兼益其陰，以培陽之基，然後乃治其太陽之邪，猶爲庶幾也。此則與少陰宜温之例合也。又如其人平素消瘦，兼以内鬱之邪，灼其腎水，外現鼻煤、舌黑，種種枯槁之象，加以再治太陽，頃刻亡陰而死矣。是必急下以救將絶之水，水液既回，然後乃治太陽之邪，猶爲庶幾也。此則與少陰宜下之例合也。又如其人邪發於太陽經者，極其勢迫，大熱、惡寒、頭疼如劈，腰脊頸項强痛莫移，胸高氣喘，種種危急，温之則發斑、發狂，下之則結胸、譫語。計惟有先從太陽經桂枝之法解之。解已，然後或温、或下，以去其在陰之邪也。此則當用太陽經之表例，而與少陰可汗之例略同也。詎非先後攻發之可預擬者耶？但兩感傷寒之攻裏，單取攻下，原不兼温，而兩感温症之裏，亡陽之候頗多，不得不兼温與下而並擬之也。此又變例而從病情者也。

按，太陽、少陰兩感之温症，其例雖與兩感傷寒、一日太陽與少陰俱病相合，其實比傳經之邪大有不同。蓋傷寒之邪，三日傳遍六經，故爲必死之症；而温病乃内鬱之邪，始終祇在太陽、少陰二經，不傳他經者爲多，是則非必死之症也。惟治不善，乃必死耳。倘用汗下温法，先後不紊，則邪去而正未傷，其生固可必也。又有邪未去而正先亡，惟藉他經供其絶乏，久之本臟復榮，亦以得生者，總宜分别視也。

按，亡陽一症，在傷寒，則誤發太陽經汗，與誤發少陰經汗者多見之，他經汗誤則不然。可見兩感之温症，爲太陽、少陰雙受之邪，設捨温經散邪，而單用汗藥者，其亡陽直在頃刻間耳。蓋陽根於陰，深藏北方腎水之底，素不藏精之人，真陰既耗，則真陽之根淺而易露。若不以温經之法，默護其根，而但用甘温發散之藥，是以陽召陽，隨感即赴，不待蓋覆，而淋漓不止矣，可不懼哉。

按，亡陰一症，在傷寒則邪傳陽明，當下而不下，致津液暗枯；邪傳少陰，當下而又不下，致腎水暗枯。其亡也以漸，尚有急下一法可救。若在不藏精之温症，則腎水已竭之於先，而邪發之日，陰邪必從下走，勢自下利奔迫，是下多尤足亡陰，而又絶無補法可以生陰。《金匱》云：六腑氣絶於外者，其人惡寒；五臟氣絶於内者，則下利不禁。臟者，陰也。陰氣欲絶，詎非亡陰之别名乎。

神哉。仲景之書既詳不藏精之症，又出不藏精之治，特未顯然挈示，後人不維其義耳。即如桂枝一湯，本爲太陽中風設也，而汗、下、和、温已具於一方之内。至於温法，尤爲獨詳。如加附子，加人參、白朮、乾薑、甘草，加桂心、茯苓、蜀漆、紅花等類，豈太陽表症中所宜有乎。惟病有不得不先温經，又不得不兼散邪者，故以諸多温經之法，隸於桂枝項下。一方而兩擅其用，與麻黄附子細辛湯同意。凡遇冬不藏精之症，表裏之邪交熾，陰陽之氣素虧者，按法用之，裕如也。

春温下篇諸方

兹篇得十五法，連前共三十法，合前四卷，共足三百九十七法

桂枝領邪一法

桂枝加生地湯

清表温中一法

桂枝加人參湯

清陽瀉火一法

桂枝加大黄湯

脈浮先表一法

桂枝湯

先温後表一法

治下利清穀不止，身疼痛者。

先用四逆湯急救其裏，救後清便自調。但身痛者，隨用桂枝湯急救其表。此見下多，則陰邪亦從陰解，故温後但解其陽邪，不必兼陰爲治。

温經止汗一法

桂枝加附子湯

汗後惡寒一法

芍藥甘草附子湯　收陰固陽表虚

下後惡寒一法

桂枝湯去芍藥加附子　陽虚

汗後惡熱一法

調胃承氣湯　胃中乾實

汗後裏虚一法

桂枝新加湯　汗後身疼痛，脈沉遲

汗後發悸二法

桂枝甘草湯　治心下悸，欲得人按

茯苓桂枝甘草大棗湯　治臍下悸

汗後腹脹一法

厚朴生薑甘草半夏人參湯

晝夜靜躁一法

汗下後，表虛惡寒，裏虛脈微細，日輕夜重者，以救陰爲主，宜桂枝加紅花湯。日重夜輕，身無大熱者，以救陽爲主，宜乾薑附子湯。

誤汗變逆一法

本脈浮而症見汗出、心煩、微寒、腳攣之候，纔服桂枝湯，即便厥冷、咽乾、煩躁、吐逆者，乃陽虚而陰獨盛也。先與甘草乾薑湯，以復其陽，俟厥愈足温，更與芍藥甘草湯，行陰寒凝滯之血，以伸其腳。若陽虛陰盛，其變愈大者，但用四逆湯，以温經回陽，而不兼陰爲治也。

附辨温症合偶感之客邪以明理而闢謬

諸家方書，謂温症之外，復有四症：一曰脈陰陽俱盛，重感於寒者，變爲温瘧；一曰陽脈浮滑，陰脈濡弱者，更遇於風，變爲風温；一曰陽脈濡弱，陰脈實大者，更遇温熱，變爲温毒；一曰陽脈濡弱，陰脈弦緊者，更遇温氣，變爲温疫。據其援脈以辨症而爲治温者，推廣其端，似乎新奇可喜，詎知辭不達意，徒足炫人。所以後人一得之長，迥不及於古人，此等處關係病機最鉅，昌不得不並明其理焉。蓋春温夏熱秋凉冬寒，各主一氣者，其常也。然天氣不可以長拘，所以夏氣亦有清凉之時，冬氣亦有燠熱之時，凡此皆謂之客氣也。本温症而重感於寒，其病即兼冬氣而爲温瘧；本温症而重感於熱，其病即兼夏氣而爲温毒；本温症而重感於時行不正之氣，其病即兼不正之氣而爲温疫。原無所變也，乃謂某病忽變某病，不令人炫而且駭乎？又且長夏之濕氣，春分後早已先動，最能與温氣相合，而爲濕温之症，何以四症内反不並舉？又且温瘧一症，《内經》明説是冬月邪入骨髓，至春夏始發，何得妄説春月重感於寒，又且更遇於風，變爲風温一症？頭上安頭，夢中説夢，尤爲無識。蓋春月厥陰風木主事，與時令之温不得分之爲兩，凡感而病者，皆爲風温之病也。即如初春之時，地氣未上升，無濕之可言也；天氣尚微寒，無毒之可言也；時令正清和，無疫之可言也。而所以主病者，全繫於風。倘除風温另爲一症，則所以病温之故爲何故耶？試觀仲景於冬月之病，悉以爲寒之名統之，其觱發之風寒，栗烈之寒氣，總爲一寒。則春月之風寒、風熱、風濕總爲一風，並可知也。夫風無定體者也，在八方則從八方，在四時則從四時。春之風温，夏之風熱，秋之風凉，冬之風寒，此自然之事也。仲景於温症，篇首即特揭風温之名，以綱衆目，其析義之精，爲何如耶。顯明道理，一經後人之手，便將風與温分之爲二，况於精微之奥乎？兹特辨之，以見治温之法原爲切近平易，而非有奇特也。

温瘧主治

温瘧病，脈尺寸俱盛，先熱後寒者，宜小柴胡湯。
先寒後熱者，宜小柴胡加桂湯。
但寒不熱者，宜柴胡加桂薑湯。
但熱不寒者，宜白虎加桂湯。
有汗，多煩渴，小便赤澀，素有瘴氣及不服水土，嘔吐甚者，宜五苓散。

温毒主治

温毒爲病最重，温毒必發斑，宜人參白虎湯、竹葉石膏湯、玄參升麻湯、黑膏清氣凉血。

温疫主治

人參敗毒散

温疫病，陽脈濡弱，正虚也；陰脈弦緊，邪實也。正虚邪實，則一團外邪内熾，莫能解散，病固纏身爲累，而目前不藏精之人，觸其氣者，染之尤易。所以發表藥中宜用人參，以領出其邪，《寓意草》中論之已悉，兹不復贅。

尚論後篇卷二 尚論張仲景《傷寒論》合論四時並各症小兒

尚論四時

冬

天干始於甲，地支始於子，故尚論四時，以冬爲首。凡春夏秋三時之病，皆始於冬故也。先王以至日閉關，商旅不行，后不省方者，法天之閉藏，與民休息，俾無夭札也。然而高人蹋雪空山，而內藏愈固；漁父垂釣寒江，而外邪不侵。以藏精爲禦寒，乃稱真禦寒矣。《內經》謂「冬不藏精，春必病温」，諄諄垂誡。後世紅爐煖閣，醉而入房，反使孔竅盡開，內藏發露，以致外寒乘間竊入，所以傷寒一症最凶、最多。仲景於春夏秋三時之温熱病，悉以傷寒統之者，蓋以此也。吾人一日之勞，設不得夜寢，則來日必加困頓。農夫一歲之勞，設不爲冬藏，則來年必至闕乏。況乎萬物以春夏秋爲晝，以冬爲夜，至冬而歸根伏氣，莫不皆然，豈以人爲萬物之靈，顧可貿貿耶？特首揭之，且以動良士之瞿瞿也。

春

天地之大德曰生，德流化溥而人物生焉者也。《春秋》首揭春王正月，雖重王道，而天德人理統括無餘。春於時爲仁，仁者人之心也，故生而勿殺，予而勿奪，賞而勿罰。心上先有一段太和之意，然後與和風甘雨，麗日芳時，百昌庶類，同其欣賞。一切乖戾之氣，不驅自遠，更何病之有哉？乃縱肆輩日飲食於天地之陽和，而不禁其暴戾恣睢之習，此其心先與凶惡爲伍，凡八風之邪，四時之毒，咸得中之。及至病極無奈，乃始忍性，以冀全生，終屬勉强，而非自然。如石壓草，逢春即芽；如木藏火，逢鑽即出。惟廓然委順，嗒然喪我者，病魔潛消，而精氣漸長，猶爲近之，故法天地之生以養生者，爲知道也。

風者，善行易入之物，爲百病之長。大率風之傷人，先從皮毛而入，以次傳入筋骨、臟腑。内虚之人與外風相召，如空谷之應響，大塊之噫氣，未動而已先覺，若星摇燈閃可預徵者。故體虚之人，避風如避箭石，偶不及避，當睁弩以捍其外，熱湯以溉其内，使皮毛間津津潤透，則風邪隨感即出，不爲害矣。然外雖避風，而内食引風之物而招致，尤爲不淺。善治風者，必權衡於風入之淺深，逐節推引而出。然亦須兼治痰，痰不堵塞竅隧，則風易出也。至於痰熱積盛，有自内生風之候，則與外感之風迥隔天淵。若以外感法治之，如羌防之屬，則内愈虚，風愈熾，每至不起，與内傷病以外感藥治，其誤同也。

夏

熱者，天時之氣也；暑者，日之毒也；濕者，地之氣也。夏月天時本熱，加以地濕上騰，是以庶類莫不繁茂。然而三氣相合，感病之人爲獨多，百計避之不免，亦惟有藏精一法可恃耳。昌謂夏月藏精，則熱邪不能侵，與冬月之藏精〔一〕，而寒邪不能入者，無異也。故春夏秋三時之病，皆起於冬，而秋冬二時之病，皆起於夏。夏月獨宿，兢兢隄防金水二臟，允爲攝身儀式矣。每見貴介髫齡之子，夏月出帷納凉，暗中多

〔一〕與　原作「冥」，據三味書局本改。

開慾竇，以致熱邪乘之，傷風咳嗽，漸成虚怯〔一〕、尪瘦等病者甚多。有賢父兄者，自宜防之於早矣。人之居卑隩，觸山嵐，冒雨暘，着汗衣，臥冰簟，飲凉水，食瓜果，受内鬱，皆能使濕土受傷。若以秋瘧但爲受暑，遺卻太陰濕土受傷一半，至冬月咳嗽，反以爲受於濕，而以燥治之，不爲千古一大誤耶？夏月汗多，真陽易散；津少，真陰易消，爲内傷諸病之始。

秋

金繼長夏濕土而生，其氣清肅，天香遍野，地寶垂成，月華露湛，星潤淵澄。酷熱之後得此高秋薦賞，與嚴寒之後而得陽春敷和，同爲一歲不可多得之日。蓋金性剛，金令嚴，繁茂轉而爲蕭疏矣，燠熱轉而爲清冷矣。以故爲時未幾，而木萎草枯，水落石出。時愈冷，則愈燥，以火令退氣已久，金無所畏，而得以自爲也。故燥金之令不可傷，傷之則水竭液乾，筋急爪枯，肝木暗摧，去生滋遠。故凡肝病之人，宜無擾無伐，以應木氣之歸藏。木氣歸藏，燥金即能萎其枝葉，而不能傷其根本〔二〕。及秋金纔生冬水，早已庇木之根，以故木至春而復榮者，榮於冬月之胎養也。夫生中有殺，殺中有生，亦自然而然之理。人在氣交之中，能隨天地自然之運，而爲節宣，則不但無病，而且難老，豈捨此而更有延年之術哉。若夫燥金自受之邪，爲病最大，以夏火之尅秋金爲賊邪，故暑熱濕之令，金獨傷之，暑熱濕之病，金獨受之。古人於夏月早已淡泊滋味，惡其濕熱傷肺，且不欲以濁滯礙清道也。然形寒飲冷，尤爲傷肺，雖夏月之乘凉亦不可過，况入

〔一〕怯　原作「祛」，據三味書局本改。
〔二〕本　原作「木」，據三味書局本改。

秋已深，尚啖生冷、冒風露而無忌，甯不致肺之病耶？故夏三月所受之熱，至秋欲其散，不欲其收。若以時令之收，兼收其熱，則金不生水而轉增燥，安得不爲筋脈短勁、濁渴枯損之導，爲冬月咳嗽之根耶。

論治病必本於四時

飡泄病，既謂春傷於風，夏生飡泄矣；又曰長夏兼病洞泄寒中；又曰逆秋氣者，冬必飡泄。其言錯出無定，人不易會，不知病名雖同，而其因風、因濕、因寒則各不相同。故治病不本於四時，無能治也。

春傷於風，夏生飡泄解

春傷於風，夏生飡泄，從來解説不明。昌謂風邪傷人，必入空竅，惟腸胃爲最。所飡之食，由胃入腸，胃空而風居之。少頃糟粕去，腸空而風亦居之。風既居於腸胃，則其導引之機，如順風揚帆，不俟脾之運化，食入即出，以故飡已即泄也。不知者以爲脾虚完穀不化，用長夏洞泄寒中及冬月飡泄之法，反以補脾剛燥之藥，助風性之勁，有泄無已，每至束手無策。倘知從春令治之，仍以桂枝領風從解肌而出，一二劑可愈也。識此意者，雖三時之傷於風者，亦可會而通之。

夏傷於暑，長夏傷於濕，秋必痎瘧解

自二月以至七月，地氣動則濕用事。自八月以至正月，地氣静則燥用事。所以春夏多病瘧者，可知傷熱、傷暑未有不傷濕者也；所以秋冬多有咳嗽者，傷風、傷寒未有不兼傷燥者也。

秋傷於燥，冬生咳嗽解

秋月之金，生冬月之水。然金必寒始能生水，水必冷始不爲痰，故冬月之咳嗽，必由於秋令之燥也。然而夏月化土之氣不先傷於肺，則秋月何燥之有？昌故謂秋冬二時之病皆始於夏，夏月藏精，則熱邪不能侵也。夫池沼之間，暑且不到，豈有内藏之泓然真水，而暑熱之邪得傷其肺者哉。故火邪不能爍金，而金始冷也。金寒則氣清，而不上逆；水冷則質清，而不成痰，更何咳嗽之有哉？

論《内經》四時主病之脱誤

《内經》云：春傷於風，夏生飡泄；夏傷於暑，秋必痎瘧；秋傷於濕，冬生咳嗽；冬傷於寒，春必病温。春冬二季，風寒之病可無疑矣。其夏傷於暑，秋必痎瘧一語，釋云：暑汗不出，至秋涼氣相薄而爲寒熱往來之瘧。蓋以經文原有當暑汗不出者，秋風成瘧之説，故引之而爲注，不知於理欠通也。夫夏月之暑合於長夏之濕，始爲秋時之瘧，所以瘧症名曰「脾寒」，由傷於長夏之濕土爲多。若謂專屬傷暑，則人之深居靜攝，未嘗傷暑，秋亦病瘧者，又謂何所傷耶？至秋傷於濕，冬生咳嗽一語，釋云：秋傷於濕，濕蒸爲熱，熱者，火也。至冬寒與熱搏，當爲咳嗽之症，則牽强不通之極矣。夫濕無定體者也，春夏曰風熱之濕，秋曰涼寒之濕，惟夏月之暑熱濕三氣相合，始可名之爲熱。豈有至秋之凉，而反蒸爲熱之理？况乎濕者水類，所以水流濕也；燥者火類，所以火就燥也。指燥爲濕，是指火爲水矣，顛倒不已甚乎？今爲正經文之脱簡，增入一語，曰春傷於風，夏生飡泄；夏傷於暑，長夏傷於濕，秋必痎瘧；秋傷於燥，冬生咳嗽，則六氣配四時之旨，燦然中天矣。加長夏之濕，而秋病之源始清。易秋月爲燥，而諸家指爲熱火之訓亦不謬。請再以《素問》之旨明之。《素問》云：天有春夏秋冬之四時，金木水火土之五行，於生長化收藏，而寒暑燥濕風火之六氣，從兹而生焉。蓋春屬風木，主生；夏屬熱火，主長；長夏屬濕土，主化；秋屬燥金，主收；冬屬寒水，主藏。可見造物全賴濕土生化之一氣，而木火金水始得相生於不息。雖土無正位，四季之中各分旺一十八日，然無長夏十八日之土，則相生之機息矣。故長夏之土，爲生秋金之正土。春秋冬之分隸者，不得與之較量也。此義既明，則秋月燥金主收之義始明。而冬月之咳嗽，爲傷秋金之燥，不爲傷秋之濕也，亦自明矣。再觀《素問》云：逆春氣則傷肝木，不能生夏時之心火，至夏有寒變之病；逆夏氣則傷心火，心火不能生長夏之脾土，脾土不能生秋時之肺金，至秋有痎瘧之病；逆秋氣則傷肺金，肺金不能生冬時之腎水，至冬有飧泄之病；逆冬氣則傷腎水，腎水不能生春時之肝木，至春有痿厥之病。是則三時之病，當更互言之。而秋之病瘧，未嘗更也。其必以心火脾土並言，則長夏之傷於濕，誠爲經文當日必有之言，而非昌之臆説也明矣。

論春秋冬各主一氣、夏月兼主三氣之理原爲天時自然之運

《内經》云：彼春之温，爲夏之暑；彼秋之忿，爲冬之怒。明乎温熱寒凉，循序漸進，自然而然者，乃天運之常也。後之俗子，輒以風寒暑濕分隸四時，此緣經文脱誤秋傷於燥一段，傳習至今而不察耳。曷不曰風寒暑燥，猶爲近耶。蓋濕土無定位，寄旺於四季各一十八日，風寒暑燥之内不言濕，而濕自在也。然亦但仿《洛書》五數居中，縱横各得之理以立言。若論天時自然之運，如環無端，豈有甫終一運，重轉土運十八日，五運而爲八轉者乎。此其道惟以六氣之配而始明。蓋三百六十日，五分之，各得七十二日，則爲五運；六分之，各得六十日，則爲六氣。自小雪至大寒六十日，屬太陽寒水之氣；自大寒至春分六十日，屬厥陰風木之氣；自春分至小滿六十日，屬少陰君火之氣；自小滿至大暑六十日，屬少陽相火之氣；自大暑至秋分六十日，屬太陰濕土之氣；自秋分至小雪六十日，屬陽明燥金之氣。此則水木火土

金相生不息之義也。可見冬季大寒後十八日之土，即從太陽寒水之氣爲用，故能生厥陰之風木。而春季穀雨後十八日之土，早已屬少陰君火之所生，而不從木風爲同類。又加仲夏少陽相火重生其土，至長夏大暑後，其土之盛爲始極，而爲生金之正土矣。未立夏之前，氣已從火。既立秋之後，氣上從土。火土之氣，共管一百八十日，分歲之半。昌所謂夏月三氣相合，與冬春秋之各主一氣迥乎不同者，正以天時自然之運而知之也，豈故爲牽强其説，以欺人哉。但君相二火之分，即與濕土合司其化，所以夏月暑熱中有濕，濕中有暑熱。自春分至秋分，有極濕之時，有極熱之時，又有濕熱交蒸之時。雖云長夏建未之月濕土主事，其實已行半年之久矣。夫春分後，土膏地溽，濕行半年不謂之濕，直至秋後，土乾地燥反謂之濕，昔賢以訛傳訛，其因仍苟簡爲不少矣，可無論歟？

熱濕暑三氣，同於夏月見之，直所謂同氣相求也。蓋熱而益之以暑，則熱爲甚酷，爍石流金，亦云僅矣。然但爲乾熱已也，得陰凉尚可避之。若加以濕，而與炎威相會，盡大地爲蒸籠，礎磉流膏，蟣虱悉出衣表，無可避也。必俟金風動，而暑始退，惟風動勝濕故也。三氣相兼之義，益可見矣。夏日較他時獨永，而南方離明之位，天星獨密〔一〕，造化活潑之妙，非圓機之聖人，曷足以知之？

論逆四時之病爲自取其殃

四序之中，當温而温，當熱而熱，當凉而凉，當寒而寒，以生、以長、以化、以收、以藏。四時極正之氣，民物原無痾疹，乃有違天而召戾，不可救藥者甚多。《内經》云：逆冬氣則傷腎，奉生者少；逆春氣則傷

〔一〕星　原作「皇」，據三味書局本改。

肝，奉長者少；逆夏氣則傷心，奉收者少；逆秋氣則傷肺，奉藏者少；其逆四季土旺之氣則傷脾，奉化者少。言外自寓造物不與人忤，而人自逆之也。逆之之情，久而靡錮，如暴戾忿恨之人，始焉但覺肝氣有餘，終歲擾亂，一旦不足，則尫羸無似，更有何氣可奉他藏耶。所謂違天者不祥，人不可以不知也。

四序之中，有與病相鄰者，善保生者，宜默杜其機。如春氣在頭，頭間之氣倍旺於他部，氣旺則血充，血充則易至於溢出，故春病善鼽衄，其所損也多矣。《内經》云：上者下之。誠知春氣之在頭也，每日引而歸諸丹田氣海之内，且氣機雖發揚，而吾心不可無蕭瑟之應，不則微用苦降之藥以通其氣，凡此皆所謂默杜其機者也。若俟鼽衄淋漓尚不知其所來，則無具甚矣。鼽音求，鼻間窒塞也。衄音忸，鼻間出血也

論四時製勝之道

《素問》云：風勝則動，熱勝則腫，燥勝則乾，寒勝則浮，濕勝則濡瀉。可見凡人感受四時偏勝之氣而成病者，原各不同。感風氣勝者，則體從之而動焉，如振掉摇動之類是也。感熱氣勝者，則體從之而腫焉，凡癰腫之類是也。此與寒傷形，形傷腫之腫不同，與熱傷氣、氣傷痛之意直互見。感燥氣勝者，則體從之而乾焉，如津液枯涸，皮毛燥熯之類是也。感寒氣勝者，則體從之而浮焉，即所謂寒傷形，形傷腫者是也。感濕氣勝者，則體從之而濡瀉焉。脾惡濕喜燥，濕氣太過，則土不勝水，而濡瀉之病作也。《六元正經》又謂，甚則水閉跗腫，亦見土不勝水，則不能外輸膀胱，而内則爲水閉，及水氣泛溢四肢，而外則爲跗腫，所以較之儒瀉爲尤甚也。然而風與燥相鄰，風燥又未有不熱者也。濕不與燥爲鄰，其或爲寒濕，或爲熱濕，則各隨其體之積累所造焉。但春夏秋三時俱屬風燥熱，惟冬時方屬寒，則受病者之熱濕多，而寒濕少，又屬可推矣。

春屬東方木，木太過以西方金製之，始得其平。故怒多則傷肝，惟悲始能勝怒，以肺金主悲也；風多則傷筋，惟燥始能勝風，以肺金性燥也；酸多則傷筋，惟辛始能勝酸，以肺金味辛也。夏屬南方火，火太過以北方水製之，始得其平。故喜多則傷心，惟恐始能勝喜，以腎水主恐也。熱多則傷氣，惟寒始能勝熱，以腎水性寒也。苦多則傷氣，惟鹹始能勝苦，以腎水性鹹也。長夏屬中央土，土太過以東方木製之，則得其平。故思傷脾，惟怒勝思，肝主怒也；濕傷肉，惟風勝濕，木主風也；甘傷肉，惟酸勝甘，木味酸也。秋屬西方金，金太過以南方火製之，則得其平。故憂傷肺，惟喜勝憂，心主喜也；燥傷皮毛，惟熱勝燥，心主熱也；辛傷皮毛，惟苦勝辛，火味苦也。冬屬北方水，水太過以中央土製之，則得其平。故恐傷腎，惟思勝恐，脾主思也；寒傷血，惟燥勝寒，火勝水也；鹹傷血，惟甘勝鹹，土味甘也。夫四時一有太過，即以所勝製之，内而七情，外而六氣五味，皆可用之，調其偏以協於和。可見道本自然而然，推之無窮無極，總不出其範圍。雖有智者，莫加毫末也。後世識不及古，反捨正路不由者，何耶？

問：形不足者温之以氣，精不足者補之以味，此何解也？曰：二語者，藥之權衡也。形充於血，陰之屬也。陰不足者，本當益陰，然益陰而陰未能生，必温以氣之陽，而陰始生，以陽爲陰之主也。精麗於氣，陽之屬也。精不足者，本當益陽，而陽未能生，必補以陰之味，而陽始生，以陰爲陽之基也。二者皆藥石之權宜，亦陰陽互根之妙理也。

真中篇

論傷寒直中陰經

人之陽氣素弱，加以房室過損，腠理久疏，胃氣久薄，瀉利無度者，一旦感受風寒之邪，正如怯懦之夫，盜至全不爭鬬，開門任其深入，拱手以聽命而已，所以其候全不發熱者爲多。蓋發熱則尚有爭鬬之象，邪不得直入無忌也。然豈是從天而下，大都從胃口而入。胃爲五臟六腑之源，邪入其中，可以徑奔三陰而從其類，以故吐嘔、四逆、脣青等候，亦從胃而先見也。失此不治，勢必腹痛下利不止，漸至捲舌、囊縮而死矣。有魄汗淋漓而死者，孤陽從外脱，亦風邪爲多也。有全不透汗，渾身青紫而死者，微陽爲陰所滅，亦寒邪深重也。此症陰霾已極，以故一切猛烈之藥在所急用，不可一毫回互。設用藥而加躊躇，轉盼天崩地裂矣。

論真中風

傷寒症太陽經之中風者，乃風寒暑濕之風自外而入者也。真中風之風，乃人身自有之風，平素藴蓄，而一旦内出者也。《素問》云：陽之氣以天地之疾風名之。可見真中風之病，乃人之數擾其陽所致。數擾其陽，惟房室一事爲最。房室過勤，縱陰不走，而陽氣則已動。動而不已，必漸積於空隙之所，而手微麻，足或微痹，舌或微蹇。風信已至，而擾其陽者方未已，一旦乘虛横發，與大塊噫氣，林木振響，黄沙蔽天，白浪翻海者，初無少異矣，其人安得不卒倒乎。迨至卒倒，而世醫方引風寒暑濕之風爲治，一誤再誤，外風入而與内風交煽，任憑軀偉體堅，經年不能少減，而成廢人者比比，甚有不旬日而告斃者矣，可勝嘆哉。

論真中風大法

風既自内而生，還須自内而熄。欲自内而熄，何物是熄風之藥？養血乎，風亦與之俱養。補氣乎？風亦與之俱補。實腠理乎？風亦與之俱實。將何所取耶？養血、補氣自不可少，而實腠理之藥斷不可用，進而求之於法，然後不患於無藥也。蓋天地間之風，得雨則熄。所以《素問》又曰：陽之汗以天地之雨名之。以雨治風，不言治，而治在其中。以故内風之人，腠理斷不可實，實則汗不能出也。氣血不可不補，虚則不足以供汗之用也。要使元氣足以拒風於腠理之間，務如大病退後之人，飲湯則汗，食粥則汗，如此旬日，以聽風之自熄，然後爲當。其妙全在助陽而通血脈，不取驅風散邪爲義，與荆、防、柴、葛之輕藥絶不相干。世傳以羌、防等藥發散，一食頃者，此但可治偶感之風耳，以治内風，不去百分之一。豈有經年積累之風，而取辦一藥，且僅攻皮膚之理哉。中風病多見於富貴之人，而貧賤絶少。貧賤之人非無房室也，以其勞苦奔走，身中之氣時爲蒸動，纔有微風，便從汗解。而富貴之人身既安逸，内風已熾，尚圖乘風納凉，沐泉飲水，以解其熱，致陽氣愈遏不舒，加以濃酒厚味之熱，挾鬱陽而爲頑痰，阻塞經絡，一旦卒然而中，漫不知病所由來。古今成方雖多，辨症全不清切。盍觀平人飲醇食煿，積至無算，全不見其熱者，陽氣有權，默爲運出耳。陽氣遏鬱無權，勢必轉蒸飲食之物爲痰，痰與風相結，迨發之時，其體盛之人，病反加重。蓋體盛則陽多，陽多則風與痰俱多也。孰知其風爲本，而痰爲標耶。孰知其陽氣爲本，而風痰爲標耶？風痰爲標，可汗、可吐，而或者見其昏迷舌蹇，以爲邪入心臟，用牛黄清心之類驅風散痰，致陽氣愈遏而成，不治甚多。夫陽遏在内之人，臟腑有如火烙，平素喜生冷，臨病又投金石，覆轍相尋，明哲罔悟，亦獨何耶？陽氣爲本，勢必絶慾而不更擾其陽，病根始拔。然而陽氣素動，習慣漸近自然，多不樂於安養，風痰纔得少息，往往思及慾事，略一舉動，復從本及末，蔓而難圖矣。古今無人深論及此。惟善保生者，見體中痰多風熾，無俟病發，預爲絶慾可矣。甚哉，人於天地自然之氣機日用不知也。天時蒸動之時，欲求涼風而不可得；風氣乾燥之時，欲求微雨而不可得。是以多濕之人惡蒸動，多風之人惡乾燥者，内邪感之而益動也。故濕病喜燥藥而忌汗藥，風病喜汗藥而忌燥藥。充其義以爲調攝，則居四達之衢，而披襟向風，起呼吸即通帝座之想者，即治濕之良方也。處奥隩之室而整冠振衣，凜天威不違咫尺之懼者，即治風之良方也。人苟知此，不誠可以卻痰而延年耶。

小兒篇

闢小兒驚風論

小兒初生以及童幼，肌肉筋骨臟腑血脈俱未充長，陰則不足，陽實有餘。不比七尺之軀，陰陽交盛。惟陰不足、陽有餘也，故身内易於生熱。熱盛則生痰、生風、生驚，亦所時有。彼當日若以四字立名，曰熱、痰、風、驚，則後人不炫，乃以四字難呼，節去二字，曰驚風，遂移後人以多論。以其頭摇手勁也，而曰抽掣；以其卒口禁、脚攣急、目邪、心亂也，而曰搐搦；以其脊强背反也，而曰角弓反張。不知小兒之腠理未密，易於感冒風寒。凡寒中人，必先入太陽經。太陽經之脈起於目内眥，上額交巔入腦，還出别下項，夾脊抵腰中，是以病則筋脈牽强，乃生出抽掣等不通各名，而用金石重藥鎮墜，以致外邪深入難痊。間有體堅症輕而愈者，遂以爲奇方可傳，誤矣。又方書有云，小兒八歲以前無傷寒，以助驚風之説。不思小兒不耐傷寒，初傳太陽經，早已身强多汗，筋脈牽動，人事昏沉，勢已極於本經，藥又亂投，不能待於傳經解散耳，豈爲無傷寒乎？况小兒易於外感，易於發熱，傷寒爲更多耶？是即世所云驚風也。所以小兒傷寒，要在三日内即愈爲貴。若待其經盡而解，必不能矣。又剛痓無汗，柔痓有汗，小兒剛痓少，柔痓多。人見其汗出不止，神昏不醒，遂名之曰慢驚風症，而以參、芪、朮、附藥閉其腠理，以致邪熱不得外越，以爲大害。所以凡治小兒之熱，但當攻其出表，不當固其入内。仲景原有桂枝法，若捨而不用，從事東垣内傷爲治，又誤矣。又新産婦人去血過多，陰虚陽盛，故感冒與小兒無别，乃遂相傳爲産後驚風，尤可笑也。然小兒亦實有驚病，以小兒氣怯、神弱，凡卒遇怪異形聲，及驟然跌仆，皆生驚怖。其候面青、糞青、多煩、多哭，其神識昏迷，對面撞鐘放銃，全然不聞，不比熱邪塞竅也。

謹論小兒治法大綱

小兒冬月深居房幃，觸犯寒邪者恒少，而知識未開，天癸未動，又無不藏精之事，然亦有温症三例可互推者。《經》云：水穀之氣盛〔一〕，則害人六腑。小兒或因啖乳而傳母熱，或從飲食而中外邪，皆從陽明胃經先受，繇陽明而外達太陽，即與温症之第一例頗同。而平素脾氣受傷者，邪氣入胃，復乘其脾，虚而客之，即與温症之第二例頗同。既陽明胃與太陰脾相連之一臟一腑，交合爲病，正傷寒兩感症中二日陽明與太陰受之，則有腹滿、身熱、不欲食、譫語之症，與温症之第三例分經雖不同，而兩感則頗同也。後人造爲小兒八歲已前無傷寒之説，不思小兒冬月登山入水者尚有之，豈遂謂無寒可傷耶？即冬月不令受寒，豈遂謂無寒可傷耶？即冬月不令受寒，豈春月並不受時行外襲之氣耶？其後又因無傷寒之説，凡一

〔一〕盛　原作「感」，據乾隆本改。

切外感，俱妄立驚風之名，擅用金石重墜，反領外邪深入，以成不痊之症。昌《寓意草》中已略辨其端，但未詳其治也。試觀中風卒倒之人，邪中脾之大絡，則昏迷不醒。然則邪熾太陰脾經，勢必傳於大絡，其譫妄而不知人者，夫豈驚風之謂耶？祇有慢脾風一説，似乎近理，然不以外感之名統之，則用藥茫無措手。兹特比入春温之例，庶推之以及四時，而治悉無忒。後之赤子可登春臺，昌所以乞靈於越人，而大暢仲景之旨乎。

小兒温症第一例

繇陽明而太陽，自内達外，皆是表症。但表法原取解肌，而不取發汗，況於小兒肌膚嫩薄，腠理空虚，斷無發汗之理。仲景於太陽之項背强几几，反汗出惡風者，用桂枝加葛根湯，極得分經之妙。桂枝湯主太陽，葛根湯主陽明，以類推之，太陽症多，陽明症少，則用桂枝湯加葛根；陽明症多，太陽症少，則用葛根湯加桂枝，圓機在乎臨症。然頸項肩背正二陽所轄之地，不明經絡者，見其几几然牽强不舒，加以目睛上竄，手足反張，諸多太陽見症，而驚風之名自此始矣。詎知仲景曰：身熱、足寒、頭項强急，惡寒，時頭熱面赤，目脈赤，獨頭面摇，卒口禁，背反張者，痓病也。發熱無汗，反惡寒者，名剛痓；發熱汗出，不惡寒者，名柔痓。又曰：太陽病，發汗過多因致痓。可見不解肌而誤發汗者，必有此變。又可見汗沾衣被，旋復内滲者，必有此變。當解肌而不當發汗之説又顯矣。然則小兒之解肌，不更當從乎輕劑耶。小兒服桂枝，不必啜熱稀粥，並不可急灌逼其大汗也。

凡小兒發熱嘔吐者，倘未布痘，即須審諦，不可誤用温胃之藥。里中一宗侯，高年一子，痰唊不禁，每服香砂平胃散極效。一夕痘發作嘔，誤服前藥，滿頭紅筋錯出，斑點密攢筋路，所謂瓜藤斑也。上饒某公一姪，病發作嘔，乃父投以藿香正氣散，一夕舌上生三黑疔，如尖栗形，舌下四黄疔，如牛奶形。蓋痘邪正出，阻截其路，故生變若此，因述以垂戒。

解肌清熱三法

桂枝加葛根湯

葛根湯

桂枝加栝蔞湯

攻裏救胃一法

調胃承氣湯大承氣湯

治痓病胸滿，臥不著蓆，脚攣急，齘齒者。

昌變調胃誤攻邪陷一法

桂枝加芍藥湯

治下後腹滿時痛者。

小兒温症第二例

繇陽明而太陰，自表入裏。仲景云：太陰之爲病，腹滿而吐，食不下，自利益甚，時腹自痛，若下之，必胸中結硬。可見脾氣虚衰，不能爲胃行津液，必致吐利兼見，此俗子藉口慢驚之源也。詎知外感之邪，入乘其虚，上吐下利者，即霍亂之意。正氣既虚，兒因畏怯則有之，豈是心虚發驚，肝木生風之候耶。此等認症一差，用藥不合，萬無生理。蓋脾經之症，自有脾經之顓藥。況於屬在外感，仍以散邪爲先，所以誤下則心下結硬，正謂邪雖已入太陰，而陽明未盡除者，恐有表症相礙也。

解肌之法

桂枝湯

脈浮者用之。太陰之脈，尺寸俱沉細，今見浮，則邪還於表，仍用解肌之法，送出其邪爲當也。

四逆湯

自利不渴者用之，燠土燥濕。

理中湯

濁氣上干於胃，腹脹滿者用之。

桂枝加大黄湯

大實痛者用之。然芍藥、大黄亦當倍減，以小兒胃薄易動也。

小兒兩感温症第三例

胃與脾一腑一臟，表裏雙受，則在表者爲陽邪。然既已入於胃，即當愛惜津液，即不得已而解肌清熱，不可輕動其汗。所最難者，要在急温、急下，審諦不差。蓋胃實兼以脾實，則二火交熾，水穀之陰立盡，其口燥咽乾鼻煤。此後先生原稿遺失，俟查接刊

會講篇

會講温證語録題辭〔一〕

予中風，舌卷不知人。蓋戊戌八月，彌留二百餘日，肉脱皮焦，氣喘漸絕。因本歲門人會講温證，未災其木，至時祟壽其梓。己亥三月，病少間，板已刻成，待死之身，噬臍莫及矣。予中歲棄家逃禪，不倒睡臥，攻苦醫學，一脈傳薪，任則任矣。然任則爲聖爲賢，而予夾雜豪傑，真豪傑一刀兩斷柔腸，且非豪傑，况爲聖賢之徒哉！仲景先師太和胞與，百世之師，識大識小，賢及不肖，各隨自取。予嫉叔和，攻之不遺，即仲景先師功録弗凖其罪，則以舉動若此，不協聖賢之心耳。今且天下公是曉然夫！夫逞才驕氣，不爲硜硜而爲鬥筲，予將何説之辭？敢荆請哲人君子，責而叱之，轉念細而覽之，或者温論天經地義，不得不講，不敢不任，不能中行，聊志進取，少逭其辜，幸甚幸甚。

西昌喻昌嘉言甫識

〔一〕會講温證語録題辭：據日本天明七年大阪文魁堂藏《温疫發微》補。

會講《刺熱篇》温論述上古經文一段

上堂師嘉言老人第一會語録

上古醫旨，其時首春，其證首温，先師祖僦貸季所傳，先師岐伯述之者也。首引太陽之脈，色榮顴骨，榮未交，曰今且得汗，待時而已。與厥陰脈争見者，死期不過三日，其熱病内連腎。少陽之脈，色榮頰前，熱病也。榮未交，曰今且得汗，待時而已。與少陰脈争見者，死。凡十五句七十字，岐黄之庭，宗旨曉然，至後世則《内經》且闕，況上古乎。所以釋者極悖理。吾徒會講，首析其義焉。凡人有病，其色必徵於面，而熱病尤彰。《内經》本篇謂：肝熱病者，左頰先赤；心熱病者，顔先赤；脾熱病者，鼻先赤；肺熱病者，右頰先赤；腎熱病者，頤先赤。是五臟熱病色且先徵矣。然五臟隱深其色，不宜外見，纔見微色，隨刺俞穴，并瀉其熱，名曰治未病。待病治之，遲矣。《靈樞》謂：赤黑色忽見天庭，大如姆指者，不病而卒死劇，則刺非能挽矣。惟太陽經脈色顯而易見，初起熱徵於面，此時漫無凶咎。太陽脈色榮餙於顴，乃久邪内伏，其春發温，必始太陽經脈，紅赤熱色先見兩顴，如以采餙，熱之先徵也。榮餙之色止顴骨一處，不交他處，病之淺者也。古經：榮未交，曰今且得汗，待時而已，少需聽其自解，此真訣也。大凡温病，熱自内出，經氣先虚，雖汗之，多未汗解，故云今且得汗，待時而已。太陽經氣虚者，必待午未正陽，杲日當空，群陰見晛，太陽經邪不留而盡出也。少陽經氣虚者，必待寅卯初旭，出震繼離，焕然一新，少陽經邪不留而盡出也。注謂肝病待甲乙解，心病待丙丁解，此五臟經文，與三陽經全不相涉。至於與厥陰脈争見者死，咸謂外見太陽赤色，内應厥陰弦脈，此則如隔千山矣。秦、漢以後，始分二十四脈，弦，謂少陽可也，厥陰亦可也。大浮滑數入陽弦可，沉澀弱微入陰弦亦可也。弦脈陰陽兩屬，安得指爲死脈，且三日之促耶？古義斷不其然。上古理脈色而通神明，謂上帝之所貴也，先師之所傳也。色以應日，脈以應月，常求其要，則其要也。色以應日者，舉頭見日，隨處長安，晶光萬道，人身之色無幽不燭，同也；脈以應月者，千江有水千江月，地脈潛通，人身之脈環會貫通，同也。脈榮顴骨，即色榮顴骨，纔一見之，表裏兩符，豈非日月合璧耶？如太陽顴骨色脈同時解散，並不成温熱病矣，病則色脈同時俱見矣。太陽榮顴骨，少陽榮頰前，厥陰榮頰後，少陰榮兩頤，乃至十二經脈色，大絡、小絡隨病彰灼，一瘄一痤，色脈不相離也。道在下合五行休王，上副四時往來，何吾人自小之耶。所以太陽厥陰，陰陽同時並交榮飾，此纔名爲争見。若祇面呈一部，豈争見乎？争見赤紫滯晦，傳經勢重，已爲主死；争見青黑尅賊，十死不救矣。蓋太陽水而生厥陰木，則發榮滋長，光華畢達，固有善無惡也。厥陰木而孕太陽水，則子藏母腹，勾萌盡斂，亦默庇其根也。今外邪入而真藏逼見於面，夫是以死耳。其熱病内連腎，身内百司庶職，惟腎獨爲政腑，安則宅神根本，危則顛覆濁亂，生死出入，莫不繇之。太陰厥陰，祇稟其成，難干之矣。然不曰少陰而曰腎者，少陰傳走經脈，腎則顓主内臟，經謂過在少陰，甚則入腎，同一義也。太陽厥陰争見，主死。牽連腎氣在内，以少陰爲厥陰母，木勢垂危，求救腎水，腎水足供，尚可母子兩全。腎水源流並竭，不母子俱斃乎。可見神去則臟敗，臟敗則争見黧黑，豈脈色不由根心也哉。釋謂木之生數三，故死期不過三日，以生數定死期，謬甚。果爾，水數一，土數五，其死主一日、五日耶？《内經》明謂死陰之屬，不過三日而死，胡以生數安解乎？下文「無期不滿三日」，反誤古脱，增入五字。駭觀總因死陰之屬，不審其義，故擅復之耳。「少陽之脈色也」六字，亦擅增入。少陽之脈色，榮頰前熱病也。榮未交，曰今且得汗，待時而已，與少陰脈争見者死。謂右頰前見赤色，未交他處，待汗自已。若兩頤黑色，與少陽赤色争見，則死也。少陰經敗甚，必入腎，腎臟發露，泉之竭矣，無陰以守之矣。少陽相火，少陰真火，上下交焚，頃刻俱爲灰燼，誠劫災也。傳經勢重，間有回天之手，至於腎内枯槁無救。頰頤紫黑已見，惡痕縷縷不散，此獨陽無陰，如大火聚，安得紫府、丹臺，授以太陰神水乎？吾徒同志，濬冽彼之泉自固，慶古經之法傳心，無負此番提命可矣。

會講《素問・評熱論》病温經文一段

上堂師嘉言老人第二會語録

岐伯先師論温，勝義微妙，今始深解之也。黄帝問曰：有病温者，汗出輒復熱，而脈躁疾不爲汗衰，狂言，不能食，病名爲何？岐伯對曰：病名陰陽交，交者，死也。帝曰：願聞其説。岐伯曰：人所以汗出者，皆生於穀，穀生於精。今邪氣交爭於骨肉而得汗者，是邪卻而精勝也。精勝則當能食，而不復熱。復熱者，邪氣也。汗者，精氣也。今汗出而輒復熱者，是邪勝也。不能食者，精無俾也。病而留者，其壽可立而傾也。且夫《熱論》曰：汗出而脈尚躁盛者死。今脈不與汗相應，此不勝其病也，其死明矣。狂言者，是失志，失志者死。今見三死，不見一生，雖愈必死也。此段論温，獨創穀氣之旨。穀氣化爲精，精氣勝乃爲汗，身中之至寶至寶者也。穀氣爲疾病之總途，生死之分界，萃萬理爲一言，誰能外之？《内經》謂精者身之本也。故藏於精者，春不病温。是則藏精之人，外邪不入，身如藥樹，百病不生矣。即不然者，冬藏已敵春温，積貯爲命主張，蚤計在是，胡乃泥沙擲之耶？泥沙擲之，兹後則腎虚甚而温死矣，尺熱甚而温死矣。穀氣既餒，轉輸不給，關門閉而水穀難通，大事去矣。况腎虚尺熱，外感傳經而入三陰，熱上加熱。一呼脈三動，一吸脈三動而躁，凖平人十二時脈，更增四時，三日促爲二朝，再促則脱而不續矣。所以狂言、失志、脱精則死，以此故也。上古、中古兩大聖神，如出一手，倒説豎説，變化生心，萬理淵源，爛然生色。千代以後，乃至傳爲土苴，不論不議，奈之何哉？吾徒七十有五，始知理障稍盡，矩則昭然，兹時不言，更待何年耶。岐伯先師謂陰陽交，交者死。黄帝願聞其説。岐伯但發穀氣之妙，至陰陽交，一言而終，不更再舉。向者胸爲疑府，今乃知穀氣之旨既明，即陰陽交與不交了然定矣。吾徒嚼舌多年，今轉饒舌，而且細舉之矣。上古榮未交，證之輕者；榮交，陰重且死者。中古冬傷於寒，春必病温，證半輕者，冬不藏精，腎虚尺熱，重且死者。聖神心印，妙義天開，變化錯縱，愈出愈奇。上古太陽小腸、膀胱與厥陰心、肝爲偶，少陽與少陰心、腎爲偶，而陽明、太陰雖不言之，而其相偶更定位也。中古太陽與少陰一腑一臟，獨主其重，蓋太陽主外，少陰主内，太陽司陽經之温，少陰司陰經之温，太陽交少陰，少陰交太陽，陰陽交而死矣。然掌上意珠，不敘其文，若隱若顯，俟之後人，何乃竟成絶學耶。岐伯先師，妙翻千古變證，若相忤而實相成，賢智不識其旨，况庸人乎。謂二陽搏，其病温死不治，不過十日死，乃陽經榮未交之輕證，而舉爲死不治，必有其説。言二陽搏，雖未入陰，病温至極，必死不治，稍延不過十日死，較三日死陰之屬，少饒其期耳。二陽者，手大腸足胃。手經、足經並主陽明，金土燥剛，亢熯陰絶，胃穀腸津，水穀將絶，乃至腸胃如焚矣。縱延多日，究竟不得不死矣。至上古，足陽明胃、足太陰脾，一陽、一陰雖不相錯而相偶。然吾徒榮未交，待時汗已，經氣虚者，辰已巳旺，汗乃盡解，必然之理也。門人有蓄疑義：脾胃以膜相連耳，脾胃榮交相連，直是易易，所以上古故不言之也。予不然，傷寒傳經，如膽藏肝葉，豈不直入相合。然必少陽膽乃傳太陰，再傳少陰，乃傳厥陰，繞經而走，不能直截合膽也。今陽明胃乃傳少陽膽，少陽始傳太陰，繞經傳次亦然。固知陽明、太陰交與不交，各分疆界矣。兩顴頰後，榮交相爭，部位不遠；頰前與頤榮交相爭，部位不遠；額中鼻準，榮交相爭，部位不遠。必至榮交不分，乃爲死也。至於太陽、少陰，陰陽正交，吾徒更深言之。《内經》兩感證，一日太陽、少陰，二日陽明、太陰，三日少陽、厥陰，三日死。由是論之，温證微不相同矣。温證一日太陽而交少陰，有十分交者，有五分交者，有一二分交者。所以温證，太陽、少陰本經與病相持，即十日半月總爲一日之期，不傳二日三日之促而驟死者，蓋以穀氣平時覺不相同，榮衛平時覺不相等，病之精津不枯，穀氣不盡，熱勢少衰，肌膚漸漬微汗，兩交忽爲兩解，病醫相成者多有之矣。半月一月，待斃無醫，穀氣不得不盡者，非天也，人也。然醫之手眼，審幾决擇，一日已前，圖而又圖，邀非幸邀，生機可待，此爲超醫。至一日已後，二日陽明、太陰，三日少陽、厥陰，穀氣精血，傳經立盡，盡則死矣。岐伯先師曰：病而留者，其壽可立而傾也。又曰：今見三死，不見一生，雖愈必死也。然則陰陽交，交者死。予向以爲一言而終，隨病隨死之候，幾誤一生，牆面惶汗，常慄然之矣。立志奇男子，冬至閉關，儲蓄内富，豈非第一義乎。

會講《傷寒論》中論温證一段

上堂師嘉言老人第三會語録

上古、中古首重温證，民生最賴之矣。周秦以降，如扁鵲越人起家數輩，各樹偉義，經緯裁成。後代宗匠，至於温證絶不言之。由是論温駸傳駸失，乃至人去書存，幾千百年黯然無色矣。漢末張仲景，前聖後聖同符一揆，其著《傷寒論》，雖述，實爲創也。三百九十七法，一百一十三方，其功遠紹軒、岐。於中温證一法，劃然天開，步步著實。繹傷寒家成朱十餘輩，義例多獲，獨温證從不知爲何事。予步趨仲景先師，至老不輟。諸公會講，大舉温證，以建當世赤幟，俾仲景寒灰火傳。

蓋太陽病發熱而渴、不惡寒者，爲温病。玩《内經》冬傷於寒，春必病温之説，知冬寒久鬱，太陽經受，肌表榮衛主之，與冬月驟病，發熱、惡寒、且不渴者，證則不同。故春月寒鬱既久，發熱而渴，不惡寒，自内出外矣。與上古榮未交，待汗自解同義，其證不過十之一二耳。若發汗已，身灼熱者，名曰風温。風温證，少陰冬不藏精，與太陽病隨時忽至，勢則病之八九矣。風温與風傷衛又不同。中風其脈浮弱，獨主太陽。風温其脈尺寸俱浮，兼主太陽少陰。腎水本當沉也，風温載之，從太陽上入，根本撥而枝葉繁矣。春月木長勢强，吸汲腎水，已爲母虚，加以風温之病，俄頃少陽相火、厥陰風木，風火熾然，能無殆乎。故「若發汗已」四字，包括錯誤，見醫未病之先。及得病之頃，須診足太陽、足少陰一腑一臟，此千古獨傳妙訣也。診之辨其有無伏氣。有伏氣者，冬寒太、少二經久伏身中，時當二月，其脈先見露矣。發則表熱太陽與裏熱少陰，將同用事，恣汗無忌，灼熱反倍，是爲風温。風温表裏俱見浮脈，其證自汗身重，腎本病也。多眠睡，鼻息鼾，語言難，腎本病也。腎中之候同時薦至，危且殆矣。古律垂戒云：風温治在少陰，不可發汗，發汗死者，醫殺之也。詎意發熱之初，不及脈理，輕易發汗，蚤已犯此大戒，生命可輕試手乎。既腎中風邪外出，以陽從陽，熱無休止矣。被下者，小便不利，傷其膀胱氣化，直視失溲，太陽臟腑同時絶矣。被火，微發黄色，劇如驚癇，時瘈瘲，火熱亂其神明，擾其筋脈也。傷寒燔鍼灼艾，仲景屢戒，至温證尤當戒之。被火微發黄色一段，亂其神明，擾其筋脈，重證莫重於此。稍輕誤火，少陰脈系咽喉，乾痛乃至唾血，亦多死者，如之何？一逆發汗，已是引日待斃，再促，聖神莫挽矣。故治温病，喫緊在未發汗前辨其脈證，補救備至，防危可也。發汗已後，凶咎卒至，又何所措其手足哉。上古論温，榮交已後，其病内連腎。中古論温，顓論穀氣，腎中精勝乃汗則生，腎中虚甚，更熱則死。其旨至矣，盡矣。仲景先師，出其不盡之藏，論腎更視膀胱以緯之。小便傷膀胱氣化，甚則直視失溲，謂太陽入絡膀胱命門穴中者，藏精光照，兩目直視則光絶矣。瞳子高者，太陽不足；戴眼者，太陽已絶。太陽氣絶者，其足不可屈伸。是則太陽之脈，其終也有五大證：戴眼、反折、瘈瘲、色白、絶汗。太陽關係，豈不最操其重哉。所以中風暴證，多絶膀胱，人不識者。故風温扼要膀胱，若腎臟將絶，甯不膀胱先絶乎。因是吾徒敢論太陽春温，受證雖不類夫風温，然陽熱勢極，腎吸真陰上逆，地道不通，亦成太陽死證。蓋由誤發其汗，致少陰隨之上入，大類《内經》風厥同也。《内經》巨陽主氣，故先受邪，少陰與其爲表裏也。得熱則從之，從之則厥也。瀉陽補陰，是則能治風厥，多不死者。然而中風、風温、風厥，太陽纔涉三風見症，總當回護陰之根底，勿使陰不内守，勿使陽不上厥。百凡封蟄不露，乃可需其正汗，風始熄也。必能若此，乃爲瀉陽補陰之妙。若陽邪狂逞，少水不能勝火，虚風洞然，果何爲哉？諦思一方，其方苟非設誠通神，孰能定此？吾徒尚論温證，於後四卷之一内取裁其方，然未刻也。又十餘年，諸公大舉會講温證，當爲之刻之矣。閱末語，則老人之欲刻此書，以仁天下也久矣。具同心者，其能已耶。

會講温證自晉至今千年絶學一段

上堂師嘉言老人第四會語録

仲景先師，叔季天生聖人，其道如日月之明，無斁之矣。叔和何如人也？以爲得統而學聖人之徒。今且譚從前之英賢，過信叔和之弊。叔和爲晉太醫令，一時醫流，既以淺陋，更甚荒唐。如西晉崔文行，所傳解散温法，用桔梗、細辛、白朮、烏頭四味，後世奉爲靈寶，更增附子，名老君神明散。更增熒火，名務成子熒火丸。托老君務成子售欺，妖妄極矣。後代朱肱《活人書》具載其方，確信以爲有。見時疫爲寒疫，故用陰毒傷寒，所以久宗之耳。及以毒攻毒，受劫必死。朱肱復改聖散子，仍用附子，而表裏香燥同之。東坡學士在黄州，見其隨施輒效，載之集中，後世又以過信坡公，殺人多誤。詎知坡公集中，朱肱已三改其方，始用敗毒散，不用熱藥，厥功少減前罪。然雖改易其方，不識聖神心法，竟無益矣。朱肱論傷寒注釋，頗合聖矩，但其論温，傳派不清，違悖聖言，未可枚舉。如仲景謂太陽病發熱、不惡寒而渴者，爲温病。

朱肱謂夏至以前，發熱、惡寒、頭疼、身體痛，其脈浮緊者，温病也。仲景所言者，冬月感寒，至春始發之温病。朱肱所言者，春月病温，重感於寒之變病。苟朱肱立百法以治正病，外立一法以治變病，於理甚融，乃千百年從未論温正病，所以其法、其方咸入室操戈也。叔和云更遇温熱變爲温毒；朱肱即云初春發斑、咳嗽爲温毒；吴綬謂傷寒壞證，更遇温熱，變爲温毒，乃以温毒爲壞證，亦宗叔和序例，依舊壞證而治之也。朱肱、吴綬塤篪迭奏於叔和之庭，正乎，邪乎？潔古傷寒名家，惑叔和變法，則亦不爲正矣。趙嗣真謂仲景所云重感異病變爲他病者，即索矩所謂二氣、三氣雜合爲病也。朱肱謂仲景云冬温之毒，與傷寒大異；汪機謂仲景云遇温氣爲温病，遇温熱爲温毒，不知仲景幾曾有是言哉。巢氏《病源》宗序例四變，用崔文行解散法。龐安常亦然，治法初用摩膏火灸，二日法鍼，解散取汗。不解，三日復汗之。更不解，四日用藜蘆丸，微吐愈。不愈，改用瓜蒂散吐之，解。尚未了了者，復一法，鍼之。七日熱已入胃，乃以鷄子湯下之，巢、龐比匪極矣。後安常自撰微言，有和解因時法，於春分、夏至前後一以和解爲主，增一味減一味，即名一方，豈始崔文行蜂蠆螫手耶？然祇定不移，移則蹶矣。李思訓亦用和解。海藏謂二公當宋全盛，其法明哲莫踰，然欲汗不敢，欲下不敢，遷延渺法，無可奈何矣。大率委置聖言，傅會多口，幾千年來，祖孫父子一派相承，盈庭聚訟，各逞其端，而未已也。丹谿究心雜症，不事仲景，遇外感，宗東垣補中益氣，兼行解散，終非正法，况感異氣之説，決擇不精。然既外感不習，獨主雜症，何由登峰造極耶。東垣不解傷寒正治，蓋一生精神在内傷也。乃從《内經》深入至理，發出冬温、春温二義，真千百年之一人也。云：冬傷於寒者，冬行秋令也，當寒而温，火盛而水虧矣。水既已虧，則所勝妄行。土有餘也，所生受病；金不足也，所不勝者侮之；火太過也，火土合德，濕熱相助，故爲温病。又云：春月木當發生，陽以外泄，孰爲鼓舞？腎水内竭，孰爲滋養？生化之源既竭，木何賴以生乎？身之所存者，熱也。時强木長，故爲温病。此二則温症，從《内經》立説，入理深譚，不闢叔和。叔和自妄，蓋時强木長腎水不足供其吸取，故爲温病。較叔和三月四月不爲寒折，病熱猶輕，五月六月爲寒所折，病熱則重，盛夏寒折倒見，不成事理。東垣一則冬温妙義，一則春温妙義，幾千年來獨步悟入，偉哉偉哉。賢關首肯此老矣。

會講温證正名辨脈之要一段

上堂師嘉言老人第五會語録論濕温

仲景先師，祖《素問》熱病作《傷寒論》，以傷寒皆爲熱病也。然於冬月正病獨詳之矣，而春温夏熱則但述大意，比類一二，惟風温、濕温二症，春司風温，夏司濕温，獨主其重，千古不易也。前第三會已論風温之戒矣，今舉濕温言之。傷寒濕温，其人常傷於濕，因而中暍，濕熱相薄則發濕温。若兩脛逆冷，腹滿叉胸，頭目痛，若妄言，治在足太陰，不可發汗。汗出必不能言，耳聾，不知痛所在，身青面色變，名曰重暍。如此者，醫殺之也。然風温二律指爲醫殺，叔和當時凜斧鉞，不敢干也，何乃插入重感異氣，變出四症，誑惑後人。謂脈陰陽俱盛，重感於寒者，變爲温瘧，陽脈浮滑，陰脈濡弱，更遇於風，變爲風温；陽脈洪數，陰脈實大，更遇温熱，變爲温毒；陽脈濡弱，陰脈弦緊，更遇温氣，變爲温疫。予既自任仲景之徒，當再折其妄。蓋温瘧、風温、温毒、温疫四變，總由不識仲景風温、濕温二大症耳。風温爲少陰症，微分太陽。厥陰即温瘧，亦該少陰統屬。《素問》謂冬感於寒，藏之骨髓，遇大暑内灼，髓空而發温瘧，此正理也。若重感於寒而變瘧，無是事也。至於濕温一大證，從不言及，是則夏月竟無著落矣。詎知濕温包疫證在内，濕温至盛，長幼相似則疫矣，疫亦暑濕之正法也。其外感發瘧，症之輕者也。今脈反加重而症變輕，何以得此耶？至温毒則症之重者，三陰更重砌出，脈狀洪數實大有之，其人元氣實盛，可堪大汗大下，外邪立解，何至發爲温毒乎？且陽毒若此，其陰毒又何脈耶？謂陽脈濡弱，陰脈弦緊，變爲温疫，儒弱本名濕温，而弦緊乃傷寒定脈，一濕一寒，何從主之？叔和至夏暑爲病最重，《内經》原無其説。楊上善云：輕者夏至前温病，甚者夏至後暑病，不知何見？予謂初春寒芽，或謂柔折可也；至盛夏，時强木長，謂之疫寒，斷不其然。第四會東垣老人片言而折矣。蓋春月風温多死在三日，夏月濕温多有可愈者，安得反重之耶。至於脈法微妙，顯然易徵。傷寒之脈，浮大而緊；中風之脈，浮緩而弱；春温浮而且弱；風温弗舉，風濕尺寸俱浮，風火洞然；中暍弦細芤遲，暑傷其氣；濕温沉弱濡緩，濕流其經。至於痎瘧，仍是脈合火土主之。脈之應病，步步著實，自然之理也。叔和左更遇，右更遇，左變爲，右變爲，饐喉結舌，面厚三寸。韓氏《微旨》，本欲懲艾，而見齷齪，和解因時，聽病自愈。政如用小柴胡湯，誠亦一法；第守此，將三百九十六法盡爲贅龐，其可乎哉。風濕、濕温，天大二證，乃風温之治，朱肱用五方：葳蕤湯、知母乾葛湯、防己湯、栝蔞根湯、葛根龍膽湯，其風火相熾，頃刻危亡，全不知矣。至於濕温，君火心，太陰脾，從不識正法若何，但施邪術而已，真見則安在哉？吾徒品騭温症，列眉如炬。諸公目擊勝義，千里同風，是所望矣。

會講論温古今粹美同堂悦樂一條

上堂師嘉言老人第六會語録

人無古今，性有完闕，吾生所賦，一隙微明而已。然靜裏索照，覺無極、太極以來，雖未生人，先具人理。人理者，天地之心也。嚮著陰病論，少摹開闢一斑。而劫初上帝以爲之君，其臣以爲之教，創著《上經》《中經》《下經》三卷。中古遼邈，全書未覩。而岐伯先師，私淑先師祖，時與黄帝相授一堂。《内經》以後，十不徹一，況古經論温哉。然上古榮未交前，及榮交後，生死燎然。但温旨莫能幾及，絶世知識明明，見莫問，問莫究，豈不世界空擲人理乎？吾徒神酣上古，志觀玉京，繪爲空中樓閣之想，步虚陟降，游焉息焉，自覺目光心朗，温症開先，即使拱璧以先駟馬，不若晤言一室，求志千古矣。此吾徒一大暢也。岐伯先師論運氣曰：尺寸交者死，陰陽交者死，各有其義。惟論温曰：陰陽交，交者死也。一言而終，更不再舉，吾徒何從得之？然遡上古前聖，徐覺榮交、未交兩端，而生死定之也。仲景後聖，徐覺温與風温兩端，而生死定之也。今始陰陽交，交者死，論温比類列眉。岐伯先師從前大呼疾聲，嚮不悟則不聞耳，悟則豈論岐伯先師，即吾徒交與未交，自炯兩目。胃爲腎關同一機軸，温症纔一見之，而意中已先覺矣。此吾徒一大暢也。先師仲景宫牆，吾徒步趨，垂老彌任，忽發未刊之旨，意謂冬寒、春温、夏熱，分之三時，覺三大綱建鼎足焉。冬月太陽寒水，繼以厥陰風木，則統傷寒、中風兩症爲一大綱，以傷寒該中風，天然不易也。春月厥陰風木，繼以少陽相火，則出温症、風温兩症爲一大綱，以温病該風温，天然不易也。夏月少陰君火，繼以太陰濕土，則出暍、濕兩症爲一大綱，以暍病該濕温，天然不易也。精微之藴，聲臭盡泯。叔和以後，歧路羊腸，蓁披鳥道，多少沉淪。天意未喪，乃至吾世，履視昭然，此吾徒一大暢也。仲景先師以前無方，以後其方充棟，大率禁方失傳，寖成邪僻，所以有晉温疫，疑鬼疑神，相沿未已，亦以後人莫得仲景之方耳。吾徒《傷寒論》方，取裁温症諸方，《尚論篇》未刻後四卷之一載之，逐一發明其義，無方乃有定方，此吾徒一大暢也。晉、唐、宋、元以後，賢者和解因時，銖銖兩兩，

無可奈何，猶可言也；不肖者蕩檢踰閑，妄行汗下，生命施手，不可言也。幾千年來，獨東垣老人二則，譚言微中，域外偉觀，異時同調，此吾徒一大暢也。嗣後諸君精參，各出一則、二則，竪義警切，藴理新硎，應接不暇，吾徒一大暢大暢矣。

答問篇

答杭州程雲來傷寒十六問

一問： 凡陰病見陽脈者生，陽病見陰脈者死。而有曰：病人苦發熱、身體疼，病人自臥，其脈沉而遲者，知其差也。曰沉曰遲，非陰脈乎？豈亦有陽病見陰脈而愈耶？

答： 凡陰病見陽脈者生，陽病見陰脈者死，此二語乃傷寒脈法喫緊大綱。至其比例詳情，自非一端可盡。如厥陰中風，脈微浮爲欲愈，不浮爲未愈，是陰病貴得陽脈也。如譫言妄語，脈沉細者死，脈短者死，脈澀者死，是陽病惡見陰脈也。又如太陽蓄血病，六七日表症仍在，脈微而沉，反不結胸，其人發狂者，下血乃愈，此亦陽病見陰脈。仲景復推出可生之路，見六七日太陽之表證仍在，自當現大、浮、數、動、滑之脈，設其人脈微而沉，自當比動數變遲之條，而證成結胸。今乃反不結胸者，明是陽邪不結於太陽之經，而結於太陽之腑也。膀胱之腑果真蓄血，勢必發狂而成死症，計惟急下其血，庶結邪解而乃可愈耳。今人但疑抵當湯爲殺人之藥，而孰知亟奪其血正所以再生其人乎？又如厥陰下利，寸脈反浮數，此陰病得陽脈，本當愈者，設其人尺中自澀，則是陽邪陷入陰中，其浮數之脈爲血所持而不露也。然陽邪既陷入陰，寸脈不加浮數，則陽邪亦屬有限。今寸脈反浮數，其在裏之熱，熾盛難除，更可類推。故知其必圊膿血，而成半死半生之症也。合兩條論之，上條可愈之故，全在陰脈見。脈既轉陰，陽邪原有限也。下條難愈之故，全在陽脈見。陽邪既從血下出，陽邪不盡，血必不止。萬一血盡，而陽邪未盡，能免脱陰而死乎？可見陰病、陽病二語，特舉其大綱至微細，聽人自會耳。大綱云者，謂症屬於陰，其脈反陽，必能鼓勇以卻敵；症屬於陽，其脈反陰，必難嬰城以固守。故得澀、弱、弦、微之脈者，其人氣血精津未病先虧，小病且難勝，況能勝傳經之熱病哉。尊問疑陽病見陰脈亦有愈者，茲正大徹之關。但所引病人苦發熱一段，此不過驗病之法耳。謂病人苦發熱、身體疼，到診脈時，其人安臥，則不見有發熱身疼之苦矣。加以脈沉而遲，表邪又未入裏，其從外解無疑，所以知其差耳。

二問： 從霜降以後，至春分以前，凡有觸冒者，名曰傷寒，餘時則非傷寒也。其有曰：立夏得洪大脈，是其本位，其人身體苦疼重者，須發其汗，非傷寒而何？

答： 冬月傷時令之寒，春月傷時令之温，夏秋傷時令之暑濕熱，此四時之正病也。然夏秋亦有傷寒，冬春亦有傷暑傷濕，乃四時之客病，所謂異氣也。此段叮嚀，仲景特於濕家不可發汗之外，另竖一義，蓋以夏月得洪大脈，是心火之本脈，其人身體苦疼重，又似濕土之本病，恐後學誤遵濕家不可發汗之條，故以此辨析之耳。見濕病雖夏月脈必濡弱，不能洪大，且額上有汗。非如傷寒病腠理閉密，即在夏月亦必無汗之比也。又見洪大既爲夏月本脈，斷無當暑汗不出，而身體疼重之理也。兩相比照，則其疼重仍係太陽經傷寒無疑。但在夏月受邪原微，見證亦稍輕，令人難辨，故於脈法中析此大疑，以昭成法。可見不但冬春正病，有汗爲傷風，無汗爲傷寒，即夏秋正病，有汗爲傷暑、傷濕，無汗仍爲傷寒。參脈辨證，了然明矣。

三問： 陽病從寅而解於戌，陰病從亥而解於寅，是陽得陽解，陰得陰解。而有曰：陽病解於夜半，陰病解於日中，何也？

答： 陽得陽解，陰得陰解者，此從其經氣之王也。如少陽王於寅、卯、辰，太陽王於巳、午、未，陽明王於申、酉、戌，太陰王於亥、子、丑，少陰王於子、丑、寅，厥陰王於丑、寅、卯是也。各經皆從其王，少陰獨從其生者，少陰腎中，内藏真陽，子時一陽生，葭管灰飛，蚤已春回暘谷。丑時二陽，寅時三陽，陽進陰必退，陽長陰必消也。且天一生水，子水生地，即是王地，故少陰欲解，獨從之也。然三陽之解，從寅卯而始；三陰之解，從寅卯而終。寅爲生人之首，卯爲天地之門戶，亦陰陽如環之理也。但三陽之王時九，各不相襲；三陰之王時五，逐位相連。可見陽行健，其道長，故不相及；陰行鈍，其道促，故皆相躡也。於此見仲景析義之精，以述爲作矣。至陽病解於夜半，陰病解於日中者，《内經》之旨，取陽見陰，陰見陽，兩相和協之義也。然而陰陽之和協與否，惡從知之？故陽病必於陽王之時先現欲解之機，然後夜半而輕安也；陰病必於陰王之時先現欲解之機，然後日中而輕安也。先聖後聖寧非一揆也哉？

四問：汗多則熱愈。凡桂枝、麻黄二湯，俱取微似有汗，不令汗多。汗少則便難，少則津液未竭，何爲便難也？

答：太陽病非汗不解，然汗法中每伏亡陽、漏風種種危候，所以服桂枝、麻黄湯，但取微似汗，慮夫陽氣素薄之人，得藥而汗出不止也。至於陽明胃經，爲津液之府，邪熱内入，津液隨即外越者最多，不但陽氣虚不可過汗，即陽氣素實，亦不可過汗。所以陽明致戒云：陽明實，因發其汗，出多者亦爲太過。太過爲陽絶於裏，亡津液，大便因硬也。從前不解陽絶爲何事，不知正指津液内竭而言，即無陽之互文也。所云汗多則熱愈，汗少則便難，乃《脈法》後段推原所以當下之故。謂服藥得汗，腠理既開，兩三日内仍覺漐漐微汗，則邪服而熱除，不傳裏矣。若汗纔得〔一〕，而腠理隨閉，則熱邪不服而傳裏，熱既傳裏，津液必耗而便難，故宜攻下，以存津液。觀下文復云脈遲尚未可攻，又戒其勿誤攻，以重傷津液也。要知此三語，總頂屬腑者不令溲數，而爲陽明病下注腳耳。

〔一〕若汗纔得　三味書局本作「若汗纔得出」，可參。

五問：太陽發熱惡寒，熱多寒少一節內云：脈微弱者，此無陽也，不可發汗，宜桂枝二越婢一湯。既曰無陽不可發汗，方中桂枝、麻黄、石膏、生薑能不發汗耶？

答：太陽病風傷衛，則用桂枝湯解肌；寒傷營，則用麻黄湯發汗；風寒兩傷營衛，而加煩躁，則用大青龍湯峻發其汗，此定法也。於中復有最難用法一症，如太陽病發熱惡寒，熱多寒少，謂風多寒少也。風多則麻黄湯爲不可用，寒少則桂枝湯必不能去寒，加以脈見微弱，其人胃中復無津液，是汗之固萬萬不可。欲不汗，其微寒終不外散，雖有桂枝二麻黄一之法，施於此症尚不中竅，何者？桂枝二麻黄一，但可治熱多寒少，而不可治脈微弱故耳。於是更改麻黄一爲越婢一，示微發於不發之中。越婢者，不過麻黄、石膏二物，形容其發散之柔緩，較女婢尤爲過之，正可勝微寒之任耳。所以然者，以石膏能解陽明之熱，熱解則津液復生，而不名無陽，適得天然妙合之法也。此仲景之精義乎。

六問：傷寒心下有水氣，欬而微喘，發熱不渴，服湯已渴者，此寒去欲解也，小青龍湯主之。既寒去欲解，不用藥可矣，必用小青龍湯何也？

答：傷寒心下有水氣，欬而微喘，此水寒相搏，而傷其肺也。傷寒故發熱，水停心下故不渴，内水與外寒相得益彰矣。今服湯已而渴，明是表藥之甘温，克勝其外襲之寒，所以知其證爲欲解，然尚未解也。何以故？外寒爲内水所持，開解最難，故必更用小青龍湯，逐其寒從外出，水從下出，斯一舉而開解無餘耳。倘不其然，縱外寒漸散，其水氣之射肺中者，無由得出，異日甯不爲喘喝之人乎。

七問：太陽病，脈浮緊，無汗，發熱，身疼痛云云，劇者必衄，衄乃解，所以然者，陽氣重故也，麻黄湯主之。衄家不可發汗，衄而已解，不用麻黄可也，何復用耶？

答：衄家不可發汗者，乃不病傷寒之人。平素慣衄，及病傷寒，不可發汗，所謂奪血者無汗，强發其汗，徒動其血，如下厥上竭之類也。傷寒之人，寒氣深重，其熱亦重，熱追血行，因而致衄。衄乃解者，不過少解其煩瞑，未能解深重之寒也。故必再用麻黄湯以發其未盡之沉滯，一以盡徹其邪，一以免其再衄，此定法也。仲景復申二法：其二云太陽病，脈浮緊，發熱，身無汗，自衄者愈，此則不用麻黄湯也。曰身無汗，必係已用麻黄湯，而未得汗，然亦足以推發其勢，而致自衄也。以其人既無發煩、目瞑之症，則一衄而邪從外解矣，何苦復用麻黄湯耶？其一云傷寒，脈浮緊，不發汗，因致衄者，麻黄湯主之。此因全不發其汗，因而致衄，是一衄不能盡徹其邪，仍當用麻黄湯以發之，邪始徹也。參二條以會用法之意，了無疑惑矣。至於審邪勢之微甚，以分用劑之大小，更不待言已。

八問：發汗後不可更行桂枝湯；汗出而喘，無火熱者，可與麻黄杏仁甘草石膏湯。發汗後桂枝既不可行，麻黄可行耶？無大熱，石膏可行耶？義不可知也。

答：治傷寒先分營衛受邪，桂枝湯與麻黄湯一彼一此，劃然中分，果真爲麻黄湯症，斷無混用桂枝之理。故發汗以後，得汗而熱少除，但喘尚未除者，更與麻杏甘石湯，治之則愈，此中頗有奥義。蓋太陽之邪雖從汗解，其熱邪襲入肺中者，無由得解。所以熱雖少止，喘仍不止，故用麻黄發肺邪，杏仁下肺氣，甘草緩肺急，石膏清肺熱，即以治足太陽膀胱經藥，通治手太陰肺經，亦爲天造地設之良法也。倘更誤行桂枝，寗不壅塞肺氣，而吐癰膿乎？必識此意，然後不可更行桂枝之戒，愈覺深切著明耳。

九問：血弱氣盡一節，有臟腑相連，其痛必下，邪高痛下，故使嘔也。高指表耶？下指脅耶？

答：高不指表，下不指脇，要知此乃爲婦人經水適來適斷之詞。經水適斷之後，寗非血弱氣盡乎？因少陽熱邪盡入血室，逼其經血妄行，致成此症。蓋少陽膽，藏於厥陰肝葉之内，臟腑相連，與太陽、陽明兩陽各爲一區，不與少陰、太陰相連者迥殊。所以太陽、陽明之腑邪，不能襲入於臟，而少陽之腑邪，與臟相連，漫無界限。其熱邪之在脅者，迫血妄行，必痛連腹中，見經血雖止，而腹痛猶不止耳。高指脅也，下指腹也。邪在兩脅，已搏飲上逆，痛在腹中，又濁氣上干，所以其症嘔逆特甚。但不可因其痛在腹中，遂指爲厥陰見症，誤用吴茱萸等湯治嘔，桂枝、大黄等湯治痛，仍用小柴胡湯治其腑，不治其臟，乃爲不誤。此是吃緊叮嚀，言外見臟腑同治，必領腑邪入臟而成兩感，水漿不入，形體不仁，有必至矣。仲景不能盡所欲言，但以小柴胡湯主之一語砥柱狂瀾也。

十問：小柴胡湯法，去滓復煎，必有其義。

答：用小柴胡湯必去滓復煎，此仲景法中之法，原有奥義。蓋少陽經用藥，有汗吐下三禁，故但取小柴胡湯以和之。然一藥之中，柴胡欲出表，黄芩欲入裏，半夏欲驅痰，紛紜而動，不和甚矣。故去滓復煎，使其藥性合而爲一，漫無異同，俾其不至僨事耳。又和非和於表，亦非和於裏，乃和於中也。是必煎至最熟，令藥氣並停胃中，少頃隨胃氣以敷布表裏，而表裏之邪不覺潛消默奪。所以方中既用人參、甘草，復加生薑、大棗，不厭其複，全藉胃中天真之氣爲斡旋。所謂大力者負之而走耳。試即以仲景印仲景三黄附子湯中，以其人陽邪入陰而熱熾，非三黄不能除熱，其人復真陽内微而陰盛，非附子不能回陽，然必各煎後，迺得以各行其事，而復煎以共行其事之義，不亦彰彰乎。

十一問：太陽病，外症未解而復下之，協熱而利，利下不止，心下痞硬，表裏不解者，桂枝人參湯主之，此理中加桂枝也。設遇此症，解表用桂枝可也。協熱利而用理中，人所不敢。仲景神明，必有妙義歟？

答：太陽經表邪未解而誤下，以致協熱而利，心下痞硬。設腹中利止，則裏邪可從裏解，乃利下不止，是裏邪漫無解期也。設胸中結開，則表邪可從表解，乃心下痞硬，是表邪漫無解期也。此際欲解表裏之邪，全藉中氣爲敷布。夫既上下交征不已，中氣且有立斷之勢，其能解邪開結乎？故捨桂枝人參湯一法，更無他法可用者。若以協熱之故，更清其熱，斯殆矣。愚每用此法，病者得藥，腹中即響若雷奔，頃之痞硬開，下利止，捷於反掌。可見握樞而運，真無爲之上理矣。

按，瀉心湯中，治痞硬下利，用甘草、乾薑、人參，各有其義，從未有用朮之法也。此因下利不止，恐其人五臟氣絶於内，不得已而用朮，故不曰桂枝理中湯，而更其名曰桂枝人參湯。豈非謂表邪未盡，不可以用朮立法耶？後來陶節庵製疏邪實表湯，以代桂枝湯，竟推重白朮爲君主，坐令外感内傷混同用藥，此等微細關頭，不可不辨。

十二問：傷寒脈浮滑，此表有熱，裏有寒，白虎湯主之。寒字誤耶，浮滑之脈不應有寒也。

答：脈滑爲裏熱，浮滑則表亦熱。所以仲景白虎湯症又云：熱結在裏，表裏俱熱，可爲互症矣。寒字勿泥，即謂外感之寒入裏，而生其在裏之熱亦可。

十三問：陽明病心下硬滿者，不可攻之；陽明病不吐、不下、心煩者，與調胃承氣湯。硬滿似重於心煩，何心煩可下，而硬滿不可下耶？

答：心下正胸膈之間而兼太陽，故硬滿爲太陽、陽明之候，不可攻之，攻之利遂不止者死。至於心煩一症，乃津液内耗，大率當調其胃，然尚有重傷津液之慮。若不由吐下所致，是津液未虧。反見心煩者，其爲邪熱灼胃審矣，當用調胃承氣，夫復何疑？然曰與，亦是少少和胃以安津液之法，非下法也。

十四問：少陰病得之二三日，口燥咽乾者，急下之，宜大承氣湯。觀急字，似不宜緩，其症不過口乾燥，而且病屬少陰，少陰又不過二三日，非十餘日之大滿大實。有此神見，而便用承氣耶？

答：少陰病得之纔二三日，即口燥、咽乾，其人腎水素竭可知，故宜急下以救腎水，少緩須臾，甕乾杯磬，救無及矣。所以陽明有急下三法，以救津液；少陰有急下三法，以救腎水，皆動關性命。所謂如救頭燃，何商量等待之有耶？此與大滿、大實之條，天淵懸絶，所當辨之於蚤矣。

十五問：脈濡而弱，弱反在關，濡反在巔，此一節有闕文否？

答：叔和以濡、弱、微、澀之脈見，爲陽氣與陰血兩虚，分類於不可發汗、不可下二篇之首。推其所以不可汗下之故，豈非以陽症陰脈乎？而陽症陰脈，大率歸重在陽微一邊。觀下文云：陽微發汗，躁不得眠。又云，陽微不可下，下之則心下痞硬，差可覩矣。其中風汗出而反躁煩一語，最爲扼要，見無汗之躁煩用大青龍湯。不對且有亡陽之變，况於有汗之躁煩，其亡陽直在轉盼間，此即用真武湯尚恐不及，奈何可更汗下乎？本非闕文，但叔和未會仲景之意。類此不一而足，反覺重複纏擾，而令讀者茫然耳。

十六問：脈雙弦而遲者，必心下硬；脈大而緊者，陽中有陰，可下之，宜大承氣湯。設遇此症，果可下否？

答：脈雙弦而遲，謂左右皆然，乃陰寒内凝，所以心下必硬，其脈其症，必因誤下，邪未盡退而反致其虚寒也。仲景《金匱方論》云：脈雙弦者，寒也。皆大下後虚脈。所以於結胸條論脈，謂太陽病脈浮而動數，醫反下之，動數變遲。一以誤下而脈變雙弦，一以誤下而脈變遲，可互證也。結胸條以其人邪結在胸，不得已用大陷胸湯，滌去胸間之邪，則與用大承氣湯峻攻腸中之結者懸矣。然且謂脈浮大者不可下，下之則死，是並陷胸湯亦不可用也。垂戒甚明也。雙弦脈即欲用下，當仿用温藥下之之例。今反謂宜大承氣湯下之者，何耶？至於脈大而緊者，陽中有陰，明謂傷風有寒，屬大青龍湯症，其不可下更明矣。兩段之文迴不相蒙，叔和彙湊一處，指爲可下之症，貽誤千載，誠斯道之厄也。尊問不敢行其所疑，具過人之識矣，敬服。

尚論後篇卷三

尚論張仲景《傷寒論》太陽本經諸方脈症

尚論諸方大意

仲景一百一十三方，用本草九十一種耳。仲景上遡《神農本經》藥三百六十五種，效法周天三百六十五度之數，應三才而合四時，妙義開天也。仲景取述神農本經藥品纔九十一種入《傷寒論》中，輔相裁成，有合六經之大綱者，有合六經之一目者。蓋神農百病兼收，而仲景則由六經以例百病，所以於上古本經取裁九十一種，用之不盡，萬世而後，星日炳然，聖之又聖者矣。梁陶隱君《別録》倍之爲七百三十種，迨唐本《圖經》《證類》，宋嘉祐《政和》，旁搜編録，於是旁門捷徑，各自成名者多矣。而仲景宫牆生色間出英賢數十輩，尤爲不孤，識大識小，總計一千七百四十六種。病雖百疢，藥無纖漏，天下後世永賴焉。然一千七百四十六種，顯現億兆，如同一日昭式，乃至漸推漸廣，觀察盡矣。何獨仲景九十一種，賢哲挺生，莫識厥旨？昌也晚進無識，手集神農本經，竊以《傷寒論》中藥品爲主，其晉、唐以後諸賢發揮《傷寒論》全方有得者，亦一一録出。而昌亦少步《尚論》諸方之後，總欲門下好學，隨證問藥，一目燎然，無檢書之苦難是慰耳。

太陽經風傷衛方

辨中風證用桂枝湯解肌大綱總法

桂枝湯方

桂枝三兩，去皮，味辛熱　芍藥三兩，味苦酸微寒　甘草二兩，炙，味甘平　生薑三兩，切，味辛温　大棗十二枚，味甘温

右五味㕮咀，以水七升，微火煮取三升，去滓，適寒温，服一升。服已須臾，歠熱稀粥一升餘，以助藥力。温覆令一時許，遍身漐漐微似有汗者益佳；不可令如水流漓，病必不除。若一服汗出病差，停後服，不必盡劑。若不汗，更服依前法。又不汗，後服小促役其間，半日許令三服盡。若病重者，一日一夜服，周時觀之。服一劑盡，病證猶在者，更作服。若汗不出者，乃服至二三劑。禁生冷、粘滑、肉麪、五辛、酒酪、臭惡等物。

太陽中風，陽浮而陰弱，陽浮者熱自發，陰弱者汗自出，嗇嗇惡寒，淅淅惡風，翕翕發熱，宜桂枝湯。仲景原文

風之傷人也，頭先受之，故令頭痛。風在表則表實，故令發熱。風爲陽，氣亦爲陽。同類相從，則傷衛外之氣。衛傷則無以固衛津液，故令汗出。其惡風者，衛氣不能衛也。其脈緩者，衛氣不能鼓也。上件皆太陽症，故曰太陽中風。桂枝辛甘，辛則能解肌，甘則能實表。《内經》曰：辛甘發散爲陽。故用之以治風。然恐其走泄陰氣，故用芍藥之酸以收之，佐以生薑、甘草、大棗，此發散而兼和裏之意。是方也，惟表邪乃可用之。若陽邪去表入裏，裏作燥渴，二便秘結，此宜承氣之時也，而誤用之則反矣。昌按，承

氣之誤，庸者固然，而工者誤在微細。仲景諄切，不似此項逐條本文，詳玩始獲。

凡桂枝湯病症者，常自汗出，小便不數，手足温和，或手足指稍露之則微冷，覆之則温，渾身熱，微煩而又憎寒，始可行之。若病者無汗，小便不數，手足温和，或手足逆，身冷，不惡寒反惡熱，或飲酒後，慎不可行桂枝湯也。脈緊必無汗，無汗不可誤作桂枝症〔一〕，此脈與症，仲景説得甚明，後人看不透，所以不敢用此方。假令寸口脈微，名曰陽不足，陰氣上入陽中，則灑淅惡寒也；尺脈弱，名曰陰不足，陽氣下陷入陰中，則發熱也。此謂元氣受病而然也。又曰：陽微則惡寒，陰微則發熱。醫既汗之使陽氣微，又大下之令陰氣弱，此謂醫所使也。大抵陰不足，陽往從之，故陽内陷而發熱；陽不足，陰往乘之，故陰上入陽中則惡寒。舉此二端，明白易曉，何憚而不用桂枝湯哉。仲景治表虚製此湯，桂枝味辛熱，發散助陽，體輕本乎天者親上，故桂枝爲君，芍藥、甘草佐之。如陽脈濇，陰脈弦，腹中急痛，乃製小建中湯，以芍藥爲君，桂枝、甘草佐之。一則治表虚，一則治其裏虚，故各有主用也。

以桂枝易肉桂，治傷寒腹痛神品藥也。如夏中熱腹疼，少加黄芩，去桂，痛立止，桂於春夏二時爲禁藥。

按，《經》云，桂枝入咽，陽盛則斃，春夏發者爲禁藥也。桂能動血，血熱者，爲禁藥也。木得桂而死，肝不足者爲禁藥也。

〔一〕無汗　原作「有汗」，據三味書局本改。

桂枝湯右禁用三法仲景本文並昌論

汗後水氣上逆有禁更汗增滿一法本文並昌論

中風病主用桂枝湯解肌和營衛七法本文並昌論

或問：桂枝湯發字之議，曰一桂枝耳，或云發汗，或云當得汗解，或云當發汗、更發汗，宜桂枝湯者數方，是用桂枝發汗也。復云：無汗不得用桂枝，又曰汗家不得重發汗，又曰發汗過多者，都用桂枝甘草湯，是閉汗也。一藥二用，如何説得仲景發汗與《本草》出汗之義相通爲一？答曰：《本草》云，桂枝辛甘熱，無毒，能爲百藥之長，通血脈，止煩。出汗者，是調血而汗自出也。仲景云：臟無他病，發熱自汗者，此衛氣不和也。又曰：自汗出，爲營氣和。營氣和則外不諧，以衛氣不與營氣和諧也。營氣和則愈，故皆用桂枝湯調和營衛，營衛和則汗自出矣，風邪由此而解。非桂枝能於腠理發出汗也，以其固閉營血，衛氣自和，邪無容地而出矣，其實則閉汗孔也。昧者不解閉汗之意，凡是病者俱用桂枝湯發汗，若與中風自汗者合，效如桴鼓，因見其取效而病愈，則曰此桂枝發出汗也，遂不問傷寒無汗者亦與桂枝湯，誤之甚矣。故仲景言無汗不得服桂枝，是閉汗孔也。又曰發汗多，又手冒心，心悸欲得按者，用桂枝甘草湯，是亦閉汗孔也。又曰汗家不得重發汗，若桂枝湯發汗，是重發汗也。凡桂枝條下言「發」字，當認作「出」字，是汗自然出也，非若麻黄能開腠理而發出汗也。《本草》「出汗」二字，上文有「通血脈」一句，是非三焦、衛氣、皮毛中藥，是爲營血中藥也。如是則「出汗」二字，當認作營衛和，自然汗出，非桂開腠理而發出汗也。故後人用桂治虚汗，讀者當逆察其意可矣。噫。《神農》作於前，仲景述於後，前聖後聖，其揆一矣。

不解肌，或誤汗，病邪入裏，用五苓兩解表裏二法

一法，水逆用之，多服煖水，汗出愈。

一法，脈浮、小便不利、微熱、消渴者用之。

五苓散方

猪苓十八銖，去皮　茯苓十八銖　澤瀉一兩六銖　白朮十八銖　桂半兩

右五味，爲散，以白飲和服，方寸匕，日三。多服煖水，汗出愈。

不解肌而誤發大汗，其變逆有救亡陽、漏風二法

一法，真武。

一法，桂枝加附子湯。

真武湯方

此本少陰經之神方，並加減法，而《太陽上篇》先録之，至《太陽下篇》尤宜緊要，先同録此。

茯苓三兩　芍藥三兩　生薑三兩，切　白术二兩　附子一枚，炮去皮破八片

右五味，以水八升，煮取三升，去滓，温服七合，日三服。

桂枝加附子湯

於桂枝湯内加附子一枚，餘依桂枝湯法。

不解肌，而用燒鍼取汗，寒入核起，炙核止變一法

桂枝加桂湯更加桂

於桂枝湯方内，更加桂枝二兩。

中風肌未解，不可下，宜用桂枝湯解外一法

桂枝湯方見前

不解肌，反誤下，邪不服者，於前下藥内更加桂枝湯一法

即桂枝大黄湯之互詞，因上衝陽位，故兩解之也。不上衝者，不用此方。

不解肌，反誤下，心痞，用温補藥兩解表裏一法

桂枝人參湯即理中加桂枝而易其名也

桂枝四兩，去皮　甘草四兩，炙　白术三兩　人參三兩　乾薑三兩

右五味，以水九升，先煎四味，取五升，内桂枝更煮取三升，去滓，温服一升，日再服，夜一服。

或問：大柴胡，瀉也；桂枝人參湯，補也，何爲皆治下利、心下痞硬？曰：此非裏熱，乃下之早，因作痞。裏虚協熱而利，表又不解，故與桂枝人參湯和裏解表。若夫傷寒發熱，汗出不解，心下痞硬，嘔吐而不利者，表和而裏病也。以心下痞硬，故爲實，當以大柴胡下之。二者心下痞硬雖同，而虚實之症有别，

故用藥有攻補之異。

不解肌，反誤下，邪入陽明，變用太陽兩解一法

葛根黄連黄芩湯方

葛根半斤　黄連二兩　黄芩三兩　甘草二兩，炙

右四味，以水八升，先煮葛根減二升，内諸藥，煮取二升，去滓，分温再服。

不解肌，反誤下，宜辨陽實陽虚，加減桂枝湯一法

桂枝去芍藥湯

下之後，脈促胸滿，於桂枝湯内去芍藥一味，餘依桂枝湯法

去芍藥方中加附子湯

下之微惡寒，於桂枝湯内去芍藥，加附子一枚。

不解肌，反誤下，陽邪作喘，有用桂枝加行氣藥一法

桂枝加厚朴杏仁湯

於枝枝湯方内加厚朴二兩，杏仁五十個，餘依桂枝湯法。

中風病不解，熱結膀胱，下血，有宜先表後裹一法

桃核承氣湯

外不解者，尚未可攻，宜桂枝湯。外解已，少腹急結，可用此攻。

桃仁五十個去皮尖　桂枝二兩　大黄四兩　芒硝二兩　甘草二兩炙

右五味，以水五升，煮取二升半，去滓，内芒硝，更上火，微沸，下火，先食温服五合〔一〕，日三服。當微利。

中風病不解，熱瘀蓄血，明辨脉症，用抵當湯二法

一法，發狂蓄血重證。

一法，再辨脉證法中之法。

抵當湯方

水蛭三十個，熬　䖟蟲三十個，去翅足熬　大黄三兩　桃仁三十個，去皮尖

右四味，爲散，以水五升，煮取三升，去滓，温服一升。不下，再服。

〔一〕先　原作「方」，據三味書局本改。

中風病，下後復汗，因虛致冒，先汗解後議下一法

遵《内經》虚者責之之義，汗法、下法並不出方。若論用藥，表無過桂枝，裏無過大柴、五苓矣。

中風病，表裏已虚，餘邪未解，辨脈用治迥異初病一法

桂枝湯 陽脈微者用此。方見前

調胃承氣湯 陰脈微者宜此。方見後

中風病，嘔利痞滿，表解可攻，與攻胃實迥異一法

十棗湯

芫花熬　甘遂　大戟　大棗十枚，劈

右上三味，等分，各别搗爲散。以水一升半，先煮大棗肥者十枚，取八合去滓，内藥末。强人服一錢匕，羸人服半錢，温服之，平旦服。若下少病不除者，明日更服加半錢，得快下利後，糜粥自養。

太陽中風，下利嘔逆，表解者，乃可攻之。其人漐漐汗出，發作有時，頭痛，心下痞硬滿，引脅下痛，乾嘔短氣，汗出不惡寒，此表解裏未和也，十棗湯主之。漐音蟄

按，大棗純得土之中氣，兼感天之微陽以生，故味甘氣平又温。氣味俱厚，陽也，入足太陰、陽明經。經曰：裏不足者，以甘補之。又曰：形不足者，温之以氣。甘能補中，温能益氣，甘温能補脾胃，故主治

安中補脾，補中益氣。此方三藥皆峻利，故用肥棗十枚。蓋戎衣一着，大發鉅橋之意，所以題之曰十棗湯，表其用之重也。

按《神農本經》云：蕘花味苦寒，主傷寒、温瘧，下十二經水，破積聚大堅癥瘕，蕩滌腸中留癖、飲食寒熱邪氣，利水道。仲景本方取用，正取此義。後人乃遂改芫花，何也？即曰芫花，《別録》亦云能消胸中痰水，五臟五水。然《本經》云，味辛温，全與蕘花不同，且亦並不云主傷寒、温瘧等症也。權移通用，殊非仲景立方本旨，不可不辨。

仲景《傷寒論》以芫花治利者，取其行水也。水去則利止，用當斟酌，不可過使，須有是症乃用。

或問：乾嘔脅痛，小柴胡、十棗湯皆有之，一和解，一攻伐，何也？蓋小柴胡症，邪在半表半裏間，外有寒熱往來，内有乾嘔諸病，所以不可攻下，宜和解以散表裏之邪。十棗湯證，外無寒熱，其人漐漐汗出，此表已解也，但頭痛、心下痞硬滿引脅下痛，乾嘔短氣者，邪熱内蓄，而有伏飲，是裏未和也，與十棗湯以下熱逐飲。有表症而乾嘔脅痛者，乃柴胡湯症；無表症而乾嘔脅痛者，即十棗湯症也。上文所言頭痛者，乃飲家有此症，不可以常法拘。仲景所以述此者，恐後學見其頭痛以爲表不解，不敢用也。

或問：同是心下有水氣，乾嘔咳喘，一用小青龍湯主之，一用十棗湯主之，何也？蓋小青龍治未發散表邪，使水氣自毛竅而出，乃《内經》所謂開鬼門法也。十棗湯驅逐裏邪，使水氣自大小便而泄，乃《内經》所謂潔淨腑、去陳莝法也。夫飲有五，皆内啜水漿，外受濕氣，鬱蓄而爲留飲：流於膈則爲支飲，令人咳喘、寒吐沫、背寒；流於肺則爲懸飲，令人咳唾、痛引缺盆；流於心下則爲伏飲，令人胸滿、嘔吐、寒熱、眩暈；流於腸胃則爲痰飲，令人腹鳴、吐水，胸脅支滿，或作泄瀉，或肥或瘦；流於經絡則爲溢飲，令人沉重注痛，或作水氣跗腫。芫花、大戟、甘遂之性，逐水泄濕，能直達水飲窠囊隱僻之處，但可徐徐用之，取效甚捷，不可過劑，泄人真元也。陳言《三因方》以十棗湯藥爲末，用棗肉和丸，以治水氣、喘急、浮腫之症，蓋善變通者也。昔杜任問孫兆曰：十棗湯究竟治甚病？孫曰：治太陽中風，表解裏未和也。杜曰：何以知裏未和？孫曰：頭痛、心下痞滿、脅下痛、乾嘔、汗出，此知裏未和也。杜曰：公但言病證，而所以裏未和之故，要緊處總未言也。孫曰：某嘗於此未決，願聽開諭。杜曰：裏未和者，蓋痰與燥氣壅於中焦，故頭痛、乾嘔、短氣、汗出，是痰膈也，非十棗不治。但此湯不宜輕用，恐損人於倏忽，用者慎之。

大抵痰亦水濕之病耳。蓋痰涎之爲物，隨氣升降，無處不到。入於心，則迷竅而成癲癇，妄言妄見；入於肺，則塞竅而成咳唾稠粘，喘急背冷；入於肝，則留伏蓄聚而成脅痛、乾嘔、寒熱往來；入於經絡，麻皮頭痛；入於筋骨，則頭項、胸背、脅腰、手足牽引隱痛。然治痰須治其本，痰之本水也，濕也，得氣與火則凝滯而爲痰、爲飲、爲涎、爲涕、爲癖，故十棗湯逐水去濕，正所以治痰膈耳。

中風病，誤下，熱邪内陷而成結胸諸法

大陷胸湯方

大黄六兩，去皮　芒硝一升　甘遂一錢，爲末

右三味，以水六升，先煎大黄，取二升，去滓，内芒硝，一兩沸，内甘遂末，温服一升。得快利，止後服。

結胸兼涉陽明，仍用本湯。

大陷胸丸

結胸似涉柔痓。丸成煮湯連滓服

大陷胸丸方

大黄半斤，去皮　葶藶半斤，熬　芒硝半斤　杏仁半斤，去皮尖，熬黑

右四味，搗篩二味，内杏仁、芒硝，合研如脂，和散，取如彈丸一枚；別搗甘遂末一錢匕，白蜜二合，水二升，煮取一升。温，頓服之，一宿乃下。如不下，更服，取下爲效。禁如藥法。

結胸項强者，胸滿硬痛，能仰而不能俛也，有汗項强爲柔痓，此雖有汗，其項强乃胸中滿實而不能俛，非是中風痓急，故曰如柔痓。不用湯液而用丸劑何？湯主蕩滌，用大陷胸湯，以其從心下至少腹皆硬痛，三焦皆實，故用湯以蕩之。此惟上焦滿實，用湯液恐傷中下二焦之陰，故用丸以攻之。

按，痓，音痴，惡也。當作痙，音徑，風强病也。

太陽經寒傷營方

辨傷寒證用麻黄發汗大綱總法

麻黄湯方

麻黄三兩，去節　桂枝三兩，去皮　甘草一兩，炙　杏仁七十個，湯浸，去皮尖

右四味，以水九升，先煮麻黄，減二升，去上沫，内諸藥，煮取二升半，去滓，温服八合。覆取微似汗，

不須啜粥。餘如桂枝法將息。

太陽病，頭痛發熱，身疼腰痛，骨節疼痛，惡風，無汗而喘者，麻黄湯主之。

按，太陰、少陰有身熱而無頭痛，蓋二經皆不上頭故也。厥陰有頭痛而無身熱。若身熱而又頭痛，屬太陽經也。

傷寒頭痛屬三陽，乃邪氣上攻也。太陽專主頭痛，陽明、少陽亦有之。三陰無頭痛，蓋太陰、少陰二經至胸而還，惟厥陰循喉嚨，上入頏顙，出額，會於巔，故亦有頭痛。傷寒頭痛，太陽經居多，頭角痛屬少陽經，頭額痛及鼻屬陽明經，頭頂痛屬厥陰經。

足太陽經，起目内眦，循頭、背、腰、膕，故所過疼痛不利；寒邪外束人身之陽，不得宣越，故令發熱；寒邪在表，不能任寒，故令惡寒；寒主閉藏，故令無汗；人身之陽既不得宣越於外，則必壅塞於内，故令作喘；寒氣剛勁，故令脈緊。

仲景治傷寒無汗用麻黄，有汗用桂枝。歷代名醫未有究其精微，嘗繹思之，似有一得云。津液爲汗，汗即血也，在營則爲血，在衛則爲汗。夫寒傷營，營血内濇，不能外通於衛，衛氣閉固，津液不行，故無汗、發熱而憎寒。夫風傷衛，衛氣外泄，不能内護於營，營氣虚弱，津液不固，故有汗、發熱而惡風。然風寒之邪由於皮毛而入，皮毛者，肺之合也。肺主衛氣，包羅一身，天之象也。是證雖屬乎太陽，而肺實受邪氣，其證時兼面赤、怫鬱、欬嗽，以及痰喘而胸滿者，非肺病乎？蓋皮毛外閉，則邪熱内攻，而肺氣膹鬱，故用麻黄、甘草同桂枝引出營氣之邪，達之肌表。佐以杏仁，泄肺而利氣，是則麻黄湯雖太陽發汗重劑，實爲發散肺經火鬱之藥也。

辨脈浮宜用麻黄湯發汗一法

辨脈浮數宜用麻黄湯發汗一法即脈不緊，但浮及浮數，俱必用此

辨傷寒欲傳不傳，必悸而煩，宜用建中一法

《太陽中篇》連大綱止此三法。

變法用桂枝湯加減七法。

小建中湯

桂枝三兩，去皮　芍藥六兩　甘草二兩，炙　生薑三兩，切　膠飴一升　大棗十二枚，劈

右六味，以水七升，煮取三升，去滓，内膠飴，更上微火消解，温服一升，日三服。嘔者不可用建中湯，以甜故也。

按，山僻絶無醫藥之區，每遇頭痛發熱，用蠻法山椒炒鷄炊飯，一飽津津發汗，豈非得建中意乎？

服麻黄湯得汗後，察脈辨證有次第不同三法

一法，傷寒發汗解，半日許復煩，脈浮者，可更發汗，宜桂枝湯。方見上篇

再按，發汗已解，因表疏外邪内襲，可更發汗，宜桂枝湯。仲景意中蚤已慮其正虛，桂枝解肌誠正法也。昌欲表虛之體，少和人參，助正驅邪，免致再襲三襲，留連而至殆耳。略加人參，托出其邪，豈不善乎？粗醫不行微汗，輒至表疏邪入，汗而又汗，展轉增變，卒至莫救，可爲寒心。

一法，發汗已，脈浮數，煩渴者，宜表裏兩解，五苓湯。方見上篇

一法，汗出而渴，五苓散。不渴者，茯苓甘草湯。

茯苓甘草湯方

茯苓三兩　桂枝二兩，去皮　生薑三兩，切　甘草一兩

右四味，以水四升，煮取二升，分温三服。

辨脈浮緊、浮數，尺脈反遲、反微不可發汗二法

再按，二條但論其法，然無藥也，宜用建中湯生其津液。津液充，則穀氣傳腎而生精血，所以自致，表裏俱實，便自出汗而愈。可見津液、精血，人身之至寶也。

服麻黄湯汗後病不解，有惡寒、惡熱不同治一法

芍藥甘草附子湯

惡寒者，虛也。

芍藥三兩　甘草二兩，炙　附子一枚，泡，去皮，切八片

已上三味，以水五升，煮取一升五合，去滓，分温服。

調胃承氣湯方

不惡寒但熱者，實也，當和胃氣，與此方。

大黄四兩，去皮，清酒浸　芒硝半斤　甘草二兩，炙

右三味，㕮咀〔一〕，以水三升，煮取一升，去滓，内芒硝，更上微火，煮令沸，少少温服。

服麻黄湯後，身痛、脈沉遲者，宜行補散一法

桂枝加芍藥生薑人參新加湯方

桂枝三兩，去皮　芍藥四兩　甘草二兩，炙　人參三兩　生薑四兩，切　大棗十二枚，劈

右六味，以水一斗一升，微火煮取三升，去滓，分温服。如桂枝法

或問：經言表邪盛，脈浮而緊，法當身疼痛，宜以汗解之，况身疼皆係表邪未盡，此又加人參、芍藥、生薑以益血，何也？曰：表邪盛則身疼，血虚則身亦疼。其脈浮緊者，邪盛也；其脈沉微者，血虚也。盛者損之則安，虚者益之則愈。仲景凡言發汗後，以外無表證，内無熱證，止餘身疼而已，若脈稍浮盛，則爲表邪未盡解。今言脈沉遲，此血虚而致然也，故加人參、生薑、芍藥以養血。

〔一〕㕮　原作「咬」，據三味書局本改。

服麻黃湯後，不可誤用桂枝，及飲水、灌水過多一法

麻杏甘石湯 治喘飲水灌水。

麻黃四兩，去節　杏仁五十個，去皮尖　甘草二兩，炙　石膏半斤，碎，綿裹

右四味，以水七升，先煮麻黃，減一升，去上沫，内諸藥，煮取二升，去滓，温服一升。

本麻黃湯證，誤下，表邪未盡，氣逆變喘一法

麻黃杏仁甘草石膏湯 誤下變喘。方同前

服麻黃湯後，有陽氣暴虚，叉手自冒心悸，及耳聾無聞二法

桂枝甘草湯方

桂枝四兩，去皮　甘草二兩，炙

右二味，以水三升，煮取一升，去滓，頓服。

按，心下悸及耳聾無聞，皆陽氣暴虚，仲景止用桂枝、甘草二味，補虚之義顯明易見。如二證大虚，又必多用人參矣。

服麻黄湯後，有陽氣暴虚陰邪上逆，臍下悸，腹脹滿二法

茯苓桂枝甘草大棗湯方欲作奔豚，預伐其邪。

茯苓半斤　桂枝四兩，去皮　甘草二兩，炙　大棗十二枚，劈

右四味，以甘瀾一斗，先煮茯苓減二升，内諸藥，煮取三升，去滓，温服一升，日三服。

作甘瀾法：取水三斗，置大盆内，以杓揚之，水上有珠子五六千顆相逐，取用之。

厚朴生薑甘草半夏人參湯方　汗後腹脹滿。

厚朴半斤，去皮，炙　生薑半斤，切　半夏半斤，洗　人參一兩　甘草二兩，炙

右五味，以水一斗，煮取三升，去滓，温服一升，日三服。

服麻黄湯後，不繇誤下，津乾飲結、胃困變痞一法

生薑瀉心湯方

生薑四兩，切　甘草三兩，炙　人參三兩　乾薑一兩　黄芩三兩　半夏半斤，洗　黄連一兩　大棗十二枚，劈

右八味，以水一斗，煮取六升，去滓，再煎取三升，温服一升，日三服。

誤下成痞，用瀉心湯方，次第不同四法

一法，誤下後，再誤下，客熱虚痞，用甘草瀉心湯。

一法，誤下後，復發汗、惡寒，先解表，用大黄黄連瀉心湯。

一法，上有陰氣協熱邪作痞，用大黄黄連瀉心湯矣，而陰氣乘陽虚作痞，用附子瀉心湯。

一法，心下滿而不痛者，用半夏瀉心湯。

甘草瀉心湯方

甘草四兩　黄芩三兩　半夏半斤，洗　大棗十二枚，劈　乾薑一兩　黄連一兩

右六味，以水一斗，煮取六升，去滓，再煎取三升，温服一升，日三服。

病在表而反下之，則逆矣。下而虚其中氣，則表邪乘之而入，虚不任邪，今人謂之挾熱利也。火性急速，穀雖入而未及化，故穀不化；虚陽上迫，故令腹中雷鳴；中虚不能化氣，故令痞硬而滿；胃虚客氣上逆，故令乾嘔、心煩不得安。人參、甘草、大棗，胃虚之聖藥也；半夏、乾薑，嘔逆之聖藥也；黄連、黄芩，痞熱之聖藥也。

相傳伊尹《湯液》，原有甘草瀉心湯，治證同上。仲景本此方，而但去人參，可見先哲皆有祖述，不似後人一味臆騁。此云去人參未是。海云伊尹《湯液》，此湯七味，今監本無人參，脱之也，此爲定衡。

大黄黄連瀉心湯方

大黄二兩　黄連一兩

右二味，以麻沸湯二升漬之，須臾，絞去滓，分温再服。

按，結胸之脈沉實，其病謂之實邪，故下之也急；痞氣之脈，關脈必浮，其病謂之虛邪，故下之也緩。彼用大黄則煎之，乃取其氣味厚；此用大黄則漬之，取其氣味薄也。

大黄乃足太陰、手足陽明、手足厥陰五經血分之藥，凡病在五經之血分者宜用之。若在氣分用之，是謂誅伐無過矣。故仲景言治心下痞滿，按之軟者，用大黄黄連瀉心湯主之。此正瀉脾胃之濕熱，非瀉心也。病發於陰而反下之，則作痞滿，乃寒傷營血，邪氣乘虛結於上焦，胃之上脘在於心，故曰瀉心，實瀉脾也。《素問》云：太陰所至爲痞滿。又云濁氣在上，則生䐜脹，是矣。病發於陽而反下之，則成結胸。乃熱邪陷入血分，亦在上脘分野。大陷胸湯丸皆用大黄，亦瀉脾胃血分之邪，而降其濁氣也。若結胸在氣分，則祗用小陷胸湯；痞滿在氣分，則用瀉心湯矣。䐜音真，肉脹起也

麻沸湯，即熱湯。一名百沸湯，一名太和湯，味甘平，無毒，主治助陽氣，通經絡。

附子瀉心湯方

大黄二兩　黄連一兩　黄芩一兩　附子一枚，去皮，别煮取汁

右四味，初三味以麻沸湯二升漬之，絞去滓，内附子汁，分温再服。

按，心下滿硬而痛者，爲實，爲結胸，硬滿不痛者，爲虛，爲痞氣；不滿不痛，但心煩悶者，爲支結。《保命集》云：脾不能行氣於四臟，結而不散則爲痞。大抵諸痞皆熱也，故攻痞之藥皆寒劑。其一加附子，是以辛熱佐其寒凉，欲令開發痞之拂鬱結滯，非攻寒也。先發汗，或下後陽氣虛，故惡寒汗出。太

陽證云：發汗後，惡寒者，虛也。此加附子，恐大黄、黄連損其陽也，非補虛也。

半夏瀉心湯方

半夏半升，洗　黄芩三兩　乾薑三兩　甘草三兩　人參三兩　黄連一兩　大棗十二枚，劈

右七味，以水一斗，煮取六升，去滓，再煎取三升，温服一升，日三服。

按，至於下後，邪氣傳裏，亦有陰陽之異。若下後陽邪傳裏者，則結於胸中爲結胸，以胸中爲陽受氣之分，與大陷胸湯〔一〕，以下其結。陰邪傳裏者，則留於心下爲痞，以心下爲陰受氣之分，與半夏瀉心湯，以通其痞。

服瀉心湯，痞不解，煩渴，小便不利，用五苓兩解表裏一法

前第九條五苓湯方，兩解表裏，於此更治痞滿。

服瀉心湯，復誤下，利不止，宜治下焦一法

赤石脂禹餘糧方

赤石脂一斤，碎　禹餘糧一斤，碎

已上二味，以水六升，煮取二升，去滓，分三服。

〔一〕大陷胸湯　原作「大陷湯」，據三味書局本改。

下之利不止者，下之虛其裏，邪熱乘其虛，故利；虛而不能禁固，故不止。更無中焦之症，故曰病在下焦。澀可以固脱，故用赤石脂；重可以鎮固，故用禹餘糧。然惟病在下焦者可以用，若病在中焦而誤以爲虛者，則二物之氣益塡於中〔一〕，氣實者固而澀之，則邪無自而泄，必增腹脹且痛矣。愼之愼之。

再按，《難經》曰，中焦者，在胃中脘，主腐熟水穀；下焦者，當膀胱上口，主分別清濁，主出而不内，以傳道也。《靈樞》曰：水穀者，常居於胃中，成糟粕而俱下於小腸而成下焦，滲而俱下〔二〕，濟泌別汁，循下焦而滲入膀胱焉。然則利在下焦者，膀胱不滲，而大腸滑脱也。禹餘糧甘平，消痞硬，而鎮定其臟腑；赤石脂甘温，固腸虛而收其滑脱也。若膀胱不滲，水穀不分，更當導利小便，令分清之，使腑司各行其事，始無餘治而愈也。

汗吐下解後，餘邪挾飲作痞，用旋復代赭石湯一法

旋復代赭石湯方　赭音者，赤色

旋復花三兩　人參二兩　生薑五兩，切　代赭石一兩　半夏半斤，洗　甘草三兩，炙　大棗十二枚，劈

右七味，以水一斗，煮取六升，去滓，再煎取三升，温服一升，日三服。

汗吐下而解，則中氣必虛，虛則濁氣不降而上逆，故作痞硬。逆氣上干於心，心不受邪，故噫氣不除。

〔一〕塡　原作「壞」，據三味書局本改。

〔二〕俱　原作「居」，據三味書局本和《靈樞經·營衛生會篇》改。

《内經·宣明五氣篇》曰：五氣身病，心爲噫是也。旋復之鹹，能軟痞硬而下氣；代赭之重，能鎮心君而止噫；薑、夏之辛，所以散逆；參、甘、大棗之甘，所以補虚。或曰：汗吐中虚，肺金失令，肝氣乘脾，而作上逆。逆氣干心，心病爲噫。此方用代赭石，所以鎮心，亦所以平肝也。亦是究理之論。噫音隘。

昌用此方治反胃多痰，氣逆並嘰者，愈千人矣。

傷寒下早亦成結胸之證四法

一法，辨大結胸用大陷胸湯。

熱實脈沉緊，心下痛，按之不硬，水飲結在胸脅，主大陷胸湯。原文

一法，辨小結胸用小陷胸湯。

正在心下，按之則痛，脈浮微滑，發熱、微惡寒、煩疼、微嘔、心下支結，用柴胡桂枝湯。原文

一法，辨熱結在裏，與結胸異治。

一法，辨邪熱在表，心下支結，但治其表。

小陷胸湯方

黄連一兩　半夏半升，洗　栝蔞實一枚，大者

右三味，以水六升，先煮栝蔞，去滓，内諸藥，煮取二升，去滓，分温三服。

大陷胸湯方

水飲結在胸脅，仍用此方。

方見前。

柴胡桂枝湯方

不宜大小陷胸之法用此方。

柴胡四兩　黄芩一兩半　人參一兩半　桂枝一兩半　甘草一兩　半夏二合半　生薑一兩半，切　芍藥一兩半　大棗六枚，劈

右九味，以水七升，煮取三升，去滓，分温服。

辨傷寒太陽兼少陽連上共五法

小柴胡湯方

柴胡半斤　黄芩三兩　半夏半升，洗　人參三兩　甘草三兩　生薑三兩，切　大棗十二枚，劈

右七味，以水一斗二升，煮取六升，去滓，再煎取三升，温服一升，日三服。

傷寒四五日，身熱惡風，頸項强〔一〕，脅下滿，手足温而渴者，小柴胡湯主之。原文

〔一〕頸項强　原作「頭項强」，據《注解傷寒論》改。

傷寒五六日，中風，往來寒熱〔一〕，胸脅苦滿，默默不欲飲食，心煩喜嘔，或胸中煩而不嘔，或渴，或腹中痛，或脅下痞硬，或心下悸，小便不利，或不渴，身有微熱，或咳者，小柴胡湯主之。原文，後加減法

若胸中煩滿而不嘔，去半夏、人參，加栝蔞實一枚。

若渴者，去半夏，加人參，合前成四兩半，括蔞根四兩。

若腹中痛，去黄芩，加芍藥三兩〔二〕。

若不渴，外有微熱者，去人參，加桂枝三兩，温覆，取微汗愈。

若咳者，去人參、大棗、生薑，加五味子半升，乾薑二兩。

《經》曰：傷寒中風，有柴胡證，但見一證便是，不必悉具。邪在表則寒，邪在裏則熱，今邪在半表半裏之間，未有定處，是以寒熱往來也。邪在表則心腹不滿，邪在裏則心腹脹滿。今止言胸脅苦滿，知邪氣在表裏也。經曰：陽入之陰則靜，默默者，邪方自表之裏，在表裏之間也。能食不能食、煩不煩、嘔不嘔皆然。邪初入裏，未有定處，則所處不一，故有或爲之證。柴胡證但見一證便是，不必悉具。正指此或爲之證也。

傷寒，陽脈澀，陰脈弦，法當腹中急痛者，先與小建中湯；不瘥者，與小柴胡湯主之。原文

〔一〕寒熱　原闕，據《注解傷寒論》加。
〔二〕芍藥三兩　原作「茯苓四兩」，據《注解傷寒論》改。

小建中湯方方見前

服小建中湯不瘥者，蓋少陽屬木，其脈弦，木盛則土受尅，故澀而急痛也，故伐木以救土也。

柴胡桂枝乾薑湯方

柴胡半斤　桂枝三兩，去皮　乾薑三兩　黄芩三兩　栝蔞根四兩　牡蠣三兩，熬　甘草二兩，炙

右七味，以水一斗二升，煮取六升，去滓，再煎取三升，温服一升，日三服。初服微煩，後服，汗出便愈。

按，已發汗而復下之，雖不失先發後攻之序，及當汗而反下之宜，然既汗之，邪當自散。若不待其全解後内實而復下之，是猶傷於早也，烏得不結。然已發汗，則邪勢已衰，雖或失之下早，故結亦當微也。

傷寒五六日，已發汗而復下之，胸脅滿微結，小便不利，渴而不嘔，但頭汗出，往來寒熱，心煩者，此爲未解也，柴胡桂枝乾薑湯主之。原文

太陽病，十日以去，脈浮細而嗜卧者，外解已也。設胸滿脅痛者，與小柴胡湯；脈浮者，用麻黄湯。原文

脈浮細而嗜卧者，大邪已退，血氣乍虚而支體倦怠也。胸滿脅痛則少陽未除，故與小柴胡以和之；脈但浮，則邪還表，故與麻黄以發之。

柴胡加龍骨牡蠣湯方

柴胡四兩　半夏二合，洗　龍骨一兩半　人參一兩半　茯苓一兩半　鉛丹一兩半　桂枝一兩半，去皮

生薑一兩半　大黄二兩　牡蠣一兩半　大棗六枚，劈

右十一味，以水八升，煮取四升，内大黄切如棋子，更煮一二沸，去滓，温服一升。

辨下後胸滿、煩驚、身重困篤，用此湯。原文自明

病久，脈代結，心動悸，宜補胃生津，兼散邪，用炙甘草湯一法

炙甘草湯方

甘草四兩，炙　生薑三兩，切　桂枝三兩，去皮　麥門冬半斤　麻子仁半斤　大棗十二枚，劈　人參二兩　生地一斤　阿膠二兩

右九味，以清酒七升、水八升，先煮前藥八味，取三升，去滓，内膠烊消盡，温服一升，日三服。一名復脈湯。

誤下，下利不止，身疼痛，宜先救裏、後救表一法

先救裏用四逆湯。

四逆湯方

甘草二兩，炙　乾薑一兩半　附子一枚

右三味，㕮咀，以水三升，煮取一升二合，去滓，分温再服。强人用大附子一枚[一]，乾薑三兩。服後身

〔一〕用　原作「可」，據三味書局本改。

疼痛、便清自調者，急救表，用桂枝湯。方見上篇。

辨誤下引邪内入，用梔子湯取吐三法病人舊微溏者，不可服。

一法，下後煩滿不安，用梔子厚朴湯。

梔子厚朴湯方

梔子十四枚，劈　厚朴四兩，薑炙　枳實四兩，湯浸去穰，炒

已上三味，以水三升半，煮取一升半，去滓，分三服，温進一服。得吐止後服。

一法，誤用丸藥大下，身熱微煩，用梔子乾薑湯。

梔子乾薑湯方

梔子十四枚，劈　乾薑二兩

右二味，以水三升半，煮取一升半，去滓，分二服，温進一服。得吐止後服。

一法，大下後，身熱，心下結痛，用梔子豉湯。

梔子豉湯

梔子十四枚，劈　香豉四合，綿裹

右二味，以水四升，先煮梔子，得二升半，内豉，煮取一升半，去滓，分爲二服，温進二服，得吐止後服。

又本方一法

發汗，若下，煩熱，胸中窒者，用此方。原文

發汗吐下後，虛煩不眠，反復顛倒懊憹者，用此方。原文

又加味二法

若少氣者，梔子甘草豉湯，於前方內加倍甘草。

若嘔者，梔子生薑豉湯，於前方內加倍生薑、甘草。

辨下後復發汗之脈證，晝夜靜躁一法

乾薑附子湯方

晝日煩躁，夜而安靜，脈沉微，身無大熱者。

乾薑一兩　附子一枚，生用，破八片

右二味，以水三升，煮取一升，去滓，頓服。

按，用薑、附二味偏於辛熱者，恢復重虛之陽，而求以協和於偏勝之陰也。

辨吐下後復汗，身爲振摇動惕，久成痿廢一法

茯苓桂枝白朮甘草湯方

茯苓四兩　桂枝三兩，去皮　白朮二兩　甘草二兩，炙

右四味，以水六升，煮取三升，去滓，分温三服。

辨傷寒熱瘀，小便反利，爲蓄血，用抵當丸一法

抵當丸方上篇用抵當湯

水蛭二十個，熬　䖟䖟二十五個，熬，去翅　桃仁二十個，去皮尖　大黄三兩

右四味，杵，分爲四丸。以水一升，煮一丸，取七合服。晬時當自下血，若不下，更服。

辨傷寒風濕相搏，身體煩疼，脈證二法

桂枝附子湯方

桂枝四兩，去皮　附子三枚，炮，去皮破八片　生薑三兩，切　甘草三兩，炙　大棗十二枚，劈

右五味，以水六升，煮取三升，去滓，分温三服。

去桂枝加白朮湯方　大便硬、小便利者用此。

於桂枝附子湯方内，去桂枝，加朮三兩，餘依前法。

甘草附子湯方

甘草二兩，炙　附子九枚，炮，去皮臍　白朮二兩　桂枝四兩，去皮

右四味，以水六升，煮取三升，去滓，温服一升，日三服。初服得微汗則解。能食、汗出、復煩者，服五合。恐一升多者，宜服六七合爲妙。

按，上條頂傷寒，此條頂中風無疑。本文「痛不可近，汗出短氣，小便不利，惡風不欲去衣，或身微腫」語，皆是中風。可見風寒與温相搏，冬月若此；而風與温濕、熱濕相搏，夏月反若彼〔一〕。王叔和云「傷寒所致太陽痓、濕、暍三種，宜應别論」，以爲與傷寒相似，故此見之，果何説耶？太陽經證，痓暍居先，傷寒證居後，駭眩無定，乃後代咸爲取宗焉，傷寒書誠疑而難讀之矣。

辨傷寒發黄，有寒濕相搏三法

麻黄連翹赤小豆方

麻黄二兩　赤小豆一升　杏仁四十枚，去皮尖　連軺二兩，連翹根也　大棗十二枚，劈　生薑二兩，切　甘草一兩，炙　生梓白皮

已上八味，以潦水一斗，先煮麻黄，再沸，去上沫，内諸藥，煮取三升，分温三服，半日則盡。

瘀血在裏，身必發黄，用前方。原文

〔一〕反　原作「又」，據三味書局本改。

茵陳蒿湯方

茵陳蒿六兩　梔子十四枚，劈　大黄三兩

右三味，以水一斗，先煮茵陳，減六升，内二味，煮取三升，去滓，分温三服，小便當利。若尿如皂角汁狀，色正赤，一宿腹減，黄從小便去也。

身黄如橘子色，小便不利，腹微滿者，用前方。原文

梔子蘗皮湯方

梔子十五枚，劈　甘草一兩，炙　黄蘗一兩

右三味，以水四升，煮取一升半，分温再服。

身黄發熱者，用前方。

按，熱已發出於外，則與瘀熱不同，正當隨熱勢而亟散其黄，俾不留於肌表也。前條熱瘀，故用麻黄；此條發熱，反不用麻黄，正所謂寒濕中求之，不盡泥傷寒之定法矣。此隸太陽中篇，惟仲景乃識其旨，所謂者何？蓋四條已發於痓、濕、暍三種瘀熱蒸黄之先，凡近豈能窺乎？至於總入陽明發黄，尤爲膚淺矣。

附　越婢湯方〔一〕

麻黄六兩　石膏八兩　生薑二兩　甘草二兩　大棗十二枚

〔一〕婢　原作「脾」，據三味書局本改。

太陽經風傷衛寒傷營方

大青龍湯風寒兩傷大綱總法

大青龍湯方

麻黄六兩，去節　桂枝二兩，去皮　甘草二兩，炙　杏仁四十枚，去皮尖　生薑三兩，切　大棗十二枚，劈

石膏如雞子大，綿裹，碎

右七味，以水九升，先煮麻黄，減二升，去上沫，内諸藥，煮取三升，去滓，温服一升。取微似汗。汗出多者，温粉撲之。一服汗者，停後服。汗多亡陽遂虚，惡風、煩躁、不得眠也。

服青龍湯，厥逆，筋惕肉瞤，此爲逆也，用真武湯救之。仲景原文

真武湯方

茯苓三兩　芍藥三兩　生薑三兩，切　白朮二兩　附子一枚，炮，去皮，破八片

右五味，以水八升，煮取三升，去滓，温服七合，日三服。

此乃少陰經之方，先録於此。

按，成《注》謂，不久厥吐利，無少陰裏症，大謬。無少陰證者，但欲寐，尚不止少陰疑似，况敢言不久厥吐利等耶。

麻黄味甘温，桂枝味辛熱，寒則傷營，必以甘緩之；風則傷衛，必以辛散之。此風寒兩傷，營衛俱病，故以甘辛相合而爲發散之劑。甘草味甘平，杏仁味甘苦，苦甘爲助，佐麻黄以發表；大棗味甘温，生薑味辛温，辛甘相合，佐桂枝以解肌。石膏味甘微寒，而使石膏爲重劑，而又專達肌表者也。

大青龍湯，發汗之重劑，非桂枝所同，用之稍逆，則又有亡陽之失。若脈微弱，汗出惡風者，不可服，服之則厥逆、筋惕肉瞤，此爲逆也。

傷寒發熱、惡寒、煩躁，身心無奈者，發汗則愈。譬若亢熱已極，一雨而凉，其理可見也。若見其燥熱，投以寒凉，其害豈勝言哉。

中風脈浮緊，傷寒脈浮緩，仲景以青龍對之，證候與脈相對，無不應手而愈。

風傷衛。衛，氣也。寒傷營。營，血也。營行脈中，衛行脈外。寒邪居脈中，非特營受病，邪自内作，則並與衛氣犯之，久則浸淫入骨，亦自有淺深也。

太陽中風，脈浮緊，發熱惡寒，身疼痛，不汗出而煩躁者，大青龍湯主之。原文

傷寒，脈浮緩，身不疼但重，乍有輕時，無少陰證者，前湯發之。原文

大青龍湯，仲景治傷寒發熱、惡寒、煩躁者則用之。夫傷寒邪氣在表，不得汗出，其人煩躁不安，身心無如之奈何。如脈浮緊或浮數者，急用此湯發汗則愈。若不浮緊而數，無惡寒、身疼者，亦不可用。所以脈證不明者，多不敢用也。

仲景治傷寒，一則桂枝，二則麻黄，三則青龍。桂枝治中風，麻黄治傷寒，青龍治中風見寒脈、傷寒見風脈，三者如鼎立，人皆能言之，而不曉前人處方用藥之意，故醫遂多不用。昌謂脈緩而浮者，中風也，故嗇嗇惡風、淅淅惡寒、翕翕發熱，仲景以桂枝對之。脈浮緊而澀者，傷寒也，故頭痛、發熱、身疼、腰痛、骨節疼痛、惡寒、無汗而喘，仲景以麻黄對之。至於中風脈浮緊，傷寒脈浮緩，仲景皆以青龍對之。昌爲究之：風傷衛，則風邪干陽，陽氣不固，發越而爲汗，是以自汗，是表虚，故仲景用桂枝以發其邪，芍藥以和其血。蓋中風，則病在脈之外，其病稍輕，雖同曰發汗，實解肌之藥耳。所以仲景於桂枝症云：半身漐漐似有汗，不可如水淋漓病必不除。可知中風不可大發汗，汗過則反動營血，邪氣乘虚襲之，故病不除也。寒傷營，則寒邪入陰血，而營行脈中者也。寒邪居脈中，非特營受病，邪自内作則並與衛氣犯之，久則浸淫入骨，是以汗不出而熱，齒齕而煩寃。仲景以麻黄發其汗，又以桂枝助其發汗，欲滌除内外之邪、營衛之病耳。大抵二藥皆發汁，以桂枝發其衛之邪，麻黄開營衛之病，治自有淺深也。何以驗之？觀仲景第十九症云：病當自汗出者，此爲營氣和。營氣和者，外不諧，以衛氣不共營氣和諧故也。以營行脈中，衛行脈外，復發其汗，營衛和則愈，宜桂枝湯。又四十七症云：發熱汗出，此爲營弱衛强，故使汗出，欲救邪風者，宜桂枝湯。是知中風汗出者，營和而衛不和。又第一卷云：脈浮而緊，浮則爲風，緊則爲寒，風則傷衛，寒則傷營，俱病者即煩疼，當發其汗。是知傷寒浮緊者，營衛俱病也，此麻黄湯中並用桂枝，此仲景之言也。至於青龍，雖治傷風見寒脈、傷寒見風脈之病，然仲景又云：陽微惡風者，不可服。服之厥逆，便有筋惕肉瞤之症。故青龍一症，尤難用藥，須是形症諦當，然後可行。

熱盛而煩，手足自温，脈浮而緊，此傷風見寒脈也；不煩少熱，四肢微厥，脈浮而緩，此傷寒見風脈也。二者爲營衛俱病，法宜大青龍湯。

小青龍湯方

麻黄去節　桂枝　芍藥酒炒　細辛　甘草炙　乾薑各三兩　半夏　五味半升

傷寒表不解，心下有水氣，乾嘔，發熱而咳，或渴，或利，或噎，或小便不利，少腹滿，或喘者，小青龍湯主之。原文

傷寒，心下有水氣，欬而微喘，發熱不渴，服已渴者，此寒去欲解也，小青龍湯主之。原文噎音謁，食窒氣不通也

或問：小青龍與小柴胡証，皆嘔而發汗，表裏之證大概仿佛，何故二方用藥之不同？曰：夫傷寒表不解，裏熱未甚，而渴欲飲水不能多，不當與之。以腹中熱尚少，而不能消水飲停蓄，故作消症。然水寒作病，非温熱之劑不能解，故用小青龍發汗散水，原其理，初無裏症，因水寒以致然也。若小柴胡症，則係傷寒發熱之邪傳裏，在於半表半裏之間，熱氣内攻，故生諸症。是二症雖曰表裏俱病，至其中之寒熱則全不同，故用藥有薑、桂、柴、苓之異耳。

乾薑附子湯方

乾薑　附子

下之後，復發汗，煩躁不得眠者，乾薑附子湯主之。原文

此當與梔子豉湯症參看，蓋下後煩不得眠一也，而用藥有寒熱不同乃爾。

服薑附湯有二法：一法當熱服。手少陰心也，水包火，熱服以接心火。身表寒盛，外火少也，寒從外生，熱從内消，譬如凍死，寒在外也。一法當寒服，足少陰腎也，寒邪入水，令冷服以類腎水。身發微熱，内水多也，熱從外生，寒從内消，譬如飲冷，寒在内也。

麻黄杏仁甘草石膏湯方方見前

發汗後，汗出而喘，無大熱者，麻黄杏仁甘草石膏湯主之。原文

予觀仲景常言，發汗後乃表邪悉解，止餘一症而已，故言不可更行桂枝湯。今汗出而喘，無大熱，乃上焦餘邪未解，當用此方以散之。夫桂枝加厚朴杏仁湯，乃桂枝症悉具而加喘者用之，注言汗出而喘，以爲邪氣壅甚，非桂枝所能發散，此誤也。況身無大熱，更無證，何故復言表邪必盛？其後章「下後不可更行桂枝湯」一條下注曰：汗下雖殊，其不當損正氣則一，其言有至理存焉。可見「汗後」所注之誤矣。大抵當時因事發機，前後失於照應，故有此等之弊也。

桂枝甘草湯方

桂枝　甘草　大棗

發汗過多，其人叉手自冒心，心下悸，欲得按者，桂枝甘草湯主之。原文

悸，心動也，怔怔忪忪不能自安也。有氣虚而悸，陽氣内弱，心下空虚也；有停水飲而悸，心爲火而惡水，水既内停，心不自安也；有汗下後而悸，汗爲心液，汗去心虚，如魚離水也，故悸與驚不同。

茯苓甘草大棗湯方

茯苓　桂枝　甘草　大棗

發汗後，其人臍下悸者，欲作奔豚，茯苓甘草大棗湯主之。原文自明

厚朴生薑半夏甘草人參湯方

厚朴　生薑　半夏　甘草　人參

汗後，腹脹滿者，前湯主之。原文自明

或問：《太陽篇》中發汗後諸症，不言太陽病，固所當然，亦合列於傷寒之右，何故止言發汗後腹脹者，厚朴半夏甘草人參湯主之？曰：凡言發汗後者，以外無表症，裹無别邪，止有腹痛一事而已，除此之外，即獲全安。夫傷寒二字，豈可易言哉？其傳變吉凶，猶反掌耳，可與所餘一症而並例哉。其諸汗後不殊此意。

芍藥甘草附子湯方

芍藥　甘草　附子

發汗，病不解，反惡寒者，虛故也。芍藥甘草附子湯主之。原文自明

四逆湯方方見前

發汗，若下之，病仍不解，煩躁者，茯苓四逆湯主之。原文

五苓散方 方見前

太陽病，發汗後，大汗出，胃中乾，煩躁不得眠，欲得飲水者，少少與飲之，令胃氣和則愈。若脈浮，小便不利，微熱消渴者，與五苓散主之。原文　下同

水道爲熱所蔽，故令小便不利。小便不利，則不能運化津液，故令渴。水無當於五味，故用淡以治水。茯苓、猪苓、澤瀉、白朮，雖有或潤或燥之殊，然其爲淡則一也，故均足以利水。桂性辛熱，辛熱則能化氣。《内經》曰：膀胱者，州都之官，津液藏焉，氣化則能出矣。此用桂之意也。濁陰既出下竅，則清陽自出上竅，又熱隨溺而泄，則渴不治可以自除。雖然小便不利，亦有因汗下之後，内亡津液而致者，不可强以五苓散利之。强利之則重亡津液，益虧其陰。故曰大下之後，復發汗，小便不利者，亡津液故也，勿治之，得小便利，必自愈。師又曰：太陽隨經之邪直達膀胱，小便不利，其人如狂者，此太陽之邪不傳他經，自入其腑也，五苓散主之，是使陽邪由溺而泄耳。

發汗，見脈浮數，煩渴者，五苓散主之。原文

按，太陽標病，傳入標之本，發渴、溺不利，以此散導之，邪自膀胱而出也。若未渴，妄用五苓散，反引邪氣入裏而不能解也。故易老云即太陽經之下藥也。若傷寒太陽脈緊而渴者，不宜用此。

中風發熱，六七日不解而煩，有表裏症，欲飲水，水入則吐者，名曰水逆，五苓散主之。原文

本以下之，故心下痞，與瀉心湯。痞不解，其人渴而口燥，煩，小便不利者，五苓散主之。原文

太陽病，寸緩關浮尺弱，其人發熱汗出，復惡寒，不嘔，但心下痞者，此以醫下之也。如其不下者，病人不惡寒而渴者，此轉屬陽明也。小便數者，大便必硬，不更衣十日，無所苦也，渴欲飲水，少少與之。但

以法救之，宜五苓散。原文

或問：上條云小便數者，大便必硬，不更衣十日無所苦也，當有四五日六七日不大便者，即爲攻之。今言十日不更衣，而不用攻伐，何也？曰：此非結熱，乃津液不足，雖十日不更衣，亦無所苦也。《經》曰：陽明病，本自汗出，醫更重發汗，病已瘥，尚微煩不了了者，此大便必硬故也。以亡津液，胃中乾燥，故令大便硬。當問其小便日幾行，本小便日三四行，今日再行，即知大便不久出。爲小便數少，以津液足胃中，故知不久大便也。夫不便者，若有潮熱，譫語，可下之症者，然後可以攻之；其不大便，而無諸下症者，此津液不足，當須自審慎，勿以日數久而輒爲攻下也。

五苓散爲太陽裏之下藥也。太陽，高則汗發之，下則引而竭之。渴者，邪入太陽裏也，當下之，使從膀胱出也。

腎燥膀胱熱，小便不利，此藥主之。小便利者，不宜用。然太陽病熱而渴，小便雖利，亦宜五苓散下之。

當服不服，則生何症？答曰：當服不服，則穀消水去，必致陽明燥火鬱胃發黃，故有調胃湯症。此太陽入本失下也，由不曾服五苓散故也。

不當服服之，則生何症？答曰：不當服而服之，是爲犯本。小便强利，津液重亡，侵陽之極則侵陰，而成血症也。輕則桃仁承氣湯，重則抵當湯。故五苓散調和陰陽者也，乃太陽陽明之間故爲調和之劑。酒毒，小便赤澀，宜五苓散。但熱在中焦，未入太陽之本，小便自利而清，乃津液已行者，若與五苓散利之，則重涸腎水。不惟重涸腎水，而酒毒之熱亦不能去，以故上下不通而溺澀，則爲發黃症也。

若入血室，則爲蓄血，用五苓散以瀉濕熱。

太陽症，傷寒自外入，其標本有二説：以主言之，膀胱爲本，經絡爲標；以邪言之，先得者爲本，後得者爲標。此乃客邪之標本也，治當從客之標本。

又小腸火爲本，膀胱水爲本，乃寒毒之氣，從標入本，邪與手經相合，而下至膀胱，五苓主之。以方内桂枝陽中之陽，茯苓陽中之陰，相引而下於本，導出邪氣。

丙火　　　　　　　　壬水

手經，自上之下　　足經

小腸，自下之上　　膀胱

火邪之氣從下之上，以内爲本。水中有火，火爲客氣，當再責其本。兩腎相通，又在下部，責在下焦。下焦如瀆，相火明也，生地黄、黄蘗主之。邪從本受，下焦火邪遺於小腸，是熱在下焦，塡塞不便，自内而之外也。蓋生地、黄柏、黄連乃陰中之陽，爲裏之表藥。若五苓之桂、朮、澤瀉、猪苓、茯苓，乃陽中之陰，爲表之裏藥也。

治酒病宜發汗，若止以五苓利小便，炎焰不肯下行，故曰火鬱則發之，辛温則散之，是從其火體也。乃知利小便，濕去熱不去，動大便尤爲疏遠。大便者，有形質之物；酒者，無形水也。從發而汗之，最爲之近，以使濕熱俱去。蓋治以辛温，發其火也；佐以苦寒，除其濕也。

茯苓甘草湯方

茯苓二兩　桂枝二兩　甘草一兩　生薑一兩

傷寒，汗出而渴者，五苓散主之；不渴者，茯苓甘草湯主之。原文　下同

傷寒厥而心下悸者，宜先治水，當服茯苓甘草湯，卻治其厥。不爾，水漬入胃，必作利也。

《金匱要略》曰：水停心下，甚者則悸。厥雖寒勝，然以心下悸爲水飲内甚，先與此湯治其水，而後治其厥。若先治厥，則水飲浸漬入胃〔一〕，必作下利。

凡治悸，其法或鎮固之，或化散之。惟飲之爲悸，甚於他邪，雖有餘邪，必先治悸。何者？以水停下，無所不入，侵於肺爲喘嗽，傳於胃爲噦噎，溢於皮膚爲腫，漬於腸間爲利。其厥之病甚重，猶先治水，况病之淺者乎。

白虎湯方

石膏一斤　知母六兩　甘草二兩　粳米六合

傷寒，脈浮滑，此表有實，裏有寒，白虎湯主之。原文

按，前篇云，熱諸在裏，表裏俱熱者，白虎湯主之。又曰：其表不解，不可與白虎湯。此云脈浮滑，表有實，裏有寒者，必表裏字訛耳。又陽明一症，云脈浮遲，表虚裏寒，四逆湯主之。又少陰一症云：裏寒外熱，通脈四逆湯主之。以此相參，其訛益明矣。又《陽明篇》曰：脈浮而疾者，小承氣湯。既用承氣湯，

〔一〕水　原作「先」，據三味書局本改。

是裏熱也。又《厥陰篇》曰：脈滑而厥者，裏有熱，白虎湯主之。是謂滑爲裏熱也明矣。況知母、石膏豈應以水濟水？成氏隨文釋之，謬也。

海云：此表有熱，裏有寒，非寒冷之寒、寒邪之寒。亦自有理，可思。

傷寒，脈浮而厥者，裏有熱也，白虎湯主之。《厥陰》原文

粳米，《本草》諸家共言益脾胃，如何白虎湯用之入肺？以其陽明爲胃之經，色爲西方之白，故入肺也。然治陽明之經，即在胃也，色白、味甘寒，入手太陽。又少陰症桃花湯用此，甘以補正氣；竹葉石膏用此，甘以補不足。垣云：身以前，胃之經也；胸胃，肺之室也。邪在陽明，肺受火製，故用辛寒以清肺，所以號爲白虎湯也。

《活人》云：謂白虎湯治中暍，汗後一解表藥耳，非正傷寒藥也，而夏日陰氣在内，白虎尤宜戒之。夫白虎湯具載仲景之書，症治昭然明白，何爲非正傷寒之藥也？況《傷寒論》言，無表症者，可與白虎湯。今云汗後一解藥耳，於法既無表症，何解之有？又曰：夏月陰氣在内，白虎尤宜戒之。而《明理論》又云：立秋後不可服，秋則陰氣半矣，白虎大寒，若不能禁，服之而爲噦逆、不能食，或虚羸者有矣。夫傷寒之法，有是症則投是藥，安可拘於時而爲治哉。假如秋冬之間患傷寒，身無表症，而大煩渴，於法合用白虎湯。苟拘其時，何以措手？若以白虎爲大寒，其承氣又何有於冬月耶？既以夏宜戒，秋不可行，然則宜乎何時也？雖然，《經》云：必先歲氣，無伐天和。此言常也。假如賊邪變出，陰陽寒暑亦當捨時而從症，豈可以時令拘哉。

三陽合病，腹滿身重，難以轉側，口不仁、面垢，譫語、遺尿，發汗則譫語；下之則額上生汗，手足逆冷。自汗出者，白虎湯主之。原文

垣云：入足陽明、手太陽，味苦寒潤，治有汗骨蒸，腎經氣勞，瀉心。仲景用此治不得眠者，煩躁也。煩者，肺也；躁者，腎也。以石膏爲君主，佐以知母之苦寒，以清腎之源，緩以甘草、粳米之甘，而使不速下也。《經》云：胸中有寒者，瓜蒂散吐之。又云：表熱、裏寒者，白虎湯主之。瓜蒂、知母味皆苦寒，而治胸中寒及裏寒，何也？答曰：成無己注云：即傷寒寒邪之毒爲熱病也，讀者要逆識之。如《論語》言「亂臣十人」；《書》曰，惟以亂臣，其能而亂四方。「亂」皆治也，乃治寒者也。故云「亂臣，亂四方」也。仲景所言寒之一字，舉其初而言之，熱病在其中矣。若以「寒」爲寒冷之「寒」，無復苦寒之劑，兼言白虎症脈尺寸俱長，則熱可知矣。

白虎加人參湯五法 藥即湯見

許云：有人初病嘔吐，俄爲醫者下之，已七八日，而内外發熱。予診之曰：當用白虎加人參湯。或曰既吐復下，且重虛矣，白虎何用乎？予曰：仲景云若吐下後，七八日不解，熱結在裏，表裏俱熱者，白虎加人參湯，正相當也。蓋嘔吐者，熱留胃脘，而致令虛火上逆，三投湯而愈。仲景既云若吐若下後，七八日不解，表裏俱熱者，白虎加人參湯主之。又云傷寒脈浮，發熱無汗，其表不解，不可與白虎。又云脈浮滑，此以表有熱，裏有寒，白虎加人參湯主之。國朝林億校正，謂仲景於此表裏自差矣。予謂不然，大抵白虎能除傷寒中渴，表裏發熱，故前後二症，或云表裏俱熱，或云表熱裏寒，皆可服之。一種脈浮無汗，其表不解，全是麻黄與葛根症，安可行白虎也。林億見所稱表裏不同，便謂之差，是亦不思之過也。

張云：用藥有遲速之弊，故設法以關防；法有關防不盡者，則著方以拯治也。便如上二條，前條乃仲景設法以關防也；後條及傷寒病，若吐若下後，七八日不解，熱結在裏，表裏俱熱，時時惡風，大渴、口舌乾燥而煩，飲水數升者，以白虎加人參湯主之，此二條乃著方以拯治也。夫白虎湯專治大煩、大渴，古人設法之意，惟恐表症未罷而輒用之，治有太速之弊。若背微惡寒，及時時惡風二症，其中煩渴已甚，非白虎不能遏也。必候表邪俱盡，未免有太遲之愆也。此乃法之關防不盡者，故著方以拯治也。苟不著方，必然違法，此方法之妙，所以不可偏癈也。或問：白虎湯，仲景以表不解者，不可與。又時時惡風，背上惡寒者，此有表也，以白虎主之，何也？蓋石膏辛凉，解足陽明本經熱、蒸蒸發熱、潮熱、表裏皆熱、舌燥煩渴之聖藥也。且時時者，時或惡風而不常也；背上惡者，但覺微惡而不甚也，所以於盛熱燥渴而用則無疑矣。若夫表症惡寒常在背上，惡寒而加燥渴者，切不可用也。又太陽經發熱而渴，無汗者，不可與之。但汗後脈洪大而渴者，則可與之。如陰傷寒、面赤、煩躁、身熱，與夫胃虛惡心、大便不實、脈弱、食少、無大熱者，切不可用也。如誤用之，則傾危可立而待矣。

尚論後篇卷四

尚論張仲景《傷寒論》陰陽六經諸方脈證

太陽合陽明方

桂枝加葛根湯

桂枝湯加葛根

太陽病，項背强几几，反汗出惡風者主之。仲景原文

几几，項背拘强之狀。

按，後症葛根湯，乃桂枝湯中加麻黄、葛根也。其症無汗，故以麻黄發之；此症有汗，故去麻黄，而曰桂枝加葛根湯也。若有麻黄，則亦葛根湯矣。

葛根湯

桂枝湯加麻黄、葛根。

太陽病，項背强几几，無汗，惡風，葛根湯主之。原文

風寒傷經絡之經，則所過但痛而已，未至於强；風寒傷筋骨之筋，則所過筋急强直，而成剛痓，「痓」字之訛也。曰剛痓，無汗之名也。《本草》云：輕可去實，葛根、麻黄，形氣之輕者也。此以風寒表實，故加二物於桂枝湯中。

太陽與陽明合病者，必自下利，葛根湯主之。原文

太陽與陽明合病，不下利，但嘔者，葛根加半夏湯主之。原文

凡合病，必自下利。下利，裏症也。今之庸醫皆曰漏底傷寒，不治，仲景則以前方主之。蓋以邪氣並於陽，則陽實而陰虛，陰虛故下利也。以此湯散經中表邪，則陽不實而陰氣平，利不治而自止也。惟明者知之，其脈必弦而長。

葛根加半夏湯 方見本湯

張云：凡合病皆下利，各從外症以别焉。夫太陽病，頭項痛、腰脊强；陽明病，目疼、鼻乾，不得臥；少陽病，胸脅痛，耳聾。凡遇兩經病症齊見而下利者，合病也。然但見一症便是，不必悉具也。仲景不言脈症，止言太陽與陽明合病者，以前章所論包含以上之症，即此理也。况各經之症，所見不一，難爲定論乎。

按，合病者，三陽合病也。謂二陽經或三陽經同俱受邪，相合而病，故曰合病。此病之不傳者也。並病者，亦指三陽而言，「並」者，「傕並、督並」之謂，前病未解，後病已至，有逼相並之義，此病之傳者也。且如太陽、陽明並病一症，若並而未盡，是傳未過，尚有表症。仲景所謂太陽症不罷，面色赤，陽氣怫鬱在表不得越，煩躁氣短是也，猶當汗之，以各半湯。若並之已盡，是謂傳過。仲景所謂太陽症罷，潮熱，手足汗出，大便硬而譫語者是也，法當下之以承氣湯。是知傳則入腑，不傳則不入腑也。所以仲景論太陽、陽明合病，止出三症，如前太陽、陽明並病，則言其有傳變如此也。然此皆三陽病耳，與三陰無干。若與三陰合病，即是兩感矣，所以三陰無合病例也。

梔豉汤　方見《太陽中篇》

發汗吐下後，虛煩不得眠者主之。原文　下六條同

懊者，懊惱；憹者，鬱悶貌。心中懊懊惱惱，煩煩憹憹，鬱鬱不舒，憒憒無奈，此又煩悶而甚者也。由下後表之陽邪乘虛内陷，鬱而不發，結伏於心胸之間，故如是。按，梔子色赤，味苦，入心而治煩；香豉色黑，味鹹，入腎而治燥。

發汗，若下之，而煩熱，胸中窒者主之。

傷寒五六日，大下之後，身熱不去，心中結痛者，未欲解也，宜主之。

陽明病，脈浮而緊，咽燥口苦，腹滿而喘，發熱汗出，不惡寒，少惡熱，身重。若發汗則躁，心憒憒，反譫言者主之。

煩者，氣也；躁者，血也。氣主肺，血主腎，煩躁俱在上者，腎子通於肺母也，故用梔子以治肺煩，用香豉以治腎躁。煩躁者，懊惱不得眠也。

或曰：煩者，心爲之煩；躁者，心爲之躁。何煩爲肺、躁爲腎耶？夫心者，君火也，與邪熱相接，上下通熱，金以之而躁，水以之而虧，獨存火耳，故肺腎與之合而煩躁焉。此煩雖肺，躁雖腎，其實心火爲之也。

陽明病下之，其外有熱，手足温，不結胸，心中懊惱，飢不能食，但煩汗出者主之。

下利後，更煩，按之心下濡者，爲虛煩也，宜此湯。

下利後不煩，爲欲解。若更煩而心下堅者，爲轂煩。此煩是心下濡者，是邪熱乘裏，客於胸中爲煩也，

與此湯吐之則愈。

按，此湯惟吐無形之虛煩則可，若用之以去實，則非豉、子所能宣矣。宣實者，須瓜蒂散主之。

凡服梔子湯，病人舊微溏者，不可與服之。

仲景用梔子湯治煩，胸爲高之分也。故易老云：輕飄而象肺，色赤而象火，故能瀉肺之火也。《本草》不言吐，仲景用此爲吐者，梔子本非吐藥，爲邪氣在上，拒而不納，故令人上吐，邪因得以出。《經》曰：高者因而越之，此之謂也。或用梔子利小便，實非利小便，清肺也。肺氣清而化，膀胱爲津液之腑，小便得以出也。本經云：治大小腸熱，辛與庚合，又與丙合，又能泄戊，其先入中州故也。去皮，泄心火；連皮，泄肺火，入手太陰、少陰經。

麻仁丸

大黃　枳實　厚朴　芍藥　麻仁　杏仁

趺陽脈浮而澀，浮則胃氣強，澀則小便數，浮澀相搏，大便則難，其脾爲約，麻仁丸主之。原文

成無己曰：約者，結約之約，胃強脾弱，約束津液不得四布，但輸膀胱，故小便數而大便硬，故曰脾約。與此丸以下脾之結燥，腸潤結化，津液入胃，大便利，小便少而愈矣。愚切有疑焉。既曰約，脾弱不能運也。脾弱，則土虧矣，必脾氣之散，脾血之耗也。原其所由，必久病大汗、大下之後，陰血枯稿〔一〕，內

〔一〕稿　三味書局本作「涸」。

火燔灼，熱傷元氣，必傷於脾，而成此症。傷元氣者，肺金受火氣無所攝；傷脾者，肺爲脾之子，肺耗則液竭，必竊母氣以自救。金耗則木寡於畏土，欲不傷不可得也。脾失轉輸之令，肺失傳送之官，宜大便秘而難下，小便數而無藏蓄也。理宜滋陰血，使孤陽之火不熾，而金行清化，木邪有製，脾土清健而運行，精液乃能入胃，則腸潤而通矣。今以大黄爲君，枳實、厚朴爲臣，雖有芍藥之養血，痲仁、杏仁之温潤爲之佐使，用之熱盛而氣實者，無有不安。若與熱雖盛而氣不實者，雖得暫通，保無有脾愈弱而腸愈燥者乎。後之用此方者，愼勿膠柱而調瑟。

茵陳蒿湯

茵陳六兩　大黄二兩　梔子十四枚

陽明病，發熱汗出，此爲熱越，不能發黄也。但頭汗出，身無汗，劑頸而還，小便不利，渴飲水漿者，此爲瘀熱在裏，身必發黄，茵陳蒿湯主之。原文　下三條同

傷寒八九日，身黄如橘子色，小便不利，腹微滿者，茵陳蒿湯主之。

梔子蘗皮湯

梔子　蘗皮

傷寒身黄，發熱者，梔子蘗皮湯主之。

茵陳蒿湯，治熱濕也；梔子蘗皮湯，治燥熱也。如苗澇則濕黄，旱則燥黄，濕則泄之，燥則潤之也。此二藥治陽黄也。

麻黄連翹赤小豆湯　方見三卷

傷寒瘀熱在裏，身必發黄，麻黄連翹赤小豆湯主之。

連翹，用連翹根也，氣寒味苦，主下熱氣。梓白皮氣寒味苦主熱毒，去三蟲。時氣瘀熱之劑，必以苦爲主。又曰：大熱之氣，寒以取之是也。

潦水，即霖雨後行潦之水，亦取其發縱之極，流而不滯，不助濕也。

右三湯，其茵陳湯是欲泄滌其熱也；梔子與麻黄二湯是欲解散其實也。爲治不同，總之皆折火徹熱之劑耳。色如煙熏黄，乃濕病也。一身盡痛，色如橘子黄，乃黄病也；一身不痛，間發黄，《活人》云：病人寒濕在裏不散，熱蓄於脾胃，腠理不開，瘀熱與宿穀相薄，鬱蒸不消化，故發黄。然發黄與瘀血外症及脈俱相似，但小便不利爲黄，小便自利爲瘀血。要之發黄之人，心脾蘊積，發熱引飲，脈必浮滑而緊數。若瘀血症，即如狂，大便必黑，此爲異耳。

或問：白虎症亦身熱，煩渴引飲，小便不利，何以不發黄？答曰：白虎與發黄症相近，遍身汗出，此爲熱越，白虎症也；頭面汗出，頸已下都無汗，發黄症也。

又問：太陽病，一身盡痛，發熱，身如熏黄者，何曰太陽中濕也？仲景云，傷寒發汗已，身目爲黄。所以然者，以寒濕在裏不解故也。以爲不可下也於寒濕中求之。

或謂傷寒發黄，惟陽明與太陰有之，俱言小便利者，不能發黄，何也？蓋黄者，土之正色，以太陰與陽明俱屬土，故發黄也。其黄之理，外不能汗，裏不得小便，脾胃之土爲熱所蒸，故色見於外而發黄也。若小便利者，熱不内蓄，故不能變黄也。其有别經之發黄者，亦由脾胃之土受邪故也。

抵當湯　抵當丸　二方俱見《太陽篇》

血流下焦而瘀者，蓄血也。大抵傷寒先看面目，次看口舌，次看心下至少腹。以手揣之，若少腹硬滿，若小便不利者，是津液留結，可利小便；若小便自利者，是蓄血症，可下瘀血。

傷寒失汗，熱蓄在裏，熱化爲血，其人善忘而如狂。血善逸則善忘，血下蓄則内急，用藥以取盡黑物爲效。大抵看傷寒病人，心下兩脅少腹但有硬滿處〔一〕，以手按則痛者，便當問其小便何如，若小便不利，乃是水與氣；若小便自利者，爲有血也。

太陽病六七日，表證仍在，脈微而沉，反不結胸，其人發狂者，以熱在下焦，小腹當硬滿；小便自利者，下血乃愈，抵當湯主之。原文　下三條同

仲景凡稱太陽症脈沉者，皆謂發熱惡寒，頭項强痛，而脈反沉也。其症兼發狂，小腹痛者，爲蓄血，此條抵當湯是其例也。

自經而言，則曰太陽；自腑而言，則曰膀胱。陽邪由經而入，結於膀胱，故曰隨經瘀熱在裏。

〔一〕有　原作「存」，據三味書局本改。

太陽病，身黄，脈沉結，少腹硬，小便不利者，爲無血也；陽明症，其人喜忘者，必有蓄血。所以然者，本有久瘀血，故令喜忘，屎雖硬，大便反易，其色必黑，宜抵當湯下之。

病人無表裏症，發熱六七日，雖脈浮數者，可少下之。假令已下，脈數不解，而下不止，必協熱而便膿血也。或問：攻下之法，須外無表症，裏有下症，然後可攻。上言無表裏症，況脈更浮數，何故言可以下之？曰：此非風寒之所病，是由内傷而致然也。若外不惡寒，裏無譫語，但七八日發熱，有爍津液，乃陽盛陰虚之時，苟不攻之，其熱不已，必變生焉。故云：雖脈浮數可下，不待沉實而攻之。夫内傷者，《經》曰趺陽脈浮而數，浮則傷胃，數則傷脾，此非本病，醫特下所爲也，仲景之意不外是理。凡傷寒當下之症，皆從太陽、陽明在經之邪而入於腑，故下之。今不言陽明病，而但曰病人無表裏症，此非自表之裏而病也。但爲可下，故編於《陽明篇》中，學者宜詳玩焉。

傷寒有熱，少腹痛，應小便不利，今反利者，爲有血也。當下之，不可餘藥，宜抵當丸。

按，成注身黄、屎黑、喜忘、發狂，亦是推廣之詞，若依上文，祇是滿而不硬耳。

抵當湯、丸，藥味同劑，如何是二法？蓋喜忘、發狂、身黄、屎黑者，疾之甚也；但小腹滿硬、小便利者，輕也，故有湯、丸之别。桃仁、大黄等分，水蛭、䖟蟲多者作湯，三之二者作丸，作丸之名，取其數少而緩也。故湯用煎服一升，丸止服七合也。

《活人》云：若用抵當湯、丸，更宜詳慎審其有無表症，若有蓄血而外不解，亦未可便用，宜先用桂枝湯以解外，緣熱客膀胱太陽經也。

大陷胸湯 方見前

太陽病，脈浮而動數，浮則爲風，動則爲熱，動則爲痛，數則爲虛，頭痛發熱，微盜汗出，而反惡寒者，表未解也。醫又下之，動數變遲，宜大陷胸湯。

按，太陽病，在表未曾解，在表而攻裏，可謂虛矣。而況所得之脈，皆浮而動數乎。今得誤下，動數變遲矣。而又曰胃中空虛，又曰短氣、躁煩，虛之甚矣。借曰陽氣内陷，心下同硬，而可迅攻之乎。豈大陷胸之力緩於承氣？況已下者，不可再下，寧不畏其虛乎？且《經》明曰，結胸脈浮大者，不可下，下者死。又曰結胸症悉具，煩躁者死。今曰脈浮，又曰煩躁，大陷胸果可用乎？彼陽病實下結，胃中空虛，客氣動膈，心下懊憹者，以梔子豉湯吐胸中之邪。況太陽失下後，明有虛症乎。觀解釋，正文似有脱誤

傷寒六七日，結胸熱實，脈沉而緊，心下痛，按之石硬者〔一〕，大陷胸湯主之。原文　下三條同

《經》言所以成結胸者，以下之太早故也。此不云下後，但云傷寒六七日，結胸熱實，此亦不因下早而結胸者，何也？夫下早結胸，事之常；熱實結胸，事之變。其熱實傳裏爲結胸，乃法之關防不盡者，故仲景述其症，以注方於其下也，於此可見古人用心曲盡其妙。且如下章以水結胸脅，但頭汗出者，以大陷胸湯主之，亦在常法之外，故條列其症以彰其理也。亦或其人本虛，或曾吐下，而裏氣弱，外邪因入，故自爲結胸者也。然所入之因不同，其症治則一理而已。

〔一〕石　原作「不」，據三味書局本和《注解傷寒論》改。

傷寒十餘日，熱結在裏，復往來潮熱者〔一〕，與大柴胡湯；但結胸，無大熱者，此爲水結在胸脅也，但頭微汗出者，大陷胸湯主之。

太陽病，重發汗而復下之，不大便五六日，舌上燥而渴，日晡所小有潮熱，從心下至少腹滿而不可近者，大陷胸湯主之。

按，太陽病，已重發汗，表則虚矣。若復下之，裏又虚矣〔二〕。不大便五六日，可見津液之耗矣，非若前章之未曾發汗，而但下之傷於早爾。今雖有硬痛，而可以迅攻之乎？若曰潮熱於申酉係陽明，屬調胃承氣症。既又曰少有潮熱，猶在疑待之間，將無他法以緩取之乎。

按，潮熱本屬陽明也，太陽潮熱惟此一症耳，雜病。太陽潮熱則在巳午，更玩一小字，則知邪於太陽爲多，陽明爲少。

傷寒五六日，嘔而發熱者，柴胡湯症具，而以他藥下之，柴胡症仍在者，若上下滿而硬痛者，此爲結胸也，大陷胸湯主之。

小陷胸湯　方見前

文蛤散　藥即方見

〔一〕復　原作「後」，據三味書局本和《注解傷寒論》改。

〔二〕裏　原作「更」，據三味書局本改。

白通散

葱白四莖　乾薑一兩　附子一枚　人尿五合　猪膽汁一合

小結胸病，正在心下，按之則痛，脈浮滑者，小陷胸湯主之。原文　下同

上文云硬滿而不可近者，是不待按而亦痛也。此云按之則痛，是手按之然後作痛爾。上文云至少腹，是通一腹而言之。此云正在心下，則少腹不硬痛可知矣。熱微於前，故云小結胸也。且結胸脈沉緊，或寸浮關沉，今脈浮滑，知熱氣猶淺，尚未深結，所以用此湯除胸膈上結熱也。

病在陽，應以汗解之，反以冷水潠之，若灌之，其熱被劫，服文蛤散；不瘥者，與五苓散。寒實結胸，無熱症者，與三物小陷胸湯，白通散亦可服。

大陷胸湯，太陽本藥也；大陷胸丸，陽明藥也；小陷胸湯，少陽藥也。大陷胸湯治熱實，大陷胸丸兼喘，小陷胸治痞。

按，《經》云結胸脈浮大，不可下，下之則死。張云：用藥如用兵，知可而進，知難而退，此理勢之必然也。夫寸浮關沉，乃結胸可下之脈。今脈浮大，心下雖結，其表邪尚未全結也。若輒下之，重虚其裏，外邪復聚而必死矣。仲景所以言此爲箴戒，使無踵其弊也。其脈既不可攻，當俟其變，而待其實。假如小結胸症，其脈浮滑，按之則痛，故知邪非深結，亦不敢下，無過解除心下之熱耳，小陷胸湯主之。或又曰：結胸倘有外症，大陷胸可用否？予曰：結胸無外症，或有微熱，或有小潮熱，仲景已明言之，其餘別無表症。若有外症，其邪亦未結實，不可以結胸論也。《經》曰：傷寒六七日，發熱惡寒，支節煩疼，微嘔，心下支結，外症未去，柴胡加桂枝湯主之。又傷寒六七日，已發汗而復下，胸脅微結，小便不利，渴而不

嘔，但頭汗出，往來寒熱，心煩者，此爲未解也，柴胡桂枝乾薑湯主之。已上之症，雖云心下支結，及言胸脅滿微結，二條俱有外症，所以柴胡加桂枝及加乾薑以和解之。如無外症，止有胸腹結實而痛者，方爲結胸病也。

陽明少陽各方

大承氣湯方

厚朴去痞　枳實泄滿　芒硝軟堅　大黄蕩實　必痞滿燥實四症全者方可用

小承氣湯方

厚朴　枳實　大黄

調胃承氣湯方

芒硝　大黄　甘草

發汗後不惡寒者，虚故也；不惡寒，但惡熱者，實也，當和胃氣，與調胃承氣湯。仲景原文。下三十四條同

太陽病未解，脈陰陽俱停，必先振慄汗出而解，若欲下之，宜調胃承氣湯。

傷寒十三日，過經不解，譫語者，以有熱，當以調胃承氣湯下之。

太陽病，過經十餘日，心下温温欲吐，而胸中痛，大便反溏，腹微滿，鬱鬱微煩，先此時自極吐下者，可與調胃承氣湯。

陽明潮熱，大便微硬者，可與大承氣湯。恐有燥屎，欲和之法，與小承氣湯。

傷寒，若吐若下後，不解，不大便五六日，上至十餘日，大承氣湯主之。若一服利止後服。

此段分作三截看。自傷寒若吐若下後不解，不大便五六日，上至十餘日，日晡所發潮熱，不惡寒，獨語如見鬼狀止，爲上一截，是將潮熱、譫語、不惡寒、不大便對爲現證。下文又分作一截，以辨劇者、微者之殊。微者但發熱、譫語，但字爲義，以發熱、譫語之外，别無他症。其用承氣湯一方，利止後服，見其熱輕，猶恐下之太過也。至於劇者，發則不識人，循衣摸床，惕而不安，微喘直視，如此熱極證危，不可不決死生以斷，斷以脈弦者生，澀者死。此陽熱已極，若脈弦爲陰未絶，猶可下之，以復其陰；若弦澀爲陰絶，不可救藥而必死矣。

潮熱者，若潮汐之來，不失其時，一日一發，按時而發者，謂之潮熱。若日三五發者，即是發熱，非潮熱也。潮熱屬陽明，陽明旺於未申，必於日晡時發，乃爲潮熱。

譫語者，謂亂言無次，數數更端也。鄭聲者，語鄭重頻煩也，祇將一字内言重叠頻言之，終日殷勤，不換他聲也。蓋神有餘則能機變，而亂語數數更端，神不足則無變聲，而祇守一聲也，此虚實之分也。譫語屬陽，鄭聲屬陰。《經》云：實則譫語，虚則鄭聲。譫語者，顛倒錯亂，言出無倫，常對空獨語，如見鬼狀。鄭聲者，鄭重頻煩，語雖謬，而鄭重頻煩，諄諄不已。老年人遇事則諄語不休，以陽氣虚故也。此譫語、鄭聲虚實之所以不同也。二者本不難辨，但陽盛裏實與陰甚隔陽，皆能錯語，須以他症别之。大便秘，小便赤，身熱煩渴而妄語者，乃裏實之譫語也；小便如常，大便洞下，或發躁，或反發熱而妄言者，乃陰隔陽之譫語也。按解釋原文「十餘日」下有脱落陽明病，譫語，發潮熱，脈滑而疾者，小承氣湯主之，因與承氣一升，腹中轉失氣者，更服一升。

陽明病，其人多汗，以津液外出，胃中燥，大便必硬，硬則譫語，小承氣湯主之。

陽明病，譫語，有潮熱，及不能食者，胃中必有燥屎五六枚也。若能食，但硬耳。宜大承氣湯下之。

汗出譫語者，以有燥屎在胃中，此爲風也。須下之，雖經久可下之。下之若早，語言必亂，以表虛裏實故也，宜大承氣湯。

或問：《經》言胃中有燥屎五六枚，何如？答曰：夫胃爲受納，大腸爲傳送之腑〔一〕，燥屎豈有在胃中哉？故《經》言穀消水去，形亡也，以是知在大腸而不在胃也明矣。

按，胃實者，非有物也，地道塞而不通也。故使胃實，是以腹如仰瓦。注曰：胃上口爲賁門，胃下口爲幽門，幽門接小腸上口，小腸下口即大腸上口也，大小二腸相會爲闌門。水滲泄入於膀胱，粗滓入於大腸，結於廣腸。廣腸者，地道也。地道不通，土壅塞也，則逆上行至胃，名曰胃實。所以言陽明當下者，言上下陽明經不通也，言胃中有燥屎五六枚者，非在胃中，通言陽明也：言胃，是連及大腸也，以其胃爲足經，故從下而言之也；從下而言，是在大腸也，若胃中實有燥屎，則小腸乃傳導之腑，非受盛之腑也。啓元子云：小腸承奉胃，司受盛糟粕，受已復化傳入大腸。是知燥屎在小腸之下，即非胃中有也。

二陽並病，太陽症罷，且發潮熱，手足漐漐汗出，大便難而譫語者，下之則愈，宜大承氣湯。

陽明病，下之，心中懊憹而煩，胃中有燥屎者，可攻。腹微滿，初頭硬，後必溏，不可攻之。若有燥屎者，

〔一〕送　原作「過」，據三味書局本改。

宜大承氣湯。

病人煩熱，汗出則解，又如瘧狀，日晡所發熱者，屬陽明也。脈實者，宜下之；脈浮虚者，宜發汗。下之，與大承氣湯。大下後，六七日不大便，煩不解，腹滿痛者，此有燥屎也。所以然者，本有宿食故也，宜大承氣湯。

病人小便不利，大便乍難乍易，時有微熱，喘冒不能臥者，有燥屎也，宜大承氣湯。

太陽病三日，發汗不解，蒸蒸發熱者，屬胃也，調胃承氣湯主之。

傷寒吐後，腹脹滿者，與調胃承氣湯。

太陽病，若吐、若下、若發汗，微煩，小便數，大便因硬者，與小承氣湯和之愈。

得病二三日，脈弱，無太陽柴胡症，煩躁，心下硬，至四五日，雖能食，與小承氣湯少少與微和之，令小安；至六日，與承氣湯一升。若不大便六七日，小便少者，雖不能食，但初頭硬，後必溏，未定成硬，攻之必溏。須小便利，屎定硬，乃可攻之，宜大承氣湯。

陽明病，發熱汗多者，急下之，宜大承氣湯。

發汗不解，腹滿痛者，急下之，宜大承氣湯。

腹滿不減，減不足言，當下之，宜大承氣湯。

或謂減不足言，復曰當下之，何也？此古之文法如是也。言腹滿不減，當下之，宜大承氣湯，此滿而不減之謂也。若時滿、時減者，不可以當下而論，假如《太陽篇》中云傷寒不大便六七日，頭痛有熱者，與承氣湯。其小便清者，知不在裏，仍在表也，當須發汗。若頭痛必衄，宜桂枝湯，緣桂枝爲當發汗而設，非爲治衄也。其減不足言之説，亦不外乎是理張論。

陽明少陽合病，必下利。其脈不負者，順也；負者，失也。互相尅賊，名爲負也。脈浮而數者，有宿食也，當下之，宜大承氣湯。

少陰病，得之二三日，口燥咽乾者，急下之，宜大承氣湯。

少陰病，自利清水，色純青，心下必痛，口乾燥者，急下之，宜大承氣湯。

少陰病六七日，腹脹不大便者，急下之，宜大承氣湯。

或問：承氣湯，陽明當下之症宜用，今少陰病亦用，何也？蓋胃爲水穀之海，主養四旁，四旁有病，皆能傳之入胃。其胃土燥，則腎水乾，以二三日則口燥咽乾，是熱之深傳之速也，故曰急下以全腎水。夫土實則水清，謂水穀不相混，故自利清水而口乾燥，此胃土濕熱而致然也。下利色青，青，肝也，乃肝邪傳腎。緣腎之經脈從肺出絡心，注胸中，由是而心下痛，故急下以去實熱，逐腎邪。其六七日腹脹，不大便，以入腑之邪壅甚。胃土勝則腎涸，故急下以逐胃熱，滋腎水。蓋陽明與少陰皆有急下之條，然而症雖不同，其入腑之理則一，是以皆用大承氣也。

下利，譫語者，有燥屎也，宜小承氣湯。

大法秋宜下。

凡服下藥，用湯勝丸，中病即止，不必盡劑。

下利，三部脈皆平，按之心下硬者，急下之，大承氣湯。

下利，脈遲而滑者，内實也。利未欲止，當下之，大承氣湯。

問曰：人病宿食，何以别之？師曰：寸口脈浮而大，按之又澀，尺中亦微而澀，故知有宿食，當下之，宜大承氣湯。

下利不欲食者，以爲宿食故也。當下之，宜大承氣湯。

下利瘥後，至其年月日復發，以病不盡故也。當下之，宜大承氣湯。

下利，脈反滑，當有所去，下之乃愈，宜大承氣湯。

病腹中滿痛者，此爲實也。當下之，宜大承氣湯。

脈雙弦而遲者，必心下硬；脈大而緊者，陽中有陰也。可以下之，宜大承氣湯。

或問：承氣湯仲景有大小調胃之名，何也？然。傷寒邪熱，傳受入裏，謂之入腑。腑者，聚也。蓋邪熱與糟粕蘊而爲實也。實則潮熱、譫語，手心濈濈汗出者，此燥屎所爲也。如人壯大熱、大實者，宜大承氣湯下之。又熱結不堅滿者，故減去厚朴、枳實，加甘草而和緩之，故曰調胃承氣也。若病大而以小承氣攻之，則邪氣不伏；病小而以大承氣攻之，則過傷正氣。且不及還可再攻，過則不能復救，可不謹哉。仲景曰：凡欲行大承氣，先與小承氣一鍾。腹中轉失氣，乃有燥屎也，可以大承氣攻之。若不轉失氣，其不可攻，攻之則腹脹，不能食而難治。又曰，服承氣湯得利，愼勿再服，此諄諄告戒也。凡用攻法，必先妙算，料量合宜，則應手而效。若不料量，孟浪攻之，必至殺人。

按陽明一症，分爲太陽、正陽、少陽三等，而以大小調胃承氣下之者，按《本草》曰：大黄酒浸入太陽經，酒洗入陽明經，浸久於洗，得酒氣爲多，故能引之於至高之分。若物在山巓，人迹不及，必射以取之也，故仲景以調胃承氣收入太陽門。而大黄下注曰：酒浸。及詳其用本湯，一則曰少少温服，二則曰當和胃氣，與調胃承氣湯。又詳本湯之症，則曰不吐、不下，心煩者；又發汗不解，蒸蒸發熱；又吐後腹脹滿，是太陽、陽明去表未遠，其病在上，不當攻之，故宜緩劑以調和之也。及至正陽、陽明則皆曰急下之，與大承氣湯。而大黄下注曰：酒洗，是洗輕於浸，微升其趍下之性，以治其中也。至於少陽、陽明，則去正陽而逼太陰，其分爲下，故小承氣湯中大黄不用酒製，少陽不宜下，故又曰少與；曰微溏之，勿令大泄，此仲景之妙法也。東垣不審胃之云者，乃仲景置調胃承氣於《太陽篇》，太陽不宜下，故又稱「胃以别之」，卻踵成氏之謬，以小承氣治太陽脾約之症，以調胃承氣治正陽、陽明大承氣之症，余故不能無辨。

海云：大、小、調胃三承氣之湯，必須脈浮、頭痛、惡風、惡寒，表症盡罷，而反發熱、惡熱、譫語、不大便方可用之。若脈浮緊，下之必結胸；若脈浮緩，下之必痞氣。已上三法，不可差也。若有所差，則無形者有遺害。假令調胃承氣症用大承氣下之，則愈後元氣不復，以其氣藥犯之也。大承氣症用調胃承氣下之，則愈後神癡不清，以其氣藥無力也。小承氣症若用芒硝下之，則或下利不止，變而成瘧矣。三承氣豈可差乎。

陶云：大凡傷寒邪熱傳裏結實，須看熱氣淺深用藥。今之庸醫不分當急下與宜微和胃氣之論，一概用大黄、芒硝，亂投湯劑下之，因茲而斃者多矣。余謂傷寒之邪，傳害非一，治之則殊。病有三焦俱傷者，則痞滿燥實兼全，俱宜大承氣湯。蓋厚朴苦温以去痞，枳實苦寒以泄滿，芒硝鹹以潤燥軟堅，大黄苦寒以泄實去熱，病斯愈矣。若邪在中焦，則有燥實堅三症，故用調胃承氣湯，以甘草和中，芒硝潤燥，大黄泄實，不用枳、朴，恐傷上焦虚無氤氳之元氣，調胃之名，自此始矣。若上焦受傷，則痞而實，用小承氣湯，而以枳實、厚朴除痞，大黄泄實去熱，去芒硝，不傷下焦血分之真陰，謂不伐其根本也。若夫大柴胡湯，則有表症尚未除，而裏症又急，不得不下者，祇得以此湯通表裏而緩治之。又有老弱及血氣兩虚之人，亦宜用此。故《經》云，轉藥孰緊？有芒硝者，緊也。大承氣最緊，小承氣次之，調胃承氣又次之。其大柴胡加大黄，小柴胡加芒硝，方爲轉藥。蓋爲病輕者設也。仲景又云：蕩滌傷寒熱積，皆用湯液，切禁丸藥，不可不知。

猪苓湯方

猪苓　澤瀉　茯苓　滑石　阿膠各一兩

陽明病，若脈浮發熱，渴欲飲水，小便不利者，猪苓湯主之。仲景原文

按，此「浮」字，誤也。《活人》云：脈浮者，五苓散；脈沉者，猪苓湯，則知此症「脈」字下脱一「不」字也。據《太陽篇》内，五苓散乃猪苓、澤瀉、茯苓三味中加桂、白朮也。《陽明篇》内猪苓湯，乃猪苓湯，澤瀉、茯苓三味中加阿膠、滑石也。桂與白朮，味甘辛爲陽，主外；阿膠、滑石，味甘寒爲陰，主内。奉議之言，亦可謂不失仲景之旨矣。第奉議欲區别二藥分曉，不覺筆下以沉對浮，遂使後人致疑，三陽症中不當言脈沉，更不復致疑經文之有闕也。更詳太陽症，固常脈浮，而陽明爲表之裏，故其脈不曰浮而曰長，蓋長者，不浮不沉，中之脈也。成氏直以脈浮釋之，而朱氏卻以脈沉言之，胥失之矣。若曰脈浮者五苓散，不浮者猪苓湯，則得仲景之意矣。又詳《少陰篇》，病下利六七日，咳而嘔渴，心煩不得眠者，猪苓湯一條，雖不言脈沉，然少陰之脈必沉也，豈《活人》以少陰對太陽一症而言歟？以此推之，成氏隨文誤釋明矣。

陽明病，汗出多而渴者，不可以猪苓湯，以汗多胃中燥，猪苓湯利其小便故也。原文

《鍼經》曰：水穀入於口，輸於腸胃，其液别爲伍，天寒衣薄則爲溺，天熱衣厚則爲汗，是汗溺一液也。汗多爲津液外泄，胃中乾燥，故不可以猪苓湯利小便也。

小柴胡湯　方見《太陽中篇》

傷寒五六日，中風，往來寒熱，胸脅苦滿，默默不欲飲食，心煩喜嘔，或胸中煩而不嘔，或渴，或腹中痛，或脅下痞硬，或心下悸、小便不利，或不滿、身有微熱，或咳者，與小柴胡主之。仲景原文。下二十條同

或問：少陽膽經，縈紙盤屈，皆多於各經，及觀《少陽篇》中，治病至簡，又不聞何藥爲本經之正法，何也？夫經絡所據，身之後屬太陽，太陽爲陽中之陽，陽分也；身之前屬陽明，陽明爲陽中之陰，陰分也。陽爲在表，陰爲在裏，少陽在身之側，夾於表裏之間，故曰半表半裏。太陽膀胱水，寒也；陽明大腸金，燥也。邪在陰陽二分之中，近後膀胱水，則惡寒；近前陽明燥，則發熱，故往來寒熱也。治法：太陽在標，可汗而解，麻黄湯是也；在本，可滲而解，五苓散是也；陽明在標，可以解肌，葛根是也；在本，可下而解之，承氣湯是也。獨少陽居中，不表不裏，開竅於膽，有入無出，故禁發汗，禁利大便，禁利小便，惟宜和之以小柴胡湯，故名三禁湯。冷熱均平從於中，治乃和解之劑。若犯之，則各隨上下前後，本變、中變與諸變，不可勝數，醫者宜詳之。

本方加減法

血弱氣盡，腠理開，邪氣因入，與正氣相搏，結於脅下。正邪分争，往來寒熱，發作有時，默默不欲飲食臟腑相連，其痛必至，邪高痛下，故使嘔也。小柴胡湯主之。原文

按，「血弱氣盡」「結於脅下」，是釋胸脅苦滿句。「正邪分争」，是釋「往來寒熱」句，此是倒裝法也。至「默默不欲飲食」，兼上文滿痛而言也。若「臟腑相連」四句，乃釋心煩喜嘔也。

服柴胡湯已，渴者屬陽明也，以法治之。

得病六七日，脈遲浮弱，惡風寒，手足温，醫二三下之，不能食，而脅下滿痛，面目及身黄，頸項强，小便難者，與柴胡湯，後必下重；口渴而飲水嘔者，柴胡湯不中與也。食穀者噦。

按食穀句似别爲一條，有脱。噦，一決切，淵入聲，逆氣也

傷寒四五日，身熱惡風，頸項强〔一〕，脅下滿，手足温而渴者，小柴胡湯主之。

傷寒，陽脈澀，陰脈弦，法當腹中急痛者，先與小建中；不瘥者，與小柴胡湯主之。

傷寒中風，有柴胡證，但見一症便是，不必悉具。

凡柴胡湯症而下之，若柴胡症不罷者，復與柴胡湯，必蒸蒸而振，卻發熱汗出而解。

太陽病，過經十餘日，及二三下之，後四五日，柴胡症仍在者，先與小柴胡湯；嘔不止，心下急，鬱鬱微煩者，爲未解也，與大柴胡下之則愈。

傷寒十三日，不解，胸脅滿而嘔，日晡所發潮熱。已而微利，此本柴胡症，先服小柴胡湯以解外，後宜芒硝主之。

傷寒五六日，頭汗出，微惡寒，手足冷，心下滿，口不欲食，大便硬，脈細者，此爲陽微結，必有表，復有裏也，可與小柴胡湯。設不了了者，得屎而解。

陽明病，發潮熱，大便溏，小便自可，胸脅滿不結者，小柴胡湯主之。

陽明病，脅下硬滿，不大便而嘔，舌上白胎者，可與小柴胡湯。上焦得通，津液得下，胃氣因和，身濈然而汗出解也。

〔一〕頸項强　原作「頭項强」，據三味書局本和《注解傷寒論》改。

陽明中風，脈弦浮大而短氣者，小柴胡湯主之。

本太陽病，不解，轉入少陽者，脅下硬滿，乾嘔不能食，往來寒熱。尚未吐下，脈沉緊者，與小柴胡湯。

嘔而發熱者，小柴胡湯主之。

傷寒瘥已後，更發熱者，小柴胡湯主之。脈浮者，以汗解之；脈沉實者，以下解之。

婦人中風七八日，續得寒熱，發作有時，經水適斷者主之。

婦人中風，發熱惡寒，經水適來，得之七八日者主之。

婦人傷寒，發熱，經水適來，晝日明了，夜則譫語者主之。

仲景《傷寒論》中言婦人者，止此三條耳。

《活人書》言，婦人傷寒治法，與男子不同，男子先調氣，女子先調血，此大略之辭耳。要之脈緊無汗爲傷寒，脈緩有汗爲中風，熱病脈洪大，中暑細弱，其症一也。當汗當下，豈必調血而後行津液耶。仲景《傷寒論》不分男女，良以此歟。此論固當，猶爲未也。仲景，亞聖也，世醫所知，仲景不知有是理乎？聖人創物，賢者述之，事可以爲天下則。聖人已先據之矣，何待世人明之乎。聖人不言，以其同診也。後人不知湯液之源，故立爲後人法則，異於男子。常人所具聰明眼者，肯以此爲是乎？然以藥考之，則可知也。假令桂枝、芍藥固營而開衛，非血藥而何？麻黄、防風雖爲之發汗，本治女子餘疾，非血藥而何？白虎小柴胡中，知母則治熱，柴胡則調經，皆氣中之血虚也；當歸、地黄不言可知爲血藥；白朮，人皆以爲氣劑，《本草》言能利腰臍間血，非血藥乎？大抵用之在陽，便是氣藥；用之在陰，便是血藥。若男子與女子傷寒，皆營衛受病，其症一也，何以云男先調氣，女先調血也？此二句雲岐子以爲治雜病法之常體，非爲傷寒設也。其所以然者，以其任、衝盛而有子，月事行有期，有熱入血室一症，不得不異也。在妊孕不得不保，在經血不得不調，表裏、汗下何嘗有異也？無汗下藥中增損，自有調保之義。《活人》云：妊娠不用桂枝、半夏、桃仁，柴胡湯減半夏爲黄龍湯，是則是矣。必竟蓄血極而鄰於死，須抵當湯、丸，則安得不用？止是減劑從輕可也。故黄帝云：婦人身重，毒之何如？岐伯曰：有故無殞，亦無碩也。大聚大積，其可犯也，衰其大半而止，過者死。此所以有從輕之義，蓋由諸此。以知桂枝、半夏、桃仁可用處必用，不可全無，但當從輕則可耳。保安丸中有桂、附、牛膝，皆墮胎之劑，以其數多之中些少，是亦從輕而無妨也。又爲引用，必須少，而不可無也。大意如此，後之君子更宜詳定，保劑多，破劑少，破者從其保；破劑多，安劑少；安者從其破；此理不可不知。又寒熱多少例：寒者多；熱者少；熱不爲之熱；熱者多；寒者少；寒不爲之寒。

按，岐伯之論，謂妊婦之用毒藥，可用而不可過也。婦人懷孕，謂之重身，然用毒藥以治其病者，正以內有病之故。則有病以當毒藥，其子必無殞也。不惟子全，而母亦無殞也。但大積大聚，或病甚不堪，不得不用此以犯之，祇宜衰其大半而止。藥行，彼病自漸去。若過用其藥，則敗損真氣死矣。

按，男子亦有熱入血室症。《經》云：陽明病，下血譫語，此熱入血室。但頭汗者，刺期門，蓋衝脈爲血海，即血室也，男女均有之。男子下血譫語，婦人寒熱似瘧，皆爲熱入血室。迫血下行，則爲協熱而利。挾血之脈乍澀乍數，或沉伏，血熱交並則脈洪盛，大抵男子多在左手，女子多在右手見之也。

或問：小柴胡近世治傷寒發熱，不分陰陽而用之，何也？然。柴胡之苦平，乃足少陽經傷寒發熱之藥，除半表半裏之熱，及往來寒熱，小有日晡潮熱也。佐以黄芩之苦寒以退熱，半夏、生薑之辛以退寒，人參、大棗之甘温以助正氣，解渴，生津液，則陰陽和而邪氣解矣。但太陽經之表熱，陽明經之標熱，皆不能解也，如用之豈曰無害？若爽陰傷寒，面赤發熱，脈沉，足冷者，服之立至危殆，可不慎哉。及内虚有寒，大便不實，脈息小弱，與婦人新產發熱，皆不可用也。

《夷堅志》云：朱肱，吴興人，尤深於傷寒。在南陽，太守盛次仲疾作，召視之。曰：小柴胡湯症也。請並進三服，至晚乃覺滿。又視之，問所服藥安在？取視乃小柴胡散也。肱曰：古人製㕮咀，剉如麻豆大，煮清汁飲之，名曰湯，所以入經絡攻病取快。今乃爲散，滯在膈上，所以胸滿而病自如也。因旋製，自煮以進，兩服遂安。

小建中湯　方見三卷

傷寒，陽脈澀，陰脈弦，法當腹中急痛者，先與小建中湯；不瘥者，與小柴胡湯主之。

垣云：芍藥味酸，於土中瀉木爲君。飴糖、甘草甘温，補脾養胃爲臣。水挾木勢，亦來侮土，故脈弦而腹痛。肉桂太辛熱，佐芍藥以退寒水。薑、棗甘辛温，發散陽氣，行於經絡、皮毛爲使，故名建中。

大柴胡湯

柴胡八兩　大黄二兩　枳實四枚　半夏半升　黄芩三兩　芍藥二兩　生薑五兩　大棗十二枚

太陽病，過經十餘日，反二三下之，後四五日，柴胡症仍在者，先與小柴胡湯；嘔不止，心下急，鬱鬱微煩者，爲未解也，與大柴胡湯下之則愈。仲景原文　下四條同傷寒十餘日，熱結在裏，復往來寒熱者，與大柴胡湯。

有人病傷寒，心煩喜嘔，往來寒熱，醫以小柴胡與之，不除。予曰：脈洪大而實，熱結在裏，小柴胡安能去之？仲景云：傷寒十餘日，熱結在裏，復往來寒熱者，與大柴胡湯。三服而病除。蓋大黃蕩滌蘊熱，傷寒中要藥。大柴胡酒洗生用

按，柴胡、大黃之藥，升降同劑，正見仲景處方之妙。柴胡升而散外邪，大黃降而泄内實，使病者熱退氣和而自愈。

傷寒發熱，汗出不解，心下痞硬，嘔吐而下利者，大柴胡湯主之。

傷寒後，脈沉沉者，内實也。下解之，宜柴胡湯。

或問：大柴胡若内煩裏實者，固宜用也，其嘔而下利者亦用之，何也？夫治病節目，虛實二者而已。裏虛者，雖便難而勿攻；裏實者，雖吐利而可下。《經》曰汗多則便難脈遲，尚未可攻，以遲爲不足，即裏氣未實故也，此以大柴胡主之。凡吐利，心腹濡軟爲裏虛。嘔吐而下利，心下痞硬者，爲裏實也，下之當然。況太陽病，過經十餘日，反二三下之，後四五日柴胡症仍在者，先與小柴胡湯。嘔不止，心下急，鬱鬱微煩者，爲未解也，與大柴胡湯下之則愈。二節病症雖有參差，其裏實同一機也，皆與大柴胡者宜也。

病若二十餘日以上有下症者，止宜大柴胡湯，恐承氣太峻，蓋傷寒過經，則正氣多虛故也。

有人患病傷寒，目痛、鼻乾、不得臥，大便不通，尺寸脈俱大已數日，一夕汗出，予謂速以大柴胡湯下之。醫駭曰：陽明自汗，津液已涸，法當用蜜煎，何須苦用下藥？余謂曰：子雖知蜜煎穩當，還用大柴胡

湯，此仲景不傳之妙，公安能知之？余力争，竟投大柴胡二貼愈。仲景論陽明之病多汗者，急下之。人多謂已是自汗，若又下之，豈不表裏俱虚。又如論少陰云：少陰病一二日，口乾、咽燥者，急下之。人多謂症發於陰，得之日淺，但見乾燥，若更宜下，豈不陰氣愈甚？舉此二端，則其可疑者不可勝數。此仲景之書，人罕能讀也。余謂仲景言急下之者，亦猶急當救表、急當救裏之説，凡稱急者，爲立變。謂纔覺汗，未至津液乾燥，便速下之，則爲精捷，免致用蜜煎也。

三陰及各症方

桂枝加芍藥湯　即於桂枝湯内倍加芍藥。

桂枝加大黄湯　即於桂枝湯内加大黄。

本太陽病，醫反下之，因爾腹滿時痛者，屬太陰也，桂枝加芍藥湯主之。仲景原文　下二條同

表症未罷而醫下之，邪乘裏虚，當作結胸。今不作結胸，而作腹滿時痛，是屬於太陰裏氣不和，故腹滿時痛耳。時痛者，有時而痛，非大實之痛也，故但與桂枝湯以解表，加芍藥以和裏。

大實痛者，桂枝加大黄湯主之。

大凡表症未罷，仍當解表，若誤下以虚其裏，則餘邪乘虚而入，内作大實痛。曰大實痛，則非時而痛者可例矣，故前方但倍芍藥，而此則加大黄。加大黄者，取其苦寒能蕩實也。

或問：太陰有可下者乎？曰：有。《經》云，乃太陽症，醫反下之，因爾腹滿時痛，桂枝加芍藥湯。大實痛，桂枝加大黄湯。易老云：此非本有是症，以其錯下，脾傳於胃，故爲誤下傳也。

治病必求其本。假令腹痛，桂枝加芍藥，桂枝加大黄，何爲不祇用芍藥、大黄之屬，卻於桂枝湯内加之？蓋以病從太陽中來，當以太陽爲本也。又如結胸症，自高而下，脈浮者不可下，故先用痲黄湯，解表已，然後以陷胸湯下之，是亦求其本也〔一〕。至於蓄血下焦，血結膀胱，是亦從太陽中來，侵盡無形之氣，乃侵膀胱中有形之血。

太陰爲病，脈弱，其人續自便利，設當用大黄、芍藥者，宜減之，以其人胃氣弱，易動故也。

當歸四逆湯

當歸　桂枝　芍藥　細辛各三兩　甘草炙　木通各二兩　大棗二十五枚

當歸四逆加吴茱萸生薑湯 藥即方見

手足厥，脈細欲絶者，當歸四逆湯主之。原文　下同

若其人内有久寒者，宜當歸四逆加吴茱萸生薑湯主之。

按，此承上文言，雖有手足厥，脈細欲絶症候，若其人内有久寒，則加吴茱萸、生薑，以散久寒而行陽氣。曰「久寒」者，陳久之寒也，對下直中寒也，明矣。

下利脈大者，虛也，以其强下之故也。設脈浮革，因爾腸鳴者，屬當歸四逆湯主之。

〔一〕本　原作「人」，據三味書局本改。

四逆汤　方見《太陽中篇》

傷寒，醫下之，續得下利清穀不止者，當救裏，宜四逆湯。原文　下十條同

病發熱，頭疼，脈反沉者，若不瘥，身體疼痛，當救其裏，宜四逆湯。

發熱頭痛，表病也。脈反沉者，裏脈也。《經》曰：表有病者，脈當洪大。今脈反沉遲，故知愈也。見表病而得裏脈，則當瘥；若不瘥，爲内虚寒甚，與此湯救其裏。

自利不渴者，屬太陰，以其臟有寒故也，當温之，宜四逆輩。

《經》言「輩」字者，爲藥性同類，惟輕重、優劣不同耳。凡太陰自利不渴，師言有用理中而愈者，甚則理中加附子而獲安者，凡言輩者，蓋如此。夫四逆湯，甘辛相合，乃大熱之劑。苟輕用之，恐有過度之失，所以仲景不爲定擬也。莫若以理中循循而用之，至爲平穩。如不得已者，四逆方爲用也。

少陰病，脈沉者，急温之，宜四逆湯。

少陰病，飲食入口則即吐，心中温温欲吐，復不能吐，始得之手足寒，脈弦遲者，此胸中實，不可下也，當吐之；若膈上有寒飲，乾嘔者，不可吐也，急温之，宜四逆湯。

大汗出，熱不去，内拘急，四肢疼，又下利，厥逆而惡寒，四逆湯主之。

大汗，若大利而厥冷者，四逆湯主之。

嘔而脈弱，小便復利，身有微熱，見厥者難治，四逆湯主之。

吐利汗出，發熱惡寒，四肢拘急，手足厥冷者，四逆湯主之。

既吐且利，小便復利，而大汗出，下利清穀，内寒外熱，脈微欲絶者，四逆湯主之。屬霍亂

麻黄附子細辛湯

麻黄　細辛二兩　附子一枚

少陰病，始得之，反發熱，脈沉者，前湯主之。原文　下三條同

或問：論傳經之邪，自三陽傳至太陰，太陰則傳少陰，此不言傳經而言始得之，何也？曰：傳經者，古人明理之法之意如此，安可執一而論哉。夫三陽傷寒，多自太陽入，次第而傳，至厥陰者，固有也；其三陰傷寒，亦有自利不渴，始自太陰而入者。今少陰病始得之，反發熱，正由自入，故云始得之。緣少陰無身熱，而今有熱，故言反發熱，以不當發熱而熱也。爲初病邪淺，故與麻黄附子細辛湯以發散之。按六經中但少陰症難辨，此條要看一反字，是以陰症雖云不用麻黄，今既始得之，反發熱，脈沉，所以用麻黄附子細辛以温散之耳。

少陰病，得之二三日，麻黄附子甘草湯微發汗，以二三日無裏症，故微發汗也。

詳仲景發汗湯劑，各分輕重不同，如麻黄桂枝湯，青龍各半，越婢等湯各有差等。至於少陰發汗二湯，雖同用痲黄、附子，亦有加減輕重之别，故以加細辛爲重，加甘草爲輕，辛散甘緩之義也。其第一症，以少陰本無熱，今發熱，故云反也。蓋發熱爲邪在表而當汗，又兼脈沉屬陰而當温，故以附子温經，鄭黄散寒，而熱須汗解，故加細辛，是汗劑之重者。第二症既無裏寒之可温，又無裏熱之可下，求其所以用麻黄、附子之義，則是脈亦沉，方可名曰少陰病。身亦發熱，方行發汗藥。又得之二三日，病尚淺，比之前症亦稍輕，故不重脈症，而但曰微發汗，所以去細辛加甘草，是汗劑之輕者。

黄連阿膠湯

少陰病，得之二三日已上，心中煩，不得臥，前湯主之。原文

黄連四兩　黄芩一兩　芍藥二兩　阿膠三兩　雞子黄二枚　生用

附子湯

少陰病，得之一二日，口中和，其背惡寒者，當灸之，附子湯主之。原文　下同

附子一枚，炮　白术二兩　茯苓　白芍　人參

按，背者，胸中之府，諸陽受氣於胸中，而轉行於背。《内經》曰：人身之陰陽者，背爲陽，腹爲陰。陽氣不足，陰寒氣盛，則背爲之惡寒。若風寒在表而惡寒者，則一身盡寒矣。但背惡寒者，陰寒氣盛可知，如此條是也。又或者陰氣不足，陽氣内陷，入於陰中，表陽新虚，有背微惡寒者，《經》所謂「傷寒無大熱，口燥渴，心煩，背微惡寒，白虎加人參湯主之」是也。一爲陰寒氣盛，一爲陽氣内陷。何以明之？蓋陰寒爲病，則不能消耗津液，故於少陰病則曰口中和。及陽氣内陷，則熱爍津液爲乾，故於太陽病則口燥舌乾而渴也。要辨陰陽、寒熱不同者，當於口中潤燥詳之。

按，傷寒以陽爲主，上件病皆陰勝，幾於無陽矣。辛甘皆陽也，故用附、朮、參、苓，所以散寒而養陽。辛温之藥過多，則恐有傷陽之弊，故又用芍藥之酸以扶陰。《經》曰：火欲實，木當平之，此用芍藥之意也。

少陰病，身體痛，手足寒，骨節痛，脈沉者，附子湯主之。

桃花湯

乾薑一兩　赤石脂一斤　粳米一斤

少陰病，下利，便膿血者，桃花湯主之。原文 下同

少陰病，二三日至四五日，腹痛、小便不利、下利不止、便膿血者，桃花湯主之。

此症自三陽傳來者，純是熱症。成無己因其下利而曰脅熱，因其用乾薑而曰裏寒。余謂不然。蓋少陰腎水也，主禁固二便，腎水爲火所灼，不能濟火，火熱尅伐大腸金，故下利且便膿血。此方用赤石脂，以其性寒而澀，寒可以濟熱，澀可以固脱。用乾薑者，假其熱以從治，猶之白通湯加人尿、猪膽。乾薑黄連黄芩人參湯用芩、連，彼假其寒，此假其熱，均之假以從治爾。《經》曰：寒者熱之，熱者寒之；微者逆之，甚者從之；逆者正治，從者反治。從少從多，觀其事也，正此之謂。用粳米恐石脂性寒損胃，故用以和之。嚮使少陰有寒，則乾薑一兩之寡，豈足以温？赤石脂一斤之多，適足以濟寒而殺人矣，豈仲景之方乎。

猪膚湯

猪黑皮　白米粉

少陰病，下利，咽痛，胸滿心煩者主之。原文

膚，乃是燖猪刮下黑皮。《禮運疏》云：革，膚内厚皮；膚，革外薄皮。語云膚淺，義取諸此。

按，白粉，乃白米粉也，其鉛粉亦名白粉，又名定粉，又名胡粉，主治積聚、疳、利，與白米粉不同。

甘草湯 即甘草一味

桔梗湯

甘草　桔梗　連翹　薄荷　竹葉　梔子　黄芩

少陰病二三日，咽痛者，可與甘草湯；不瘥者，可與桔梗湯。原文

苦酒湯 藥即方見

少陰病，咽中生瘡，不能語言，聲不出者，苦酒湯主之。原文

半夏湯 藥即方見

半夏散 藥即方見

少陰病，咽中痛，半夏散及湯主之。原文

或問：六經傷寒，皆不言咽痛，惟《少陰篇》中有咽痛、咽傷之症，何也？夫少陰咽痛，乃經絡所繫。蓋少陰之脈，上貫肝膈，入肺循喉嚨，繫舌本，故有咽傷痛之患。《内經》曰：所生病者，咽腫、上氣、嗌乾及痛，此經脈所繫，邪氣循行而致然也。

白通湯

葱白四莖　乾薑　附子一枚

白通加猪膽汁湯 藥即方見

少陰病，下利，白通湯主之。原文　下同

少陰病，下利，脈微者，與白通湯。利不止，厥逆，無脈，乾嘔煩者，白通加猪膽汁湯主之。服湯，脈暴出者死，微續者生。

按，少陰屬腎，水臟也，得天地閉藏之令，主禁固二便。客寒居之，則痛而失其體，不能製水，故下利。葱白之辛，所以通陽氣；薑、附之辛，所以散陰寒，故即葱白而名之曰白通。

或謂：白通湯及白通加猪膽湯，真武湯與通脈四逆湯，皆爲少陰下利而設，除用薑、附相同，其餘之藥，俱各殊異，何也？曰病殊則藥異，少陰下利，寒氣已甚，非薑不能治，此下利之理無殊，至兼有之症不一，則用藥當各從其宜。如白通湯用薑、附以散寒止利，則加葱白以通調陽氣。若利而乾嘔煩者，寒氣太甚，內爲格拒，而薑、附非煩者之所宜，必嘔而不納，故加人尿、猪膽汁，候温冷而服之。以人尿、猪膽汁皆鹹苦性寒之物，自納而不阻，至其所則冷體皆消，熱性便發。又真武湯治少陰病二三日不已，至四五日腹滿，小便不利，四肢沉重疼痛，自下利者，爲有水氣，故多或爲之症。夫水氣者，則寒濕也，腎主之，腎病不能製水，水飲停蓄爲水氣。腹痛，寒濕內甚也。四肢沉重疼痛，寒濕外甚也。小便不利，自下利者，濕甚而水穀不能别也。《經》曰：脾惡濕，甘先入脾，茯苓、白朮之甘以益脾逐水，寒濕所勝，平以辛熱；濕淫所勝，佐以酸辛，故用附子、芍藥、生薑之酸辛以温經散濕。《太陽篇》中小青龍湯症，亦爲有水氣，故多或爲之症。如真武湯者，不殊此理也。通脈四逆治少陰下利清穀，裏寒外熱，手足厥逆，脈微欲絶者，爲裏寒。身熱惡寒，而面色赤爲外熱。此陰甚於內，格陽於外，不相通，與通脈四逆湯以散陰通陽，其或爲之症，依法加減而治之。已上四症，俱云下利，而兼有或爲之症不一，是以用藥大同而小異也。

或云：白通湯用附子，凡四症，惟真武湯一症熟附，餘皆生用，何也？凡附子生用則温經散寒，非乾薑佐之則不可；炮熟則益陽除濕，用生薑相輔，允爲宜矣。乾薑辛熱，故佐生附而用；生薑辛温，少資熟附之功，原佐使之妙，無出此理。然白通等湯，以下利爲重，其真武湯症，以寒濕相搏，附子亦用炮熟，仍用生薑以佐之。其生熟之用，輕重之分，無過此理也。

真武湯　方見三卷内

太陽病發汗，汗出不解，其人仍發熱，心下悸，頭眩，身瞤動，振振欲擗地者，真武湯主之。原文

少陰病，二三日不已，至四五日，腹痛，小便不利，四肢沉重，頭痛，自下利者，此爲有水氣。其人或咳，或小便利，或下利，或嘔者主之。原文

通脈四逆湯

四逆加葱四莖除甘草

少陰病，下利清穀，裏寒外熱者主之。原文　下同

下利清穀，裏寒外熱，汗出而厥者主之。

四逆散

甘草　柴胡　枳實炒　芍藥生用，各一兩

少陰病，四逆，其人或咳，或悸，或小便不利，或腹中痛，或泄利下重者，四逆散主之。原文

此寒邪傳至少陰，裏有結熱，則陽氣不能交接於四末，故四逆而不温。用枳實，所以破結氣而除裏熱；用柴胡，所以升發真陽而回四逆。甘草和其不調之氣，芍藥收其失位之陰。是症也，雖曰陽邪在裏，

甚不可下，蓋傷寒以陽爲主，四逆有陰進之象，若復用苦寒之藥下之，則陽益虧矣，是在所忌。論曰諸四逆者，不可下之，蓋爲此也。

大凡初服藥時無是症，服藥後而生新症者，故《經》曰若吐、若汗、若下，後之症是也。即壞病也，當以何逆而治之？若初服藥有是症，服藥後衹是原症如故，不見新有症候者，衹是病未退。仲景所謂服湯一劑盡，病症猶在者，更作服也。汗、下同法。清碧杜先生曰：陽熱病難療，陰寒病易治。蓋熱者傳經，變態不一；陰寒不傳，治之亦一定法耳。仁庵嚴先生云：凡醫他人治過傷寒，須究前症曾服何藥。倘症交雜，先以重者爲主，次論輕者。假如傳經之邪，治有三法：在皮膚者，汗之；在表裏兩間者，和解之；在裏者，下之。此自外入内之治也。至若體虚之人，交接陰陽，飲食不節，則裏虚中邪，又非在表可汗之，法必用大熱之劑温散。《經》曰：陰中於邪，必内慄也。表氣微虚，裏氣失守，故使邪中於陰也。方其裏氣不守而爲邪中，正氣怯弱故成慄也。故經言寒則傷營，營者，血也。血寒則凝而不行，致四肢血氣不接而厥。身體冷而惡風寒，附子、乾薑適得其當。若寒退而熱毒内攻，目中不了了，下利清水，腹滿，又有急下之法，此論少陰經之治法也。若寒退而手足厥，其厥乍凜，腹中痛，而小便不利，又有四逆散之治法，所謂少陰傳變，與太陽相同者此也。

猪苓湯

猪苓　茯苓　澤瀉　滑石　阿膠

少陰病，下利六七日，咳而嘔渴，心煩不得眠者主之。原文

少陰病下利而主此方者，分其小便而下利自止也；渴欲飲水，小便不利而主此方者，導其陽邪由溺

而泄，則津液運化而渴自愈也。然猪苓質梏，輕清之象也，能滲上焦之熱；茯苓味甘，中宫之性也，能滲中焦之濕；澤瀉味鹹，潤下之性也，能滲下焦之濕；滑石性寒，清肅之令也，能滲濕中之熱。四物皆滲利，則又有汗多亡陰之懼，故和阿膠佐之，以存津液於決瀆耳。

烏梅丸

烏梅三百箇　細辛　桂枝　人參　附子炮　黄柏六兩　黄連一斤　乾薑十兩　當歸四兩　川椒去汗　苦酒醋也浸烏梅一宿，去核蒸熟，和藥蜜丸。

凡厥者，陰陽氣不相順接，便爲厥。厥者，手足逆冷是也。原文

傷寒，脈微而厥，至七八日膚冷，其人躁無暫安時者，此爲臟厥，非爲蛔厥也。蛔厥者，其人當吐蛔。今病者靜，而復時煩，此爲臟寒，蛔上入膈，故煩，須臾復止。烏梅丸主之。原文

蛔者〔一〕，爲人腹中長蟲，俗曰食蟲是也。

胃中冷，必吐蛔，吐蛔人皆知爲陰也，然亦有陽症。吐蛔者，蓋胃中空虛，既無穀氣，故蛔上而求食，至咽而吐。又看别症何如，不可專以胃冷爲説。曾記一人，陽黄吐蛔，又大發斑陽毒症，口瘡咽吐蛔，皆以冷劑取效，是亦有陽症矣。

〔一〕者　原作「音」，據三味書局本改。

麻黄升麻湯〔一〕

麻黄　升麻　乾薑　官桂　芍藥　甘草　黄芩

傷寒六七日，大下後，寸脈沉而遲，手足厥逆，下部脈不至，咽喉不利，吐膿血，泄利不止者，爲難治，麻黄升麻湯主之。原文

仲景麻黄升麻湯爲下壞之劑，而寸脈沉遲，或厥，或咽喉不利、咳嗽膿血，或下利不止，斷作難治。此藥有桂枝湯，有麻黄湯，有乾薑芍藥甘草湯，有白虎湯，内更有少陽藥黄芩是也。此是三陽合而標病，不應下而下之，壞而成肺痿也。若脈不遲者，去乾薑、官桂，不下利者亦去之；寸口脈小者，去黄芩，此宜隨症而加減之也。前人全用藥，以其前症悉備，故用三陽標藥治之。《經》曰治病必求其本是也。

乾薑黄連黄芩人參湯方見本湯

傷寒本自寒下，醫復吐下之。寒格，更逆吐下者主之。原文

白頭翁湯

白頭翁二兩　秦皮　黄連　黄柏三兩

熱利，下重者，白頭翁湯主之。原文　下同

下利，欲飲水者，以有熱故也，白頭翁湯主之。

〔一〕麻黄升麻湯　據三味書局本，此湯尚闕當歸、知母、玉竹、石膏、白朮、天冬、茯苓七味藥。

四逆加人參湯

本方加人參一兩。

問曰：病發熱，頭痛，身疼，惡寒，吐利者，此屬何病？答曰：此爲霍亂。自吐下，又利止，復更發熱也。

惡寒脈微而復利，利止亡血也，四逆加人參湯主之。原文

理中丸

本方等分蜜丸。

霍亂，頭疼發熱，身疼痛，熱多欲飲水者，五苓散主之；寒多不用水者，理中丸主之。原文

大病瘥後，喜唾，久不了了者，胃上有寒，當以丸藥温之，宜理中丸。原文

通脈四逆加猪膽汁湯

以白通湯加人尿、猪膽汁。

吐已下斷，汗出而厥，四肢拘急不解，脈微欲絶者主之。原文

燒裩散

即裩襠燒灰也。

傷寒陰陽易之爲病，其人身體重，少氣，少腹裏急，或引陰中拘攣，熱上衝胸，頭重不欲舉，眼中生花，膝脛拘急者，燒裩散主之。原文

取此物者，亦以病因於陰陽感召而得，故亦以陰陽之理治之。又且五味入口，鹹入腎，腐入腎，穢入腎，乃濁陰歸地之意也。裙襠味咸而腐，故能入少陰；燒之則温，故足以化氣；化之則濁，故足以入膀胱。《經》曰「濁陰歸六腑」是也。藥物雖陋，而用意至微。

枳實梔子豉湯

枳實　梔子十四枚　淡豉四合

大病瘥後，勞復者，枳實梔子豉湯主之。若有宿食者，加大黄如棋子大五六枚。原文

漿水湯

漿水味甘酸而性凉善走，故解煩渴，化滯物。其法以炊粟水，熱投冷水中，五六日味酸，生白花，色類漿，故名。若浸至敗者害人。

牡蠣澤瀉散

大病瘥後，從腰以下有水者主之。原文　自明

跋

是書也，學精天地人，事備儒仙佛，所以語皆見孔統。症藥方以入微，字可針茅，超前後今而擅美。嚮猶患於四卷之秘未竭先生之藏，兹獲訂與諸篇並行，是誠斯世之幸。但期觀者玩其詞必盡索其解，勿僅大意之求；用者得其旨於以大其施，無等陳言之視。始克驅除百病，不負先生種橘之苦心；庶幾弘濟羣生，俾慰吾友授梓之隱念云。

古海昏愚山堂後學周瑞冠多氏謹識

校勘記

喻氏書，總目分《尚論篇》八卷爲一書，《醫門法律》十二卷，附《寓意草》四卷爲一書，各爲提要。其自序亦分作。《尚論篇提要》稱原書自爲八卷，陳刻並爲四卷，别刻後篇四卷，共成八卷。然先生識《尚論篇》末云：前四卷詳論六經診治，後四卷推廣春月温病、夏秋暑濕熱病以及脈法諸方，是前篇原祇四卷，非陳刻所並。陳氏合刻之書，最稱精本，兹刻即據陳本而去其圈點者，以從本刻各書之例。趙古青陳刻序云：或謂後卷不無襲取遺文錯簡，焉得起先生一一而質究之？蓋因其書後出，偶有一二疑似脱誤之處，兹刻加有小序、按語。世遂目爲非先生完書，致多不敢遵信。抑知前後八卷，乃同時手定之篇，特後四卷中所論温病，及長夏傷於濕、秋傷於燥、小兒無驚風之類，皆得之創獲，尤爲時醫所嫉，故但將前四卷付梓，後四卷則藏之以待身後。觀前篇識語用意，顯然可見。舒爲其甥，親受手稿，藏篋未久，即以付刊，安得疑其襲取？況先生之書皆知《醫門法律》，精深廣博，讀者實未易貫穿其妙，不知皆發揮其尚論旨藴。而尚論前後八卷，尤簡當明晰。譬諸紫陽，《醫門法律》乃其大全，而尚論前後篇則其四書集注也。欲知醫者，必津逮《尚論篇》而後可。

戊午六月南昌魏元曠跋並校

附録

汪琥　序

《傷寒尚論篇》，清順治初西昌喻昌嘉言甫著。書凡五卷，首卷尚論張仲景傷寒大意，及叔和編次，林億、成無己校注之失，又駁正序例，及論春温，並駁正温瘧等證，四變之妄。其第一卷，分太陽三篇，以風傷衛之證爲上篇，寒傷營之證爲中篇，風寒兩傷之證爲下篇。第二卷，分陽明三篇，以邪入太陽陽明爲上篇，正陽陽明爲中篇，少陽陽明爲下篇。第三卷，止少陽全篇，而附以合並病、壞病、痰病。第四卷，三陰篇，太陰止一全篇，厥少陰則分前後二篇，以直中之證爲前篇，傳經之證爲後篇，陰止一全篇，複附以過經不解、差後勞複、陰陽易病。其書實本方氏《條辨》之注，而複加發明，著成此編。但其以太陽篇病如桂枝證，頭不痛云云，此爲胸有寒，是痰。複以病人有寒，復發汗，胃中冷之真寒，亦是痰，遂於壞病之後，複增一痰病，殊悖於理。又少陰既分寒熱二證，而太陰、厥陰獨無寒熱二證之分。又云陰陽易外，男子無女勞複，皆於理有未妥。至其顛倒仲景原論中撰次，不待言矣。

（乾隆四年靖安在茲園刻《尚論後篇》）

王端　序

士之負奇傑之志，而鬱鬱不得伸於時者，一折而之乎他途，其窮奇極變，更愈於專家。此不惟精力過人，而亦淡彼則專此。昌黎謂：淡泊相遭，反頹惰不可收恰，可以料庸人，不可以例傑士也。嘉言喻先生，自儒而之禪，自禪而之醫。讀其自贊小象，超曠夷猶，令人不可物方。然方其握三寸管，攻舉子業。廟廊經濟，銘金石而光史册，皆意計中事，僅僅以岐黄名家哉？迨副車誤中，兩足遭刖，撇去功名富貴，入於寂滅空虚，精心鋭氣久鬱而無所逞，而一逞之於醫，宜其神也。夫苟可以寓其巧智，自遣牢騷，而不必有濟於世者。君子寓意而不留意，惟醫則輔相天地之道在焉。先生之專精於此，禪寂之閑趣，仍是真儒之熱腸歟？先生新建人，而曾寓靖邑。邑中之紳士，有約略其生平梗概，並稱著有《寓意草》、《醫門法律》行世。餘既列於邑之方技，據以申之上憲。今邑紳之舒族長明公官京師，知其已行之書膾炙人口，因並梓其未行之書。後四卷，皆曾經先生親手編次者，何身後知己之有人也。此固先生半生精力畢萃於此，有用之書自是不可磨滅。然不遇舒氏長明公，焉知不湮没而不傳。嗚呼。士之著書立説，卓有見地，而或傳或不傳，又或好惡毁譽，紛紜莫定，知己豈易言哉。

時乾隆元年歲次丙辰履端月穀旦，賜進士出身敕授文林郎知靖安縣事古黎王端子莊氏謹撰

（乾隆四年靖安在茲園刻《尚論後篇》）

舒斯蔚　跋

不肖斯蔚，身受外祖大人高厚洪恩，莫報萬一，思以其玄功所獲，内體端凝，永祀寢室。幸於雍正十二年，内同郡諸賢公，請權奉省寺行擬建祠迭視。又欲以其醫學諸集，廣傳普濟，而所刻之《寓意草》

今因《醫門法律》及《尚論篇》前四卷，已喜爲人世珍。特《尚論篇》後四卷手稿付蔚藏篋，未能續刊。今因房弟長明慨爲捐梓，謹將原本清付，一一較刻。書成自必與前刻共傳不朽，而不肖之欣慰無窮也已。

乾隆四年夏月，靖安西關庠生、不肖甥舒斯蔚煙文氏謹跋

（乾隆四年靖安在茲園刻《尚論後篇》）

寓意草

葉明花　蔣力生　點校

目録

寓意草卷三

寓意草卷四

點校説明

《寓意草》，清喻昌撰。

《寓意草》是中醫學中著名的醫案筆記。書凡四卷（《清史稿·藝文志》載録爲一卷），所載爲喻昌手訂治療内科雜病或傷寒等疑難病證的六十餘則案例。每案詳述其病因、病情，尤著力於辨證治療，推敲設問，層剖縷分，務求精審明晰。《四庫全書總目提要》稱其「反復推論，務闡明審證用藥之所以然，較各家醫案但泛言某病用某藥愈者，亦數有發明，足資開悟焉」。此外，該書首列《先議病後用藥》及《與門人定議病式》兩篇醫論，强調「治病必先識病，識病然後議藥」的原則，並訂立議病格式，規範病例書寫要求，内容詳盡，是中醫歷史上醫案書寫的典範，至今仍有借鑒意義。總之，本書無論是在辨證用藥的程式上，還是在古方經方的化裁運用上，均創獲良多，故深受後世醫家重視。

本書是喻氏刊行最早的著作，初刻於明崇禎十六年癸未（一六四三），由胡卣臣校印。此後，代有刊印，版本不下四十種。胡思敬據清乾隆二十八年（一七六三）陳守誠《喻氏三書》合刻本收入《豫章叢書》，作爲《喻氏遺書三種》之一。此次整理以胡思敬《豫章叢書》本爲底本，以江西中醫藥大學藏清乾隆四年（一七三九）錫環堂刻本及清乾隆二十八年（一七六三）陳守誠刻《喻氏三書》本爲主校本，參校本有清乾隆七年（一七四二）葵錦堂本和清光緒三十一年（一九〇五）新化三味書局本（簡稱三味書局本）等。旁校本有《素問》《傷寒論》等。

需要説明的是，底本有眉批若干，因與正文關係不大，徑予删去，不另出注。

葉明花　蔣力生

自序

聞之「醫者意也」。一病當前，先以意爲運量，後乃經之以法，緯之以方，《内經》所謂微妙在意是也。醫孰無意？而淺深繇是，枘鑿繇是，徑庭繇是，而病機之安危倚伏，莫不繇是。意之凝釋，剖判荒茫，顧不危耶。《大學》誠意之功，在於格致，而其辨尤嚴於欺慊之兩途。蓋以殺機每隨於陰幽，而生機恒苞於粹白。莊周曰天地之道，近在胸臆。萬一肺腑能語，升墜可憐。先儒人鬼關之辨精矣。昌謂醫事中之欺慊，即衆人之人鬼關也。奈何世之業醫者，輒艷而稱儒；儒之誦讀無靈者，輒徒而言醫。究竟無生主之衷，一二三雜糅，醫與儒之門兩無當。敢求其拔類者，長沙一人而已。代有哲人，然比之仙釋，則寥寥易於指數，豈非以小道自隘，莫溯三氏淵源乎？夫人生驅光逐景，偶影同游，欣慨交心，況於生死安危，忍懷僥倖。芸芸者物也，何以不格？昭昭者知也，何以不致？惟虚惟無，萌於太素者意也，何以不誠？格一物，即致一知，尚恐逐物求知，乃終日勘病，不知病爲何物，而欲望其意之隨舉隨當也，不亦難乎。昌於此道無他長，但自少至老，耳目所及之病，無不静氣微心，呼吸與會，始化我身爲病心。苟見其生，實欲其可，而頭骨腦髓，捐之不惜。倘病多委折，治少精詳，蚤已内照。他病未痊，我身先瘁，淵明所謂斯情無假，以故不能廣及。然求誠一念，多於生死輪上，寂寂披回。不知者，謂昌乃從紙上得之。夫活法在人，豈紙上所能與耶？譬之兵法軍機，馬上且不能得，況於紙上妄談孫、吴。但令此心勤密在先，冥靈之下，神挺自穎。邇年先議病後用藥，如射者引弓，預定中的之高下，其後不失，亦自可觀，何必剜腸滌肺，乃稱奇特哉。不揣欲遍歷名封，大彰其志。不謂一身將老，世態日紛，三年之久，不鳴一邑。幸值諫議卣臣胡老先生建言歸里，一切修舉，悉從朝庭起見。即昌之一得微長，並蒙格外引契，參定俚案之近理者，命名《寓意草》，捐貲付梓。其意欲使四方周覽之士，大破成局，同心憫痛，以登斯民於壽域，而爲聖天子中興燮理之一助云。然則小試寓意，豈易易能哉。

崇禎癸未歲季冬月西昌喻昌嘉言甫識。

（崇禎本《寓意草》）

寓意草卷一

先議病後用藥

從上古以至今時，一代有一代之醫，雖神聖賢明，分量不同，然必不能捨規矩準繩以爲方圓平直也。故治病必先識病，識病然後議藥，藥者所以勝病者也。識病則千百藥中任舉一二種，用之且通神，不識病則歧多而用眩。凡藥皆可傷人，况於性最偏駁者乎？邇來習醫者衆，醫學愈荒，遂成一議藥不議病之世界，其天枉不可勝悼。或以爲殺運使然，不知天道豈好殺惡生耶？每見仕宦家，診畢即令定方，以示慎重，初不論病從何起，藥以何應，致庸師以模棱迎合之術，妄爲擬議。迨藥之不效，諉於無藥。非無藥也，可以勝病之藥，以不識病情而未敢議用也，厄哉。《靈樞》《素問》《甲乙》《難經》無方之書，全不考究，而後來一切有方之書，奉爲靈寶。如朱丹溪一家之言，其《脈因症治》一書，先論脈，次因，次症，後迺論治，其書即不行。而《心法》一書，羣方錯雜，則共宗之。又本草止述藥性之功能，人不加嗜。及繆氏經疏兼述藥性之過劣，則莫不懸之肘後，不思草木之性亦取其偏，以適人之用，其過劣不必言也。言之而棄置者衆矣。曷不將《本草》諸藥盡行删抹，獨留無過之藥五七十種而用之乎？其於《周禮》令醫人采毒藥以供醫事之旨，及歷代帝王恐《本草》爲未備，而博采增益之意，不大剌謬乎？欲破此惑，無如議病精詳。病經議明，則有是病即有是藥，病千變藥亦千變，且勿論造化生心之妙，即某病之以某藥爲良、某藥爲劫者，至是始有定名。若不論病，則藥之良毒善惡，何從定之哉？可見藥性所謂良毒善惡，與病體所謂良毒善惡不同也。而不知者，必欲執藥性爲去取，何其陋耶。故昌之議病，非得已也。昔人登壇，指顧後效，不爽前言，聚米如山，先事已饒碩畫。醫雖小道，何獨不然？昌即不能變俗，實欲借此榜樣，闡發病機，其能用不能用何計焉？

胡卣臣先生曰：先議病後用藥，真《金匱》未抽之論。多將熇熇，不可救藥，是能議病者；若藥不瞑眩，厥疾不瘳，是能用藥者。

與門人定議病式

某年、某月、某地、某人，年紀若干，形之肥瘦長短若何？色之黑白枯潤若何？聲之清濁長短若何？人之形志苦樂若何？病始何日？初服何藥？次後再服何藥？某藥稍效，某藥不效？時下晝夜孰重？寒熱孰多？飲食喜惡多寡？二便滑澀有無？脈之三部九候何候獨異？二十四脈中何脈獨見，何脈兼見？其症或内傷，或外感，或兼内外，或不内外，依經斷爲何病？其標本先後何在？汗、吐、下、和、寒、温、補、瀉何施？其藥宜用七方中何方？十劑中何劑？五氣中何氣？五味中何味？以何湯名爲加減和合？其效驗定於何時？一一詳明，務令纖毫不爽，起衆信從，允爲醫門矜式，不必演文可也。

某年者，年上之干支，治病先明運氣也。某月者，治病必本四時也。某地者，辨高卑、燥濕、五方異宜也。某齡、某形、某聲、某氣者，用之合脈，圖萬全也。形志苦樂者，驗七情勞逸也。始於何日者，察久近傳變也。歷問病症藥物驗否者，以之斟酌已見也。晝夜寒熱者，辨氣分、血分也。飲食、二便者，察腸胃乖和也。三部九候何候獨異，推十二經脈受病之所也。二十四脈見何脈者，審陰陽、表裏無差忒也。依《經》斷爲何病者，名正則言順，事成如律度也。標本先後何在者，識輕重次第也。汗、吐、下、和、寒、温、補、瀉何施者，求一定不差之法也。七方大、小、緩、急、奇、耦、複，乃藥之製，不敢濫也。十劑宣、通、補、泄、輕、重、滑、澀、燥、濕，乃藥之宜，不敢泛也。五氣中何氣、五味中何味者，用藥最上之法，寒、熱、温、凉、平，合之酸、辛、甘、苦、鹹也。引湯名爲加減者，循古不自用也。刻效於何時者，逐款辨之不差，以病之新久，五行定痊期也。若是則醫案之在人者，工拙自定，積之數十年，治千萬人而不爽也。

胡卣臣先生曰：此如條理始終，然智聖之事已備。

論金道賓真陽上脱之症

金道賓之診，左尺脈和平，右尺脈如控弦、如貫索，上沖甚鋭。予爲之駭曰：是病枝葉未有害，本實先撥，必得之醉而使内也。曰：誠有之，但已絶慾二年，服人參斛許，迄今諸無所苦，惟閉目轉盻，則身非己有，恍若離魂者然，不識可治與否？予曰：可治。再四令疏方，未知方中之意，歸語門人，因請立案。予曰：凡人佳治當前，賈勇以明得意，又助之以麴櫱，五臟翻覆，宗筋縱弛，百脈動摇，以供一時之樂，不知難爲繼也。嘗有未離女軀，頃刻告殞者矣。是病之有今日者，幸也。絶慾二年，此丈夫之行可收桑榆者，但不知能之不爲乎，抑爲之不能乎？不爲者，一陽時生，斗柄常運；不能者，相安於無事而已。夫人身之陰陽相抱而不脱，是以百年有常，故陽欲上脱，陰下吸之，不能脱也；陰欲下脱，陽上吸之，不能脱也。即病態非一，陰陽時有亢戰，旋必兩協其平。惟大醉大勞，亂其常度，二氣乘之脱離，所争不必其多，即寸中脱出一分，此一分便孤而無偶，便營魄不能自主〔一〕。治法要在尋其罅漏而緘固之。斷鰲立極，煉石補天，非飾説也。若不識病所，而博搜以冀弋獲，雖日服人參，徒竭重貲，究鮮實益。蓋上脱者，妄見妄聞，有如

〔一〕便　三味書局本作「使」。

神靈；下脱者，不見不聞，有如聾聵。上脱者，身輕快而汗多淋漓；下脱者，身重着而肉多青紫。昔有新貴人，馬上揚揚得意，未及回寓，一笑而逝者，此上脱也。又有人寢而遭魘，身如被杖，九竅出血者，此下脱也。其有上下一時俱脱者，此則暴而又暴，不多經見者。其有左右相畸而脱者，左從上，右從下，魂升魄降，同例也。但治分新久，藥貴引用。新病者，陰陽相乖，補偏救敝，宜用其偏；久病者，陰陽漸入，扶元養正，宜用其平。若久病悮以重藥投之，轉增其竭絶耳。引用之法：上脱者，用七分陽藥、三分陰藥而夜服，從陰以引其陽；下脱者，用七分陰藥、三分陽藥而晝服，從陽以引其陰。引之又引，陰陽忽不覺其相抱，雖登高臨深無所恐，發表攻裏無所傷矣。經云，陰平陽秘，精神乃治，正謂此也。善調者，使坎中之真陽上升，則周身之氣如冬至一陽初生，便葭管飛灰，天地翕然從其陽；使離中之真陰下降，則周身之氣如夏至一陰初生，便葽蜩送應，天地翕然從其陰。是身中原有大藥，豈區區草木所能方其萬一者耶。

胡卣臣先生曰：言脱微矣，言治脱更微。蓋天地其猶橐籥，理固然也。

金道賓後案

金道賓前案次年，始見而問治焉，今再伸治法。夫道賓之病，真陽上脱之病也。真陽者，父母搆精時，一點真氣結爲露水小珠，而成胎之本也。故胎在母腹，先結兩歧，即兩腎也。腎爲水臟，而真陽居於其中，在易坎中之陽爲真陽，即此義也。真陽既以腎爲窟宅，而潛伏水中，凝然不動，默與一身相管攝，是以足供百年之用。惟夫縱慾無度，腎水日竭，真陽之面目始露。夫陽者，親上者也。至於露則魄汗淋漓，目中有光，面如渥丹，其飛揚屑越，孰從把握之哉？所爲〔一〕神魂飄蕩，三年未有寧宇也。故每歲至冬而發，至春轉劇。蓋無以爲冬水收藏之本，無以爲春木發生之基。以故腰脊牽強，督脈縮而不舒，且眩掉動摇有風之象，總繇自伐其生生之根耳。夫生長化收藏之運，有一不稱其職，便爲不治之症。今奉藏者少，奉生者更少，爲不治無疑矣。而僕斷爲可治者，以有法治之也。且再經寒暑，陰陽有漸入之機，而驗之人事，三年間如處絶域，居圍城，莫必旦夕之命，得於懲創者必深，夫是以知其可治也。初以煎劑治之，劑中兼用三法：一者以澀固脱，一者以重治怯，一者以補理虚。緣真陽散越於外，如求亡子，不得不多方圖之。服之果獲大效。於是爲外迎之法以導之，更進而治其本焉。治本一法，實有鬼神不覷之機，未可以言語形容者，姑以格物之理明之。畜魚千頭者，必置介類於池中，不則其魚乘雷雨而冉冉騰散。蓋魚雖潛物，而性樂於動，以介類沉重下伏之物，而引魚之潛伏不動，同氣相求，理通玄奥也。故治真陽之飛騰屑越，不以黿鱉之類引之下伏，不能也。此義直與奠玄圭而告平成，施八索以維地脈，同符合撰。前案中所謂斷鰲立極，蚤已言之矣。然此法不可瀆也，瀆則魚亂於下矣。其次用半引半收之法，又其次用大封大固之法。封固之法，世雖無傳，先賢多有解其旨者。觀其命方之名，有云三才封髓丸者，有云金鎖正元丹者，封鎖真陽不使外越，意自顯然，先得我心之同矣。前江鼎翁公祖案中，盞中加油，則燈愈明；爐中覆灰，則火不熄之説，亦蚤已言之矣。誠使真陽復返其宅，而凝然與真陰相戀，然後清明在躬，百年常保無患。然道賓之病，始於溺情，今雖小愈，倘無以大奪其情，勢必爲情所壞。惟是積精以自剛，積氣以自衛，積神以自王，再加千日之把持，庶乎參天之幹，非斧斤所能驟傷者。若以其時之久而難於需耐也，彼立功異域，

〔一〕所爲　三味書局本作「所謂」。

嚙雪虜庭，白首始得生還者，夫獨非人也歟哉。前案中以絶慾二年爲丈夫行，可收桑榆者，亦蚤已言之矣。今以藥石生之，更不得不以苦言繼之。僕不自度量，輒以一葦障狂瀾也，其能乎否耶？

胡卣臣先生曰：妙理微機，一經抽發，真有一彈而三日樂，一揮而終日悲者。

辨袁仲卿小男死症再生奇驗並詳誨門人

袁仲卿乃郎入水捉彭蜞爲戲，偶仆水中，家人救出，少頃大熱呻吟。諸小兒醫以鎮驚清熱合成丸、散與服，二日遂至昏迷不醒，胸高三寸，頸軟，頭往側倒，氣已垂絶，萬無生理。再四求余往視。診其脈，止存蛛絲，過指全無，以湯二茶匙滴入口中，微有吞意。謂之曰：吾從來不懼外症之重，但脈已無根，不可救矣。一趙姓醫云：鼻如煙煤，肺氣已絶，縱有神丹，不可復活。余曰：此兒受症何至此極，主人及客俱請稍遠，待吾一人獨坐静籌其故。良久，曰：得之矣。其父且驚且喜，醫者願聞其説。余曰：驚風一症，乃前人鑿空妄譚，後之小兒受其害者，不知幾千百億兆。昔與余鄉幼科争論，殊無證據，後見方中行先生《傷寒條辨》後附《痙書》一册，顓言其事，始知昔賢先得我心，於道爲不孤。如此症因驚而得，其實跌仆水中，感冷濕之氣，爲外感發熱之病，其食物在胃中者，因而不化，當比夾食傷寒例，用五積散治之。醫者不明，以金石寒冷藥鎮墜，外邪深入臟腑，神識因而不清，其食停胃中者，得寒凉而不運，所進之藥皆在胃中之上，不能透入，轉積轉多，以致胸高而突，宜以理中藥運轉前藥。倘得症減脈出，然後從傷寒門用藥，尚有生理。醫者曰：鼻如煙煤，肺氣已絶，而用理中，得毋重其絶乎？余曰：所以獨坐沉思者，正爲此耳。蓋煙煤不過大腸燥結之徵，若果肺絶，當汗出大喘，何得身熱無汗？又何得胸高而氣不逼，且鼻準有微潤耶？此余之所以望其有生也。於是煎理中湯一盞與服，灌入喉中，大爆一口，果然從前二日所受之藥一齊俱出，胸突頓平，頸亦稍硬，但脈仍不出，人亦不甦。余曰：其事已驗，即是轉機，此爲食尚未動，關竅堵塞之故。再灌前藥些少，熱已漸退，症復遞減。乃從傷寒下例，以元明粉一味化水，連灌三次，以開其大腸之燥結。是夜下黑糞甚多，次早忽言一聲云：我要酒吃。此後尚不知人事，以生津藥頻灌，一日而甦。

胡卣臣先生曰：驚風一症，小兒生死大關，孰知其爲外感耶？習幼科者纔虛心領會此案，便可免乎殃咎，若駭爲異説，則造孽無極矣。

附沙宅小兒治驗

衛庠沙無翼，門人王生之表兄也。得子甚遲，然縱啖生硬冷物，一夕吐食暴僵，不醒人事。醫以驚風藥治之，渾身壯熱，面若裝硃，眼吊唇掀，下利不計其數，滿床皆污。至寓長跽請救。診畢謂曰：此慢脾風候也。脾氣素傷，更以金石藥重傷，今已將絶，故顯若干危症。本有法可救，但須七日方醒，恐信不篤而更醫無識，反得諉罪生謗。王生堅請監督其家，且以代勞，且以壯膽。於是用烏蝎四君子湯，每日灌一大劑，每劑用人參一錢。渠家雖暗慌，然見面赤退而色轉明潤，便瀉止而動移輕活，似有欲言不言之意，亦自隱忍。至第六晚，忽覺手足不寧，揭去衣被，喜吞湯水，始極詆人參之害。王生先自張皇，竟不來寓告明，任其轉請他醫。纔用牛黄少許，從前危症復出，面上一團死氣，但大便不瀉耳。重服理脾藥，又五日方甦。

是役也，王生於袁仲卿一案若罔見，而平日提命，凡治陰病，得其轉爲陽病，則不藥自愈；縱不愈，用陰分藥一劑，或四物二連湯，或六味地黄湯以濟其偏，則無不愈，亦若罔聞。姑爲鳴鼓之攻，以明不屑之誨。

門人問曰：驚風一症，雖不見於古典，然相傳幾千百年，吾師雖闢其謬，頑鈍輩尚不能無疑，請明辨之，以開聾聵。答曰：此問亦不可少，吾爲子輩大破其惑，因以破天下後世之惑。蓋小兒初生，以及童幼，肌肉、筋骨、臟腑、血脈，俱未充長，陽則有餘，陰則不足，不比七尺之軀，陰陽交盛也。惟陰不足，陽有餘，故身內易至於生熱，熱盛則生痰、生風、生驚，亦所恒有。設當日直以四字立名，曰熱痰風驚，則後人不炫。因四字不便立名，乃節去二字，以驚字領頭，風字煞尾。後人不解，遂以爲奇特之病，且謂此病有八候。以其頭摇手勁也，而立抽掣之名；以其卒口噤，腳攣急也，而立目邪心亂搐搦之名；以其脊強背反也，而立角弓反張之名。相傳既久，不知其妄造，遇見此等症出，無不以爲奇特，而不知小兒之腠理未密，易於感冒風寒。風寒中人，必先中入太陽經。太陽之脈起於目内眦，上額交巔入腦，還出别下項，夾脊抵腰中，是以病則筋脈牽強。因筋脈牽強，生出抽掣搐搦、角弓反張，種種不通名目。而用金石藥鎮墜，外邪深入臟腑，千中千死，萬中萬死。間有體堅症輕得愈者，又詫爲再造奇功。遂至各守顓門，雖日殺數兒，不自知其罪矣。百年之間，千里之遠，出一二明哲，終不能一一盡剖疑關。如方書中有云，小兒八歲以前無傷寒。此等胡言，竟出自高明，偏足爲驚風之説樹幟。曾不思小兒不耐傷寒，初傳太陽一經，蚤已身強多汗，筋脈牽動，人事昏沉，勢已極於本經，湯藥亂投，死亡接踵，何繇見其傳經解散耶？此所以誤言小兒無傷寒也。不知小兒易於外感，易於發熱，傷寒爲獨多，世所妄稱爲驚風者，即是也。小兒傷寒要在三日内即愈爲貴，若待經盡方解，必不能耐矣。又剛痓無汗，柔痓有汗，小兒剛痓少，柔痓多。世醫見其汗出不止，神昏不醒，往往以慢驚風症爲名，而用參、芪、朮、附等藥閉其腠理。熱邪不得外越，亦爲大害，但比金石藥爲差減耳。所以凡治小兒之熱，但當徹其出表，不當固其入裏也。仲景原有桂枝法，若舍而不用，從事東垣内傷爲治，毫釐千里，最宜詳細。又新產婦人，去血過多，陰虛陽盛，其感冒發熱，原與小兒無別，醫者相傳，稱爲産後驚風，尤堪笑破口頰。要知吾闢驚風之説，非謂無驚病也。小兒氣怯神弱，凡遇異形異聲，驟然跌仆，皆生驚怖，其候面青糞青，多煩多哭。嘗過於分别，不比熱邪塞竅，神識昏迷，對面撞鐘放銃，全然不聞者。細詳勘驗，自識驚風鑿空之謬。子輩既游吾門，日引光明勝義，洗濯肺腸，忽然靈悟頓開，便與飲上池無二。若但於言下索解，則不能盡傳者多矣。

門人又問曰：傷寒原有一表一裏之法，今謂熱邪當從表出，不當令其深入，則裏藥全在所擯矣，豈於古法有未合歟？答曰：此問亦不可少，古法甚明，但後人鹵莽不悟耳。蓋人身一個殼子包着，臟腑在内，從殼子上論，即骨亦表；而從近殼子處論，即膀胱尾閭之間亦出表之路也。在外以皮毛爲表之表，在内以大小孔道爲裏之表，總驅熱邪從外出也。惟有五臟之間，精神魂魄意之所居，乃真謂之裏，而不可令外邪深入耳。如盗至人家，近大門則驅從大門出，近後門則驅從後門出，正不使其深入而得窺寢室耳。若盗未至後門，必欲驅至，及已至後門，必欲驅從大門出，皆非自完之道也。試觀心肺脾肝腎之内，並無血脈、皮毛、肌肉、筋骨也，而所主者，乃在外之血脈、皮毛、肌肉、筋骨，則安得以在外者即名爲裏耶？所以傷寒之邪入内，有傳腑傳臟之不同，而傳腑復有淺深之不同。胃之腑外主肌肉，而近大門，故可施解肌之法，内通大小腸，而近後門，故間有可下之法；至膽之腑，則深藏肝葉，乃寢室之内，去前後門俱遠，故汗、下兩有不宜，但從和解而已。若傳至三陰，則已捨大門而逼近寢室，設無他症牽製，惟有大開後門，極力攻之，使從大便出耳。今之治傷寒者，誤以包臟腑之殼子分表裏，故動輒乖錯。誠知五臟深藏於殼内，而分主在外之血脈、皮毛、肌肉、筋骨也，胸中了然矣。

門人又問曰：獲聞軀殼包乎五臟，奉之爲主之誨，心地頓開。但尚有一疑不識：人身之頭，奉何臟爲主耶？答曰：頭爲一身之元首，穹然居上，乃主臟而不奉臟者也。雖目通肝，耳通腎，鼻通肺，口通脾，舌通心，不過借之爲戶牖，不得而主之也。其所主之臟，則以頭之外殼包藏腦髓，腦爲髓之海，主統一身骨中之精髓，以故老人髓減即頭傾視深也。《内經》原有九臟之説，五臟加腦髓、骨脈、膽、女子胞，神臟五，形臟四，共合爲九，豈非腦之自爲一臟之主耶？吾謂腦之中雖不藏神，而腦之上爲天門，身中萬神集會之所，泥丸一宫，所謂上八景也，惟致虚之極者，始能冥漠上通。子輩奈何妄問所主耶？凡傷寒顯頭疼之症者，用輕清藥徹其邪從上出，所謂表也；用搐鼻藥搐去腦中黄水，所謂裏也。若熱已平復，當慮熱邪未盡，用下藥時，大黄必須酒浸，藉酒力以上達，所謂鳥巢高巔，射而取之之法也。今世治大頭瘟一症，皆從身之軀殼分表裏，不從頭之軀殼分表裏，是以死亡莫救。誠知腦之自爲一臟，而顓力以攻之，思過半矣。

辨黄長人傷寒疑難危症治驗並詳誨門人

黄長人犯房勞，病傷寒，守不服藥之戒，身熱已退，十餘日外，忽然昏沉，渾身戰慄，手足如冰。舉家忙亂，亟請余至，一醫已合就薑、附之藥矣。余適見而駭之，姑俟診畢，再三闢其差謬。主家自疑陰症，言之不入，又不可以理服，衹得與醫者約曰：此一病藥入口中，出生入死，關係重大，吾與丈各立擔承，倘至用藥差誤，責有所歸。醫者云：吾治傷寒三十餘年，不知甚麼擔承。余笑曰：有吾〔一〕明眼在此，不忍見人活活就斃，吾亦不得已也。如不擔承，待吾用藥。主家方纔心安，亟請用藥。余以調胃承氣湯，約重五錢，煎成熱服半盞，少頃又熱服半盞。其醫見厥漸退，人漸甦，知藥不誤，辭去。仍與前藥，服至劑終，人事大

〔一〕有吾　錫環堂本及三味書局本作「吾有」。

清，忽然渾身壯熱。再與大柴胡一劑，熱退身安。門人問曰：病者云係陰症見厥，先生確認爲陽症，而用下藥果應，其理安在？答曰：其理頗微，吾從悟入，可得言也。凡傷寒病初起發熱，煎熬津液，鼻乾、口渴、便秘，漸至發厥者，不問知其爲熱也。若陽症忽變陰厥者，萬中無一，從古至今無一也。蓋陰厥得之陰症，一起便直中陰經，唇青面白，遍體冷汗，便利不渴，身踡多睡，醒則人事了了，與傷寒傳經之熱邪，轉入轉深，人事昏惑者，萬萬不同。諸書類載陰陽二厥爲一門，即明者猶爲所混，况昧者乎。如此病，先犯房室，後成傷寒，世醫無不爲陰症之名所惑，往往投以四逆等湯，促其暴亡，而諉之陰極莫救，致冤鬼夜嚎，尚不知悟，總繇傳派不清耳。蓋犯房勞而病感者，其勢不過比常較重，如發熱則熱之極，惡寒則寒之極，頭痛則痛之極。所以然者，以陰虚陽往乘之，非陰盛無陽之比。况病者始能勿藥，陰邪必輕，旬日漸發，尤非暴症，安得以陰厥之例爲治耶。且仲景明言，始發熱六日，厥反九日，後復發熱三日，與厥相應，則病旦暮愈；又云厥五日，熱亦五日，設六日當復厥，不厥者自愈。明明以熱之日數，定厥之痊期也。又云厥多熱少則病進；熱多厥少則病退；厥愈而熱過久者，必便膿血發癰；厥應下而反汗之，必口傷爛赤；先厥後熱，利必自止；見厥復利，利止反汗出咽痛者，其喉爲痹；厥而能食，恐爲除中；厥止思食，邪退欲愈。凡此之類，無非熱深發厥之旨，原未論及於陰厥也。至於陽分之病，而妄汗、妄吐、妄下，以致勢極。如汗多亡陽，吐利煩躁，四肢逆冷者，皆因用藥差誤所致，非以四逆、真武等湯挽之，則陽不能回，亦原不爲陰症立方也。蓋傷寒纔一發熱發渴，定然陰分先虧，以其誤治，陽分比陰分更虧，不得已從權用辛熱，先救其陽，與純陰無陽、陰盛隔陽之症，相去天淵。後人不窺製方之意，見有成法，轉相效尤，不知治陰症以救陽爲主，治傷寒以救陰爲主。傷寒縱有陽虚當治，必看其人血肉充盛，陰分可受陽藥者，方可回陽。若面黧舌黑，身如枯柴，一團邪火内燔者，則陰已先盡，何陽可回耶？故見厥除熱，存津液元氣於什一，已失之晚，況敢助陽劫陰乎。《證治方》云：若證未辨陰陽，且與四順丸試之。《直指方》云：未辨疑似，且與理中丸試之。亦可見從前未透此關，縱有深心，無可奈何耳。因爲子輩詳辨，並以告後之業醫者。

胡卣臣先生曰：性光自啓，應是軒岐堂上再來。

治金鑒傷寒死症奇驗

金鑒春月病温，誤治二旬，釀成極重死症，壯熱不退，譫語無倫，皮膚枯澀，胸膛板結，舌卷唇焦，身蜷足冷，二便略通，半渴不渴，面上一團黑滯。從前諸醫所用之藥，大率不過汗、下、和、温之法，絶無一效，求救於余。余曰：此症與兩感傷寒無異，但兩感症日傳二經，三日傳經已盡即死；不死者，又三日再傳一周，定死矣。此春温症不傳經，故雖邪氣留連不退，亦必多延幾日，待元氣竭絶乃死。觀其陰症、陽症，兩下混在一區，治陽則礙陰，治陰則礙陽，與兩感症之病情符合。仲景原謂死症，不立治法，然曰發表攻裏本自不同，又謂活法在人，神而明之，未嘗教人執定勿藥也。吾有一法，即以仲景表裏二方爲治，雖未經試驗，吾天機勃勃自動，若有生變化行鬼神之意，必可效也。於是以麻黄附子細辛湯，兩解其在表陰陽之邪，果然皮間透汗，而熱全清。再以附子瀉心湯，兩解其在裏陰陽之邪，果然胸前柔活，人事明了，諸症俱退，次日即思粥，以後竟不需藥。衹此二劑，而起一生於九死，快哉。

辨徐國禎傷寒疑難急症治驗

徐國禎傷寒六七日，身熱目赤，索水到前復置不飲，異常大躁，將門牖洞啓，身卧地上，展轉不快，更求入井。一醫洶洶，急以承氣與服。余診其脈，洪大無倫，重按無力。謂曰：此用人參、附子、乾薑之症，奈何認爲下症耶？醫曰：身熱目赤，有餘之邪，躁急若此，再以人參、附子、乾薑服之，踰垣上屋矣。余曰：陽欲暴脱，外顯假熱，内有真寒，以薑、附投之，尚恐不勝回陽之任，况敢以純陰之藥重劫其陽乎？觀其得水不欲嚥，情已大露，豈水尚不欲嚥，而反可咽大黄、芒硝乎？天氣燠蒸，必有大雨，此症頃刻一身大汗，不可救矣。且既認大熱爲陽症，則下之必成結胸，更可慮也。惟用薑、附，所謂補中有發，並可以散邪退熱，一舉兩得，至穩至當之法，何可致疑？吾在此久坐，如有差誤，吾任其咎。於是以附子、乾薑各五錢，人參三錢，甘草二錢，煎成冷服。服後寒戰，戛齒有聲。以重綿和頭覆之，縮手不肯與診，陽微之狀始著。再與前藥一劑，微汗熱退而安。

胡卣臣先生曰：雄辨可謂當仁。

治錢仲昭傷寒發癍危症奇驗

錢仲昭患時氣外感，三五曰發熱頭疼，服表汗藥，疼止熱不清，口乾唇裂，因而下之，遍身紅癍，神昏譫語，食飲不入，大便復秘，小便熱赤，脈見緊小而急。謂曰：此症全因誤治，陽明胃經表裏不清，邪熱在内，如火燎原，津液盡乾，以故神昏譫妄，若癍轉紫黑，即刻死矣。目今本是難救，但其面色不枯，聲音尚朗，乃平日保養腎水有餘。如旱田之側有下泉未竭，故神雖昏亂，而小水仍通，乃陰氣未絶之徵，尚可治之。不用表裏，單單祇一和法，取七方中小方，而氣味甘寒者，用之凖如神，白虎湯一方足以療此。蓋中州元氣已離，大劑、急劑、複劑俱不敢用，而虚熱内熾，必甘寒氣味方可和之耳。但方雖宜小，而服藥則宜頻，如飢人本欲得食，不得不漸漸與之。必一晝夜頻進五七劑，爲浸灌之法，庶幾邪熱以漸而解，元氣以漸而生也。若小其劑，復曠其日，縱用藥得當，亦無及矣。如法治之，更一晝夜，而病者熱退神清，脈和食進，其癥自化。

胡卣臣先生曰：病與藥所以然之地〔一〕，森森警發。

治傷寒壞症兩腰僂廢奇驗

張令旋乃弟傷寒壞症，兩腰僂廢臥床，徹夜痛叫，百治不效，求診於余。其脈亦平順無患，其痛則比前大減。余曰：病非死症，但恐成廢人矣。此症之可以轉移處，全在痛如刀刺，尚有邪正互争之象；若全然不痛，則邪正混爲一家，相安於無事矣。今痛覺大減，實有可慮，宜速治之。病者曰：此身既廢，命安從活？不如速死。余蹙額欲爲救全，而無治法。諦思良久，謂熱邪深入兩腰，血脈久閉不能復出，止有攻散一法。而邪入既久，正氣全虚，攻之必不應，乃以桃仁承氣湯，多加肉桂、附子二大劑與服，服後即能强起，再仿前意爲丸服，至旬餘全安，此非昔人之已試，乃一時之權宜也，然有自來矣。仲景於結胸症，有附子瀉心湯一法，原是附子與大黄同用，但在上之症氣多，故以此法瀉心，然則在下之症血多，獨不可仿其意，而合桃仁、肉桂以散腰間之血結乎。後江古生乃弟，傷寒兩腰僂廢痛楚，不勞思索，徑用此法，二劑而愈。

胡卣臣先生曰：金針雖度，要解鑄古鎔今，始能措手〔二〕。

〔一〕地　三味書局本作「理」。

〔二〕措手　錫環堂本和三味書局本作「下手」。

辨黄起潛曙修時氣傷寒治各不同

黄曙修與乃翁起潛，春月同時病温，乃翁年老而勢輕，曙修年富而勢重。勢重者以冬不藏精，體虚不任病耳。余見其頭重着枕，身重着席，不能轉側，氣止一絲，不能言語，畏聞聲響，於表汗藥中用人參七分。伊表侄施濟卿，恐其家婦女得知，不與進藥，暗贈人參入藥，服後汗出勢減。次日再於和解藥中，贈人參一錢與服，服後即大便一次。曙修頗覺輕爽，然疑藥下之早也，遣人致問。余告以此症表已解矣，裏已和矣，今後緩調，即日向安，不必再慮。往診見老翁病尚未愈，頭面甚紅，謂曰：望八老翁，下元虚憊，陽浮於上，與在表之邪相合，所謂戴陽之症也。陽已戴於頭面，不知者更行表散，則孤陽飛越，而危殆立至矣。此症從古至今，祇有陶節菴立法甚妙，目人參、附子等藥，收拾陽氣歸於下元，而加葱白透表，以散外邪，如法用之即愈，萬不宜遲。渠家父子俱病，無人敢主，且駭爲偏僻之説，旋即更醫，投以表藥，頃刻陽氣升騰，肌膚粟起，又頃刻寒顫咬牙，渾身凍裂而逝。翁雖海濱一氓，留心管、晏富國之略，而賫志以没也，良足悼矣。其醫於曙修，調理藥仍行尅伐，致元氣日削，謝絶醫藥，静養六十餘日，方起於床。愈後凡遇戚友家，見余用藥，率多詆訾，設知當日解表和中，俱用人參，肯捨命從我乎？是其所以得全者，藉於濟卿之權巧矣。

附傷風戴陽症〔一〕

石開曉病傷風咳嗽，未嘗發熱，自覺急迫欲死，呼吸不能相續，求余診之。余見其頭面赤紅，躁擾不歇，脈亦豁大而空。謂曰：此症頗奇，全似傷寒戴陽症，何以傷風小恙亦有之？急宜用人參、附子等藥温補下元，收回陽氣，不然子丑時一身大汗，脱陽而死矣。渠不以爲然，及日落，陽不用事，愈慌亂不能少支，忙服前藥，服後稍寧片刻，又爲床側添同寢一人，逼出其汗如雨，再用一劑，汗止身安，咳嗽俱不作。詢其所繇，云連服麻黄藥四劑，遂爾躁急欲死。然後知傷風亦有戴陽症，與傷寒無别。總因其人平素下虚，是以真陽易於上越耳。

胡卣臣先生曰：戴陽一症，剖析精詳，有功來學。

辨王玉原傷寒後餘熱並永定善後要法

王玉原昔年感症，治之不善，一身津液盡爲邪熱所爍，究竟十年，餘熱未盡去，右耳之竅嘗閉，今夏復病感，纏綿五十多日，面足浮腫，卧寐不寧，耳間氣往外觸。蓋新熱與舊熱相合，狼狽爲患，是以難於去體。醫者不察其綢繆膠結之情，治之茫不中窾，延至秋深，金寒水冷，病方自退。然淺者可退，深者莫繇遽退也。面足浮腫者〔二〕，肺金之氣爲熱所壅，失其清肅下行之權也；卧寐不寧者，胃中之津液乾枯，不能内榮其魂魄也；耳間大氣撞出者，久閉之竅，氣來不覺，今病體虚羸，中無阻隔，氣逆上沖，始知之也。外病雖

〔一〕傷風　三味書局本作「傷寒」。

〔二〕腫　原作「踵」，据錫環堂本及三味書局本改。

愈，而飲食藥餌之内調者，尚居其半，特挈二事大意，爲凡病感者，明善後之法焉。蓋人當感後，身中之元氣已虚，身中之邪熱未淨，於此而補虚，則熱不可除；於此而清熱，則虚不能任。即一半補虚，一半清熱，終屬模糊，不得要領。然捨補虚清熱外，更無别法，當細辨之。補虚有二法：一補脾，一補胃。如瘧痢後脾氣衰弱，飲食不能運化，宜補其脾；如傷寒後胃中津液久耗，新者未生，宜補其胃。二者有霄壤之殊也。清熱亦有二法：初病時之熱爲實熱，宜用苦寒藥清之；大病後之熱爲虚熱，宜用甘寒藥清之。二者亦霄壤之殊也。人身天真之氣全在胃口，津液不足即是虚，生津液即是補虚，故以生津之藥，合甘寒瀉熱之藥，而治感後之虚熱，如麥門冬、生地黄、牡丹皮、人參、梨汁、竹瀝之屬，皆爲合法。仲景每用天水散以清虚熱，正取滑石、甘草一甘一寒之義也。設誤投參、芪、苓、朮補脾之藥爲補，寧不並邪熱而補之乎？至於飲食之補，但取其氣，不取其味，如五穀之氣以養之，五菜之氣以充之，每食之間便覺津津汗透，將身中蘊蓄之邪熱，以漸運出於毛孔，何其快哉。人皆不知此理，急於用肥甘之味以補之，目下雖精采健旺可喜，不思油膩阻滯經絡，邪熱不能外出，久久充養完固，愈無出期矣。前哲有鑒於此，寧食淡茹蔬，使體暫虚，而邪易出，乃爲貴耳。前藥中以浮腫屬脾，用苓朮爲治；以不寐責心，用棗仁、茯神爲治。總以補虚清熱之旨未明，故詳及之。

胡卣臣先生曰：傷寒後，飲食藥餌二法，足開聾瞶。

答門人問蔣中尊受病致死之因

門人問曰：崇明蔣中尊病傷寒，臨危求肉汁淘飯半碗，食畢大叫一聲而逝，此曷故也？答曰：今人外感病兼内傷者多，用藥全要分别：如七分外感，三分内傷，則治外感，藥中宜用緩劑、小劑，及薑、棗和中爲引，庶無大動正氣汗血等累。若七分内傷，三分外感，則用藥全以内傷爲主，但加入透表藥一味而熱服，以助藥勢，則外感自散。蓋以内傷之人，纔有些微外感，即時發病，不似壯盛之人，必所感深重，其病乃發也。蔣中尊者，向曾見其滿面油光，已知其精神外用，非永壽之人也。人惟欿然不足，方有餘地，可以應世，可以當病。若夫神采外揚，中之所存，寧復有幾耶？近聞其宦情與聲色交濃，宵征海面，冒蜃煙蛟霧之氣，尚犯比頑之戒，則其病純是内傷，而外感不過受霧露之氣耳。霧露之邪，其中人也，但入氣分清道，原不傳經，故非發表攻裏所能驅，惟培元氣、厚穀氣，則邪不驅而自出。設以其頭暈發熱，認爲太陽之症，誤表其汗，則内傷必轉增，而危殆在所必至矣。且内傷之人，一飽一飢，蚤已生患，又誤以爲傷寒而絶其食，已虚益虚，致腹中餒憊，求救於食。食入大叫一聲者，腸斷而死也。此理甚明。如飢民仆地即死，氣從中斷，不相續也。又如膈病，展轉不能得食，臨危每多大叫而逝，以無外感之邪亂其神明，是以炯炯自知其絶也。果有外邪與正交争，其人未死前，先已昏惑不省矣，安得精明若是哉。子於望聞問切之先，早清其鑒可矣。

門人又問曰：每見人之神采外揚者，病發恒多汗而躁急，不識何藥可以治之？答曰：上藥在以神治神，蓋神既外揚，必須内守，方可逆挽。老子所謂知其雄，守其雌；知其白，守其黑，真對症之藥也。若夫草木之性，則取其氣下達。而味沉厚者，用之恒使勿闕，仿灌園之例，頻頻預沃之以水，而防其枯竭可也。

門人又問曰：臨危索飯之時，尚有藥可救否？曰：獨參湯可以救之。吾嘗治一孕婦，傷寒表汗過後，忽喚婢作伸冤之聲，知其擾動陽氣。急迫無奈，令進參湯，不可捷得，遂以白朮三兩，熬濃汁一碗與服，即時安妥，况人參之力百倍白朮耶。

論内傷轉瘧宜防虚脱並治驗

袁繼明素有房勞内傷，偶因小感，自煎薑葱湯表汗，因而發熱，三日變成瘧疾。余診其脈豁大空虚，且寒不成寒，熱不成熱，氣急神揚，知爲元陽衰脱之候。因謂其父曰：令郎光景，竊慮來日瘧至，大汗不止，難於救藥。倘信吾言，今晚急用人參二兩，煎濃湯預服防危。渠父不以爲意。次日五鼓時，病者精神更覺恍惚，扣門請救，及覓參至，瘧已先發矣。余甚徬徨，恐以人參補住瘧邪，雖救急無益也。祇得姑俟瘧勢稍退，方與服之，服時已汗出粘濡，頃之果然大汗不止，昏不知人，口流白沫，灌藥難入，直至日暮，白沫轉從大孔遺出。余喜曰：白沫下行可無恐矣，但内虚腸滑，獨參不能勝任。急以附子理中湯，連進四小劑，人事方甦。能言，但對面譚事不清。門外有探病客至，渠忽先知，家人驚以爲祟。余曰：此正神魂之離舍耳。吾以獨參及附子理中駟馬之力追之，尚在半返未返之界，以故能知宅外之事。再與前藥，二劑而安。

胡卣臣先生曰：病情上看得委息周至，大開生面。

推原陸中尊瘧患病機及善後法

陸六息先生體偉神健，氣旺血充，從來無病。莅任以後，適值奇荒巨寇，憂勞百倍，因而病瘧。食飲減少，肌肉消瘦，形體困倦，口中時時噯氣。其候一日輕、一日重，纏綿三月，大爲所苦。察脈辨症，因知先生之瘧，乃飢飽勞佚所感，受傷在陽明胃之一經。夫陽經受病，邪氣淺而易愈，乃至爲所苦者，緣不識病之所在，藥與病邪不相值，反傷其正耳。誠知病邪專在胃，則胃爲水穀之海，多氣多血之區，一調其胃，而瘧立止矣。故飲食減而大便轉覺艱澀者，胃病而運化之機遲也；肌肉消瘦者，胃主肌肉也；形體困倦者，胃病而約束之機關不利也；口中時時噯氣者，胃中不和而顯晦塞之象也。至於一日輕、一日重者，此人所不經見之症，病機之最當發明者，其候亦陽明胃經之候也。《内經·陽明脈解篇》有曰，陽明之病惡人與火，聞木聲則惕然而驚。及《刺瘧篇》又曰，陽明之症，喜見火，喜見日月光。何經文之自爲悖謬耶？不知此正更實、更虚之妙義，而與日輕、日重之理相通者也。夫陽明得病之始，則邪氣有餘，故惡人、惡火、惡木音者，惡其助邪也。及其病久，則邪去而正亦虚，故喜火、喜日月光者，喜其助正也。若是則時日干支之衰旺，其與人身相關之故，可類推矣。蓋甲丙戊庚壬者，天時之陽也；乙丁己辛癸者，天時之陰也。瘧久食減，胃中之正已虚，而邪去未盡，是以值陽日助正，而邪不能勝則輕；值陰日助邪，而正不能勝則重也。夫人身之病，至於與天時相召，亦云亟矣。使當日稍知分經用藥，何至延綿若是哉。迄今吃緊之處，全以培養中氣爲主。蓋人雖一胃，而有三脘之分：上脘象天，清氣居多；下脘象地，濁氣居多；而其能升清降濁者，全賴中脘爲之運用，一如天地定位，不可無人焉參贊之也。先生下脘之濁氣，本當下傳也，而傳入腸中則艱。不當上升也，而升至胸中甚易者，無他，中脘素受飲食之傷，不能阻下脘濁氣上干清道耳。試觀天地間，有時地氣上而爲雲，必得天氣下而爲雨，則二氣和而晴爽立至。若一味地氣上升，天氣不降，則太空窒塞而成陰曀之象。人之胃中，亦猶是也。清濁偶有相干，頃當自定，設有升無降則逼矣。故中脘之氣旺，則水穀之清氣上升於肺，而灌輸百脈，水穀之濁氣下達於大小腸，從便溺而消，胸中何窒塞之有哉。此所以培養中氣爲亟亟也。中氣旺，則濁氣不久停於下脘，而臍下丹田之真氣，方能上下無礙，可以呼之於根，吸之於蒂，深深其息矣。所用六味地黄丸，凝滯不行之藥，大爲胃病所不宜，况於濁氣上干，反以陰濁之屬揚波助流，尤無所取。今訂理中湯一方，升清降濁爲合法耳。

胡卣臣先生曰：説病機處，花雨繽紛，令觀者得未曾有。

力争截瘧成脹臨危救安奇驗

劉泰來年三十二歲，面白體豐〔一〕，夏月慣用冷水灌汗，坐臥巷曲當風。新秋病瘧，三五發後，用藥截住，遂覺胸腹間脹滿日增。不旬日外，腹大胸高，上氣喘急，二便全無，食飲不入，能坐不能臥，能俛不能仰，勢頗危急。雖延余至家，其專主者在他醫也。其醫以二便不通，服下藥不應，商用大黄二兩作一劑。病者曰：不如此不能救急，可速煎之。余駭曰：此名何病，而敢放膽殺人耶？醫曰：傷寒腸結，下而不通，惟有大下一法，何謂放膽？余曰：世間有不發熱之傷寒乎？傷寒病因發熱，故津液枯槁，腸胃乾結，而可用下藥以開其結。然有不轉失氣者不可攻之戒，正恐誤貽太陰經之腹脹也。此病因腹中之氣散亂不收，故津水隨氣横決四溢而作脹，全是太陰脾氣不能統攝所致。一散一結，相去天淵，再用大黄猛劑，大散其氣，若不脹死，定須腹破。曷不留此一命，必欲殺之爲快耶。醫惟惟曰：吾見不到，姑已之。出語家人曰：吾去矣，此人書多口溜，不能與争也。病家以余逐其醫而含怒，私謂醫雖去，藥則存，且服其藥，請來未遲。纔取藥進房，余從後追至，擲之溝中。病者殊錯愕，而婉其辭曰：

此藥果不當服，亦未可知，但再有何法可以救我？其二弟之不平，則徵色而且發聲矣。余即以一柬，面辨數十條，而定理中湯一方於後。病者見之曰：議論反覆精透，但參、朮助脹，安敢輕用？大黄藥已吃過二劑，尚未見行，不若今日且不服藥，捱至明日再看光景。亦無可奈何之辭也。余曰：何待明日？腹

〔一〕面白體豐　三味書局本作「體丰面白」。

中真氣漸散，今晚子丑二時，陰陽交剥之界，必大汗暈眩，難爲力矣。病者曰：蚪好一劑，俟半夜果有此症，即刻服下何如？不識此時服藥尚可及否？余曰：即畏吾藥如虎，煎好備急亦通。余就客寢坐待室中呼召，絶無動静。次早，其子出云：昨晚果然出汗發暈，忙服尊劑，亦不見效，但略睡片時，仍舊作脹。進診，病者曰：服藥後，喜疾勢不增，略覺減可，且再服一劑，未必大害。余遂以三劑藥料作一劑，加人參至三錢，服過又進一大劑，少加黄連在内。病者扶身出廳云：内脹大減，即不用大黄亦可耐，但連日未得食，必用大黄些些，略通大便，吾即放心進食矣。余曰：如此争辨，還認作傷寒病不肯進食，其實吃飯、吃肉亦無不可。於是以老米煮清湯飲之，不敢吞粒。余許以次日一劑立通大便，病者始快。其二弟亦快，云：定然必用大黄，但前後不同耳。次日戚友俱至，病者出廳問藥。余曰：腹中原是大黄推蕩之泄糞，其所以不出者，以膀胱脹大，腹内難容，將大腸撑緊，任憑極力弩睜〔一〕，無隙可出，看吾以藥通膀胱之氣，不治大便，而大便自至，足爲證驗。於是以五苓散本方與服，藥纔入喉，病者即索穢桶，小便先出，大便隨之，頃刻瀉下半桶。觀者動色，競稱華陀再出，然亦非心服也。一月後小患傷風，取藥四劑，與葷酒雜投，及傷風未止，並謂治脹亦屬偶然，竟没其功。然余但恨不能分身剖心，指引迷津耳，實無居功之意也。

胡卣臣先生曰：世間不少血性男子，然肝腦無補者多矣。此段轉移，全在危疑關頭着力，所以爲超。

〔一〕睜　三味書局本作「掙」。

寓意草卷二

詳述陸平叔傷寒危證治驗並釋門人之疑

陸平叔文學，平素體虛氣怯，面色痿黄，藥宜温補，不宜寒凉，固其常也。秋月偶患三瘧，孟冬復受外寒，雖逗寒熱一班，而未至大寒大熱。醫者以爲瘧後虚邪，不知其爲新受實邪也，投以參朮補劑，轉致奄奄一息。遷延兩旬，間有從外感起見者，用人參白虎湯，略無寸效，昏昏默默，漫無主持。彌留之頃，昆弟子姪，倉皇治木，召昌診視，以決行期之早暮，非求治療也。昌見其脈未大壞，腹未大滿，小水尚利，但筋脈牽掣不停，因謂此病九分可治，祇恐手足痿廢。仲景有云，經脈動惕者，久而成痿。今病已廿三日之久，血枯筋燥，從可識矣。吾今用法，治則兼治，當於仲景之外，另施手眼，以仲景雖有大柴胡湯兩解表裏之法，而無治痿之法。變用防風通聖散成方減白朮，以方中防風、荆芥、薄荷、麻黄、桔梗爲表藥，大黄、芒硝、黄芩、連翹、梔子、石膏、滑石爲裏藥，原與大柴胡之製相仿，但内有當歸、川芎、芍藥，正可領諸藥深入血分而通經脈；減白朮者，以前既用之貽誤，不可再誤耳。當晚連服二劑，第一劑殊若相安，第二劑大便始通，少頃睡去，體間津津有汗。次早再診，筋脈不爲牽掣，但陽明胃脈洪大反加，隨用大劑白虎湯，石膏、知母每各兩許，次加柴胡、花粉、芩、柏、連翹、梔子一派苦寒，連進十餘劑，神識始得漸清，粥飲始得漸加，經半月始起坐於床，經一月始散步於地。人見其康復之難，咸憂其虚。抑且略一過啖，即爾腹痛便泄，儼似虚證。昌全不反顧，但於行滯藥中加用柴胡、桂枝，升散餘邪，不使下溜而變痢以取憊，然後改用葳蕤、二冬，略和胃氣，間用人參不過五分，前後用法，一一不違矩矱，乃克起九死於一生也。門人不解，謂先生治此一病，藉有天幸。《内經》云，盛者責之，虚者責之。先生今但責其邪盛，而不責其體虚，是明與《内經》相背也。余笑曰：吾非鶩末忘本，此中奥義，吾不明言，金針不度也。緣平叔所受外邪，不在太陽，而在陽明，故不但不惡寒，且並無傳經之壯熱，有時略顯潮熱，又與内傷發熱相仿，誤用參、朮補之，邪無出路，久久遂與元氣混合爲一。如白銀中傾入鉛銅，則不成銀色。所以神識昏惑，嘿嘿不知有人理耳。又陽明者，十二經脈之長，能束筋骨而利機關。陽明不治，故筋脈失養，而動惕不寧耳。然經雖陽明，而治法迥出思議之表。仲景云：陽明居中土也，萬物所歸，無所復傳。又云：傷寒欲再作經者，針足陽明，使邪不傳則愈。凡此皆指已汗、已下、已傳經之邪爲言，故中土可以消受。若夫未經汗下，未周六經，方盛之邪，中土果能消之否耶？所以仲景又云：陽明中風，脈浮弦大而短氣，腹都滿，脅下及心痛，久按之氣不通，鼻乾，不得汗，嗜卧，一身及面目悉黄，小便難，有潮熱，時時噦，耳前後腫。刺之小差，外不解。病過十日，脈續浮者，與小柴胡湯；脈但浮，無餘證者，與麻黄湯；若不尿，腹滿加噦者，不治。平叔之脈弦浮大，而短氣，鼻乾，不得汗，嗜卧，一身及面目悉黄，過經二十餘日不解，悉同此例。第其腹未滿，小水尚利，則可治無疑。然治之較此例倍難，以非一表所能辦也。今爲子輩暢發其義。夫天包地外，地處天中，以生、以長、以收、以藏，元穹不尸其功，而功歸后土。故土膏一動，百草莫不蕃茂；土氣一收，萬物莫不歸根。仲景之言中土，但言收藏，而生長之義，在學者自會。設偏主收藏，則是地道有秋冬無春夏，能化物而不能造物矣。治病之機亦然。平叔之病，舉外邪而錮諸中土，則其土爲火燔之焦土，而非膏沐〔一〕之沃土矣。其土爲灰砂打和之燥土，而非冲純之柔土矣。焦土、燥土全無生氣，而望其草木生之也，得乎？吾乘一息生

〔一〕膏沐　原作「膏沭」，据錫環堂本和三味書局本改。

機，大用苦寒，引北方之水以潤澤其枯槁，連進十餘劑，其舌始不向唇外吮咂，所謂水到渠成。乃更甘寒一二劑，此後絶不置方者，知其飲食入胃，散精於脾，如靈雨霢霂，日復一日，優渥沾足，無藉人工灌溉，而中土可復稼穡之恒耳。必識此意，乃知吾前此濫用苦寒，正以培生氣也。生氣回，而虚者實矣。夫豈不知其素虚，而反浚其生耶。

面議何茂倩令嫒病單腹脹脾虚將絶之候

從來腫病，遍身頭面俱腫，尚易治；若祇單單腹腫，則爲難治。此其間有所以然之故，不可不辨也。蓋傳世諸方，皆是悍毒攻劫之法，傷耗元氣，虧損脾胃，可一不可再之藥，縱取效於一時，倘至復腫，則更無法可療，此其一也。且遍身俱腫者，五臟六腑各有見症，故瀉肝、瀉肺、瀉膀胱、瀉大小腸之藥，間有取效之時，而單單腹腫，則中州之地，久窒其四運之軸，而清者不升，濁者不降，互相結聚，牢不可破，實因脾氣之衰微所致，而瀉脾之藥，尚敢漫用乎？此又其一也。且腫病之可瀉者，但可施之西北壯盛及田野農夫之流，豈膏粱老少之所能受？設謂腫病爲大滿大實，必從乎瀉，則病後腫與産後腫，將亦瀉之耶？此又其一也。且古方原載腫病五不治：唇黑傷肝，缺盆平傷心，臍出傷脾，背平傷肺，足底平滿傷腎，此五者不可治矣。是其立方之意，皆非爲不可治之症而設，後人不察，概從攻瀉者，何耶？惟理脾一法，雖五臟見不治之症，而能治者尚多，此又其一也。張子和以汗吐下三法劫除百病，後人有謂子和之書，非子和之筆，乃麻徵君文之者，誠爲知言。如常仲明云，世人以補劑療病，宜乎不效者，此則過信劉、張之學，而不顧元氣之羸劣耳。所以凡用劫奪之藥者，其始非不遽消，其後攻之不消矣，其後再攻之如鐵石矣。不知者見之，方謂何物邪氣若此之盛，自明者觀之，不過爲猛藥所攻，即以此身之元氣，轉與此身爲難首，實有如驅良民爲寇之比，所謂赤子盗兵，弄於潢池，豈其然哉。明乎此，則有培養一法，補益元氣是也；則有招納一法，升舉陽氣是也；則有解散一法，開鬼門潔淨府是也。三法具不言瀉，而瀉在其中矣，無餘藴矣。

胡卣臣先生曰：脹滿必從乎瀉，然善言瀉者，補之中無非瀉也。觀者須識此意，始得立言之旨。

辨痢疾種種受症不同隨症治驗

胡太夫人偶然肚腹不寧，瀉下數行，醫以痢疾藥治之，其利轉多，更引通因通用之法，用九蒸大黄丸三錢下之，遂擾動胃氣脹痛，全不思食，有似噤口痢狀。余診之，見六脈皆沉而伏，應指模糊，亟曰：此非痢疾之症，乃誤治之症也。今但安其胃，不必治痢，而痢自止；不必治脹痛，而脹痛自止。於是以四君子湯爲主治，少加薑、蔻暖胃之藥，用之二劑，痢果不作。但苦胃中脹痛不安，必欲加入行氣之藥，以冀脹消痛止，而速得進食。余固争曰：寧可緩於食，不可急於藥。蓋以前因誤藥引動胃氣作楚，如治亂民，惟有安之之法。若再加行氣，則脹痛必無紀極。堅持前説，即用橘皮和中，亦須炒而又炒，絶不惹動其氣，凡五日未得大便，亦不惹動其便，聽其緩緩痛止脹消，食進便利，共七日全安。渾不見藥之功，其實爲無功之功也。噫。今之隨主見而圖可喜之功者，即生出事端，亦謂病之所有，非醫之所造，誰懸明鑒而令絲毫莫遁耶？此所以成時醫之世界也。

張仲儀初得痢疾三五行，即請往診，行動如常，然得内傷之脈，而夾少陰之邪。余診畢即議云：此症仍宜一表一裏，但表藥中多用人參，裏藥中多用附子，方可無患；若用痢疾門諸藥，必危之道也。仲儀以平日深信，徑取前藥不疑，然疾勢尚未著也。及日西，忽發大熱，身重如巨石，頭在枕上，兩人始能扶動，人事沉困，舉家惶亂，忙忙服完表裏二劑。次早診時，即能起身出房，再與參附藥二劑全安。若不辨症用藥，痢疾門中，幾曾有此等治法乎。況於疾未著而早見乎。

周信川〔一〕年七十三歲，平素體堅，不覺其老，秋月病痢，久而不愈。至冬月成休息痢，一晝夜十餘行，面目浮腫，肌膚晦黑，求治於余。余診其脈沉數有力，謂曰：此陽邪陷入於陰之症也。吾以法治之，尚可痊愈，明日吾自袖藥來面治。於是以人參敗毒散本方煎好，用厚被圍椅上坐定，置火其下，更以布條捲成鵝蛋狀，置椅褥上殿定肛門，使内氣不得下走，然後以前藥滾熱與服，良久又進前藥，遂覺皮間有津津微潤，再溉以滾湯，教令努力忍便，不得移身。如此約二時之久，皮間津潤總未乾，病者心躁畏熱，忍不可忍，始令連被卧於床上。是晚止下痢二次，已後改用補中益氣湯，一晝夜止下三次，不旬日而全愈。蓋内陷之邪，欲提之轉從表出，不以急流挽舟之法施之，其趨下之勢，何所底哉。聞王星宰世兄患久痢，諸藥不效，蘇郡老醫進以人參敗毒散，其勢差減，大有生機，但少此一段斡旋之法，竟無成功。故凡遇陽邪陷入陰分，如久瘧、久痢、久熱等症，皆當識此意，使其緩緩久久透出表外，方爲合法。若急而速，則恐纔出又入，徒傷其正耳。

朱孔陽年二十五歲，形體清瘦，素享安逸，夏月因搆訟，奔走日中，暑濕合内鬱之火而成痢疾，晝夜一二百次，不能起床，以粗紙鋪於褥上，頻頻易置，但飲水而不進食，其痛甚厲，肛門如火烙，揚手擲足，躁擾無奈。余診其脈弦緊勁急，不爲指撓，謂曰：此症一團毒火蘊結在腸胃之内，其勢如焚，救焚須在頃刻，若二三日外，腸胃朽腐矣。於是以大黄四兩，黄連、甘草各二兩，入大砂鍋内煎，隨滾隨服，服下人事稍寧片刻，少頃仍前躁擾。一晝夜服至二十餘碗，大黄俱已煎化，黄連、甘草俱煎至無汁。次日病者再求前藥。

〔一〕周信川　三味書局本作「周信用」。

余診畢，見脈勢稍柔，知病可愈，但用急法不用急藥，遂改用生地黄、麥門冬各四兩，另研生汁，而以天花粉、牡丹皮、赤芍藥、甘草各一兩，煎成和汁，大碗嚥之。以其來勢暴烈，一身津液從之奔竭，待下利止，然後生津養血，則枯槁一時難回。今脈勢既減，則火邪俱退，不治痢而痢自止，豈可泥潤滯之藥，而不急用乎。服此藥，果然下痢盡止，但遺些少氣沫耳。第三日思食豆腐漿，第四日略進陳倉米清汁，緩緩調至旬餘，方能消穀。亦見胃氣之存留一綫者，不可少此焦頭爛額之客耳。

陳汝明病痢，發熱如蒸，昏沉不食，重不可言，至第三日危急將絶，方請余診。其脈數大空虛，尺脈倍加洪盛。謂曰：此兩病而湊於一時之症也。內有濕熱，與時令外熱相合，欲成痢症，尚不自覺。又犯房勞，而爲驟寒所乘，以故發熱身重，不食昏沉，皆屬少陰腎經外感。少陰受邪，原要下利清白，此因腸中濕熱，已蒸成猪肝魚腦敗濁之形，故色雖變而下利則同也。再用痢疾門藥一劑，即刻不救矣。遂忙以麻黄附子細辛湯一劑，與之表散外邪，得汗後熱即微減；再用附子理中湯，連進二劑，熱退身輕能食；改用黄連理中湯丸，服至旬日全安。

葉茂卿幼男病痢，噤口發熱十餘日，嘔噦連聲不斷。診其關脈，上涌而無根，再診其足脈，亦上涌而無根，謂其父曰：此非噤口痢之症，乃胃氣將絶之症也。噤口痢者，虛熱在胃，壅遏不宣，故覺其飽而不思食，治宜補虛、清熱兩法。此因苦寒之藥所傷，不能容食，治惟有顓顓温補一法而已。於是以理中湯，連投二劑，不一時痢下十餘行，遍地俱污。茂卿恐藥不對症，求更方。余曰：吾意在先救胃氣之絶，原不治痢。即治痢，人之大小腸，盤叠腹中甚遠，雖神丹不能遽變其糞。今藉藥力催之速下，正爲美事，焉可疑之？遂與前藥，連服二日，人事大轉，思食不噦，痢勢亦減，四日後止便糟粕，以補中益氣調理，旬日全安。此可見小兒之痢，縱啖傷胃者多，內有積熱者少，尤不宜輕用痢疾門中通套治法也。

浦君藝病痢疾，初起有表邪未散，而誤用參、朮固表，使邪氣深入；又誤服黄連凉解，大黄推蕩。治經月餘，胃氣不運，下利一晝夜百餘行，一夕嘔出從前黄連藥汁三五碗，嘔至二三次後，胃與腸遂打爲一家，内中幽門、闌門洞開無阻，不但粥飲直出，即人參濃膏纔吞入喉，已汩汩從腸奔下。危急之中，諸昆玉及内戚俱探余曰：此症可無恐乎？余曰：在此用藥便有可持，吾豈不知疾勢之危？但無别人可任，姑以静鎮之，而殫力以報知己耳。於是以大劑四君子湯，煎調赤石脂、禹餘糧二末，連連與服。服後其下痢之勢少衰，但腹中痛不可忍。君藝曰：前此下痢雖多，然尚不痛，服此藥而痛增，未可再服矣。余曰：此正所謂通則不痛，痛則不通之説也。不痛則危，痛則安，何樂而不痛耶。仍以前藥再進？俟勢已大減，纔用四君子倍茯苓，十餘劑全安。

胡卣臣先生曰：閉門造車，出門合轍，使郡邑醫學中，仿此議病，先衡量所造高下，然後用之則可矣。

面議少司馬李萍槎先生誤治宜用急療之法

老先生玉體清瘦，澹泊寧静以御神，病邪無從竊入，雖食飲素約，然三日始一更衣，出孔比入孔尤約，故精神有餘，足以慮周當世，而中外倚毗壯猷也。偶因大便後寒熱，發作有時，頗似外感，其實内傷，非感也。緣素艱大便，努睜傷氣，故便出則陰乘於陽而寒，頃之稍定，則陽復勝陰而熱也。若果外感之寒熱，何必大便後始然耶？此時但宜以和平之劑治内傷，輔養元氣爲上。加入外感藥，驅導兼行，必致内傷轉增，奈何？先生方欲治腸中之燥，醫家又欲除内藴之濕，不思腸燥爲相安之恒，可以不治。即治之不過潤腸生血，亦無不可。若乃見爲濕熱，而用滑利之藥以驅之，則誤甚矣。蓋瘦人身中以濕爲寶，有濕則潤，無濕則燥，今指燥爲濕，是指火爲水也。且膀胱者水道也，大腸者穀道也。以三日一便之腸，誤用滑藥，轉致澼出無度，猶不悔悟，每一大遺，輒矜袪濕之力，世間豈有濕從穀道而出之理哉。不過因主人暫快大腸之潤，而謬飾其詞耳。詎知滄海不足以實漏卮，而元氣日削乎。始之陰陽交勝者，漸至交離，而陰從瀉傷，陽從汗傷。兩寸脈浮而空，陽氣越於上；關尺脈微而細，陰氣越於下。不相維附，勢趨不返矣。然汗出尚有時，而下利則無時，究竟陰陽之氣，兩竭於下，便出急如箭，肛門熱如烙，此時尚以滑石、木通、猪苓、澤瀉等，分利小水以止泄，不知陰虚自致泉竭，小便從何得來？止令數十年大腸之積蓄盡空，仰給於胃脘，食入毋俟停留。已挈柄而挹之下注，久久胃不能給，遂將腸中自有之垢，暗行驅下，其臭甚腥，色白如膿，垢盡而腸氣亦不留，衹是周身元氣至寶，坐耗於空虚之府，非不服人參大補，然藥力入胃則腸空，入腸則胃空，便出則腸胃俱空。繇是下空則上壅，胸膈不舒，喉間頑痰窒塞，口燥咽乾，徹夜不寐。一切食物，惟味薄質輕者，胃中始愛而受之。此時尚圖養血安神，調脾袪痰，曠日緩治，其不達時宜也甚矣。夫宣房、瓠子之決，天子公卿，咸輕擲金馬碧鷄奠之，以策羣力，而襄底定，請以朝庭破格之法而通於醫藥，可乎？草野罔識忌諱，或者可與圖功耳。

附藥議

方用人參、白朮、甘草、山茱萸、五味子、宣木瓜、白芍藥、升麻、赤石脂、禹餘糧。人參、白朮、茯苓、甘草爲四君子湯，理脾胃之正藥也。而不用茯苓者，以其淡滲，恐傷陰也。而用山茱萸以收肝氣之散，五味子以收腎氣之散，宣木瓜以收胃氣之散，白芍藥以收脾氣及臟氣之散。合之參、朮之補，甘草之緩，升麻之升，陰陽兩和。俾元氣上者下，而下者上，團聚於中不散，斯脈不至上盛，腹不至雷鳴，汗不至淋漓，肛不至火熱。食飲自加，便泄自止。是收氣之散，爲吃緊關頭，故取四味重復，藉其顓力。至於用澀以固脱，藥味多般不同，此用餘糧、石脂者，取其鼦固下焦之脱也。況腸胃之空，非二味不填；腸垢已去，非二味不復。其粘着之性，所謂下焦有病人難會，須用餘糧、赤石脂者，以是故也。又況誤以石之滑者傷之，必以石之澀者救之，尤有同氣相求之義耶。所以必用大劑藥料，煎濃膏調二末服下，恐藥力清薄，不遂其留戀，故以啜羹之法用之，取其久停。又以飲醇之法用之，取其緩入。非謂一飲盡劑，強以所難也。先生弗解其意，見藥劑過重，謂爲難用。醫者見二味澀藥，又從旁破爲不可用。不知十劑中，澀居其一，如七曜經天，何可少一曜耶？且石脂不過土之赤者也，餘糧不過土之外剛内柔者也。中州土病，而引土爲治，尚謂不宜，則諸草木之根荄，更無取矣。東海西海，天下後世有明者出焉，理自相同，光自不掩，必求行其所知，則淺者售，而病乃殆矣，謂之何哉？

先生聞名而請，極其敬重，及見議病議方，反多疑意。不才即於方末慨嘆數語，飄然而别。次日先生語戚友云：昨之論辨甚明，但石脂、餘糧，生平未曾服過，即婁中醫者，亦未曾用過，衹得附未達不敢嘗之義。華天御孝廉薦治陳彥質之病，比先生更重幾倍，用石脂、餘糧而收成功，其案具存，可覆閲也。其後往郡迎醫，用補劑稍效，然不善於補，轉致夜間健食，脾氣泄露無餘，肛門火烙，陽氣下陷，久而不升，遂成嚳癰，竟付外科治療。吁嗟。先生獨何不身事視國也哉。

胡卣臣先生曰：萍槎司馬敭歷中外，清剛曉練，今之顯允方叔也。從津門歸，朝命再下，倚任方殷，司馬淹留抱病，竟至不起。使用嘉言之言，即以疆場死，不猶愈易簀家臣之手耶。

面議陳彦質臨危之症有五可治

陳彦質患腸風下血近三十年，體肥身健，零星去血，旋亦生長，不爲害也。舊冬忽然下血數斗，蓋謀慮憂鬱過傷肝脾。肝主血，脾統血，血無主統，故出之暴耳。彼時即宜大補急固，延至春月，則木旺土衰，脾氣益加下溜矣。肝木之風與腸風交煽，血盡而下塵水，水盡而去腸垢，垢盡而吸取胃中所納之食，汩汩下行，總不停留變化，直出如箭，以致肛門脱出三五寸，無氣以收。每以熱湯浴之，睜叫托入，頃之去後，其肛復脱，一晝夜下利二十餘行，苦不可言。面色浮腫，夭然不澤，唇焦口乾，鼻孔黑煤，種種不治，所共睹矣。僕診其脈，察其症，因爲借箸籌之，得五可治焉。若果陰血脱盡，當目盲無所視，今雙眸尚炯，是所脱者下焦之陰，而上焦之陰猶存也，一也。若果陽氣所盡，當魄汗淋漓，目前無非鬼像，今汗出不過偶有，而見鬼亦止二次，是所脱者脾中之陽，而他臟之陽猶存也，二也。胃中尚能容穀些少，未顯嘔吐噦逆之症，則相連臟腑未至交絶，三也。夜間雖艱於睡，然交睫時亦多，更不見有發熱之候，四也。脈已虚軟無力，而激之間亦鼓指，是稟受原豐，不易摧朽，五也。但脾臟大傷，兼以失治曠日，其氣去絶不遠耳。《經》云：陽氣者，如天之與日，失其所，則折壽而不彰。今陽氣陷入陰中，大股熱氣從肛門泄出，如火之烙，不但失所已也。所以猶存一綫生意者，以他臟中未易動摇，如輔車唇齒，相爲倚藉，供其絶乏耳。夫他臟何可恃也？生死大關，全於脾中之陽氣復與不復定之。陽氣微復，則食飲微化，便泄微止，肛門微收，陽氣全復，則食飲全化，便泄全止，肛門全收矣。然陰陽兩竭之餘，偏駁之藥，既不可用，所藉者，必參、朮之無陂。復氣之中，即寓生血，始克有濟。但人參力未易辦，況纔入胃中，即從腸出，不得不廣服以繼之，此則存乎自裁耳。於是以人參湯調赤石脂末，服之稍安，次以人參、白朮、赤石脂、禹餘糧爲丸，服之全愈。其後李萍槎先生之病，視此尚輕數倍，乃見石脂、餘糧之藥，駭而不用，奈之何哉。

胡卣臣先生曰：似此死裏求生，誰不樂從？其他拂情處，不無太直。然明道之與行術，則徑庭矣。

論黄湛侯吐血暴症治驗

黄湛侯素有失血病，一晨起至書房，陡爆一口，傾血一盆，喉間氣湧，神思飄蕩，壯熱如蒸，頸筋粗勁。診其脈，尺中甚亂，曰：此昨晚大犯房勞，自不用命也。因出驗血，見色如太陽之紅。其僕云，此血如宰猪後半之血，其來甚迎。不識癡人有此確喻。再至寢室，謂曰：少陰之脈縈舌本。少陰者，腎也。今腎中之血洶湧而出，舌本已硬，無法可以救急。因諦思良久，曰：祇有一法，不得已用丸藥一服，墜安元氣，若得氣轉丹田，尚可緩圖。因煎人參濃湯，下黑錫丹三十粒，喉間汩汩有聲，漸下入腹，頃之舌柔能言，但聲不出。余亟用潤下之劑，以繼前藥。遂與阿膠一味，重兩許，溶化，分三次熱服，溉以熱湯。半日服盡，身熱漸退，頸筋漸消。進粥與補腎藥，連服五日，聲出喉清，人事向安。但每日尚出深紅之血盞許，因時令大熱，遵《内經》熱淫血溢，治以鹹寒之旨，於補腎藥中多加秋石，服之遂愈。

胡卣臣先生曰：此等治法，全在批郤導窾處用意，未許向癡人説夢。

論聞君求血症兼痰症治法

聞君求有失血疾，時一舉發，其出頗多，咳嗽生痰上氣，面青少澤，其脈，厥陰肝部獨傷，原於忿怒之火無疑，合色脈諦詳，總是陰血不足耳。但從前所用之藥，本以生血，反滋其痰；本以驅痰，轉耗其血，似是而非，誰其辨之？夫脈之充也，色之華也，皆氣與血之爲也。以脱血故，致令氣亦易脱，每每上升胸膈，喘促脹悶，不利於語言行持。雖舉發有時，然非細故矣。乃用行氣藥以取快，何異操刀使割耶？誠欲氣不上升，無過於血日滋長，暗將浮游之氣，攝入不息之途，乃爲良治。然胸膈肺胃間，頑痰膠結，既阻循環，又難培養，似乎痰不亟除，别無生血之法矣。不知此症而欲除痰，痰未必除，氣已先盡，不得之數也。從來痰藥入腹，其痰不過暫開復閉，勞而無功。吾於此每用乘機利導之法，先以微陽藥開其痰，繼以純陰峻投，如決水轉石，亟過痰之關隘，迨至痰之開者復閉，所用生血之藥，蚤已從天而下。日續一日，久久而血生，血生而氣返血室，如浪子歸家，轉能興家。所藉以驅膠結之痰者，即此氣也。此際始加除痰之藥，庶幾痰去氣存，累年之疾，至是始得痊安耳。然飲食最宜致慎，不但肥甘生痰，厚味傷陰已也。人身自平旦至日中，行陽二十五度，飲食易消，故不成痰；自日中至合夜，行陰二十五度，飲食不消，故易成痰。釋教以過午戒食，其大藥王護身之一則歟？進之調攝，尤爲緊關。蓋賢人嘗以秋冬養陰，秋者於時爲收，冬者於時爲藏，法天地之收藏，而寧茹毋吐，寧拒毋迎，寧早卧毋早興。蟄蟲尚知閉户，豈君子可無居室之功耶。况乎欲血不再脱，尤貴退藏於密耶。又况乎厥陰肝木受病，其憔悴之色見於三時者，猶可諉之病色，至春月發榮之時，更何諉耶？然春月之榮，不自春月始也，始於秋冬收藏之固。設冬月水臟所儲者少，春月木即欲發榮，其如泉竭，不足以溉苞稂何？故失此不治，至春病危始圖之，則萬無及矣。

胡卣臣先生曰：捫虱而譚，可驚四座。

爲顧枚先〔一〕議失血症治並論病機

顧枚先年二十餘歲，身軀肥大，平素嗜酒，邇來鰥居鬱鬱。壬午孟夏患失血症，每晚去血一二盞，至季夏時去血無算。面色不見憔悴，肌肉不見消瘦，診其脈亦不見洪盛，晝夜亦不見寒熱。但苦上氣喘促，夜多咳嗽，喉間窒塞，胸前緊逼，背後刺脹，腹中悶痛，躁急多怒。醫以人參、阿膠治失血成法，用之月餘，逾增其勢。更醫多方，以圖用膏子之潤上，而氣時降也；用牛膝、黄柏之導下，而血時息也。及服酒研三七少許，則血止而咳亦不作。但未久血復至，咳復增，又以爲龍雷之火所致，思用八味丸中之些微桂、附，以引火歸元。總繇未識病情也，請因是症而益廣病機焉。人身血爲陰，男子不足於陰，故以血爲寶，是以失血之症，陰虚多致發熱，面色多致枯黑，肌肉多致消瘦。今病者不然，豈其有餘於血哉？以病爲飲醇傷胃，胃爲水穀之海，多氣多血，二十餘年水穀充養之精華，以漸内虧而外不覺也。胃之脈從頭走足，本下行也。以嘔血之故，逆而上行，則呼吸之音必致喘急矣。胃之氣傳入大小腸、膀胱等處，亦本下行也，以屢嘔之，故上逆而不下達，則腸腹之間必致痛悶矣。胃氣上奔，嘔逆横決，則胸中之氣必亂。至於緊逼痛楚，則亂之甚矣。胸中之位舍有限，已亂之氣，無處可容，勢必攻入於背，以背爲胸之府也。至於肩髃骨空，鑽如刃刺，則入之深矣。故一胃耳，分爲三脘：上脘氣多，下脘血多，中脘氣血俱多，今胃中既亂，氣血混矣。不但胃也，胃之上爲膈，其心煩多怒者，正《内經》所謂血並於膈之上，氣並於膈之下致然，氣血倒矣。所以《内經》又言：血並於陽，氣並於陰，乃爲熱中。又言：癉成爲消中。癉即熱也，消中者，

〔一〕顧枚先　三味書局本作「顧梅先」。

善食多飢，而肌肉暗減也。病者之嗜飲，爲熱積胃中，其不病消中而病嘔血者，何耶？《内經》又以胃脈本宜洪盛，反得沉細者，爲胃氣已逆。若見人迎脈盛，則熱聚於胃，而内生癰。今胃脈已見沉細，其不成胃癰而成嘔血者，又何耶？不知病者嘔血之源，與此兩者同出異名耳。熱積於中即爲消，血積於中即爲癰，而隨積隨嘔，則爲此症。揆其致此之繇，必以醉飽入房而得之。蓋人身氣動則血動，而搆精時之氣，有乾坤鼓鑄之象，其血大動。精者，血之所化也，灌輸原不止胃之一經。獨此一經所動之血，爲醉飽之餘所阻，不能與他經之血緝續於不息之途，是以開此脱血一竇，今者竟成熟路矣。欲治此病，不如此其分經辨症，何從措手乎？豈惟經也，絡亦宜辨。胃之大絡貫膈絡肺，不辨其絡，亦孰知膈間緊迸，肺間氣脹痰膠，爲胃病之所傳哉？當此長夏土旺，不惟母病而子失養，抑且母邪盡傳於子。至三秋燥金司令，咳嗽喘滿之患必增，不急治之，則無及矣。今歲少陰司天，少陰之上，熱氣主之，運氣熱也；夏月適當暑熱，時令熱也，而與胃中積熱，合煽其虐，不治其熱，血必不止。然不難於血之止也，第患其止而聚也。聚於中爲蠱，爲癰，猶緩也；聚於上爲喘，爲厥，則驟也。惟遵《内經》熱淫血溢，治以鹹寒之旨爲主治。鹹能走血，寒可勝熱，庶於消渴、癰疽兩患可無妨礙。然必先除經病，務俾經脈下走，經氣下行，後乃可除絡中之病，譬溝渠通而行潦始消也，未易言也。

病者嘔血，經久無法可止，父兄敦請僕往救治，告以必須議病不議藥，方能用，予乃定是案。用元明粉化水煮黄柏，秋石化水煮知母，以清解蘊熱，而消瘀化疸，加甘草以調其苦，獨取鹹寒氣味，進四劑而血止，可謂神矣。醫者果然破藥性大寒，渠家果不終其用。延至八月，病者胸脅高腫數圍，肺内生癰，寒熱大作，喘咳不休，食飲不入，俯几不敢動移，以致臀肉磨穿，危在呼吸。百計強與醫治，斷不應命，父兄因生仇恨，再求爲其所難，以曲盡人情。祇得極力治之，變證蠭出，通計免於五死而得五生。病者不戒，兼咳生冷，肺復生癰。一夕嘔痰如猪膽狀者百十餘枚，一臟兩傷，竟至不起。僕焦勞百日，心力俱殫，第無如末流難挽，何矣。

胡卣臣先生曰：向傳顧病治愈，競稱神僊，其後未免以成敗論矣。倘用鹹寒時，遇有識者讚之，何至渴而穿井，鬬而鑄兵耶？然此案自堪傳也。

面論顧季掖乃室奇症治之奇驗

顧季掖乃室，仲夏時孕已五月，偶爾下血。醫以人參、阿膠勉固其胎，又經一月，身腫氣脹，血逆上奔，結聚於會厭胸膈間，食飲纔入，觸之痛楚，轉下甚艱，稍急即連粒嘔出，全如噎症。更醫數手，咸以爲胎氣上逼，脾虚作腫而成膈噎也。用人參之補，五味之收爲治。延至白露節，計孕期已八月，而病造極中之極，呼吸將絶，始請余診，毫不洩露病狀。其脈尺部微濇難推，獨肺部洪大無倫，其喘聲如曳鋸，其手臂青紫腫亮，如毆傷色。余駭曰：似此凶症，何不早商？季掖曰：昨聞黄咫旭乃室有孕而膈噎，得遇良治而愈，是以請救，但内子身腫氣急，不識亦可療否？余曰：此症吾視若懸鑒，不必明言，以滋驚恐。姑以善藥一二劑投之，通其下閉上壅可也。季掖必求病名。余曰：上壅者，以肺脈之洪大，合於會厭之結塞，知其肺當生癰也；下閉者，以尺脈之微濇，合於肉色之青腫，知其胎已久壞也。善藥者，瀉白散加芩、桔之苦以開之，不用硝、黄等厲藥也。服一大劑，腹即努痛，如欲産狀。季掖曰：産乎？余曰：肺氣開而下行，數時閉拒，惡穢得出可也，奚産之云。再進一劑，身腫稍退，上氣稍平，下白污如膿者數斗，裹朽胎而出。旬餘尚去白污，並無點血相間，可知胎朽腹中已近百日，蔭胎之血和胎俱化爲膿也。病者當時胸膈即開，連連進粥，神思清爽，然朽胎雖去，而穢氣充斥周身，爲青腫者未去也；胸厭雖寬，而肺氣壅遏，爲寒熱咳嗽者未除也。余認真一以清肺爲主，旬餘果獲全痊。

顧生升恒曰：先生議内子病，余甚駭爲不然，及投劑如匙開鑰，其言果驗。朽物既去，忽大腫、大喘可畏，先生一以清肺藥，批郤導窾，病邪旋即解散，不二旬體復康平，抑何神耶。内子全而老母不至尸饔，幼子不至啼飢，此身不致隻影，厚德固難爲報耳。因思譚醫如先生，真爲軒、岐繼後，世俗之知先生者，即謂之謗先生可也。然而百世之下，猶當有聞風興起者矣。

面論姜宜人奇症與交腸不同治法迥異

姜宜人得奇症，簡《本草經疏》治交腸用五苓散之説，以爲神秘。余見之，辨曰：交腸一症，大小二便易位而出，若交易然，古用五苓治之，專爲通前陰而設也。若此症，閉在後陰，二便俱從前陰而出，擬之交腸，誠有似是實非者。況交腸乃暴病，驟然而氣亂於中。此症乃久病以漸，而血枯於内，有毫釐千里之不同，安得擬之？原夫疾之所始，始於憂思，結而傷脾。脾，統血者也，脾傷則不能統攝，而錯出下行，有若崩漏，實名脱營。脱營病宜大補〔一〕急固，乃誤認爲崩漏，以凉血清火爲治，則脱出轉多。不思天癸已盡，潮汛已絶，萬無是病。其年高氣弱無血以實漏巵者，毫不念也。於是胞門子戸之血，日漸消亡，勢不得不借資，不仰給矣。借資於大腸，轉將大腸之血，運輸而滲入胞囊，久之大腸之血亦盡。而大腸之氣附血而行者，孤而無主，爲拳爲塊，奔疼涣散，與林木池魚之殃禍同矣。又如救荒者，剥鄰國爲立盡之墟所不顧

〔一〕大補 原作「大便」，据錫環堂本改。

矣。猶未也，仰給於胃脘，轉將胃脘之血，吸引而滲入胞囊。久之胃脘之血亦盡，下脱之血始無源自止。夫胃脘之血，所以榮周身而灌百脈者，今乃暗歸烏有，則苞稂失潤而黍離足憂。血盡而止，較之血存而脱，又倍遠矣。故血盡然後氣亂，氣亂然後水穀捨故趨新，捨寬趨隘。江、漢兩渠，並歸一路，身中爲之大亂，勢必大腸之故道復通，乃可撥亂返治，與五苓一方全無干涉。又況水穀繇胃入腸，另有幽門泌別清濁，今以滲血之故，釀爲穀道，是幽門闢爲坦徑矣。尚可用五苓再闢之乎。又況五苓之劫陰，爲亡血家所深戒乎。今之見一病，輒有一藥横於胸中，與夫執成方奉爲靈秘者，大率皆誤人者也。若宜人之病，余三指纔下，便問曰：病中多哭泣否？婢媼曰：時時泣下。乃知臟燥者多泣，大腸乃廢而不用也，交腸云乎哉。今大腸之脈，纍纍而現於指，可虞之時，其來春棗葉生乎？棗葉生而言果驗。

胡卣臣先生曰：此等症，他人不能道隻字，似此河漢無極，而更精切不可移易，爲難能矣。

治陸令儀尊堂肺癰奇驗

陸令儀尊堂平日持齋，腸胃素枯，天癸已盡之後，經血猶不止，似有崩漏之意。余鑒姜宜人交腸之流弊，急爲治之，久已痊可。值今歲秋月，燥金太過，濕蟲不生，無人不病咳嗽，而尊堂血虚津枯之體，受傷獨猛，胸脅緊脹，上氣喘急，卧寐不寧，咳動則大痛，痰中帶血而腥，食不易入，聲不易出，寒熱交作。而申酉二時，燥金用事，諸苦倍增。其脈時大時小，時牢伏時弦緊。服清肺藥，如以勺水沃焦，無裨緩急。諸子傍徨無措，知爲危候，余亦明告以肺癰將成，高年難任。於是以葶藶大棗瀉肺湯，先通其肺氣之壅，即覺氣稍平，食稍入，痰稍易出，身稍可側，大有生機。余曰：未也，吾見來勢太急，不得已而取快於一時，究竟暫開者易至復閉，迨復閉則前法不可再用矣。迄今乘其暫開，多方以圖，必在六十日後，交冬至節方是愈期。蓋身中之燥，與時令之燥膠結不解，必俟燥金退氣，而肺金乃得太寧耳。令儀昆季極懇顓力治之。此六十日間，屢危屢安，大率皆用活法斡旋。緣肺病不可用補，而脾虛又不能生肺，肺燥喜於用潤，而脾滯又艱於運食。今日脾虛之極，食飲不思，則於清肺藥中，少加參朮以補脾；明日肺燥之極，熱盛咳頻，則於清肺藥中，少加阿膠以潤燥。日續一日，扶至立冬之午刻，病者忽自云：内中光景，大覺清爽，可得生矣。奇哉。天時之燥去，而肺金之燥遂下傳於大腸，五六日不一大便，略一潤腸，旋即解散，正以客邪易去耳。至小雪節，康健加飡，倍於曩昔。蓋胃中空虛已久，勢必加飡，復其水穀容受之常，方爲全愈也。令儀昆季咸録微功，而余於此症有遐思焉。語云：「寧醫十男子，莫醫一婦人」。乃今「寧醫十婦人，不醫一男子」矣。

胡卣臣先生曰：還丹不過九轉。舉世模之不就，陳詮可襲，活法難通也。

議郭台尹將成血蠱之病

郭台尹年來似有勞怯意，胸腹不舒，治之罔效，茫不識病之所存也。聞僕治病，先議後藥，姑請診焉。見其精神言動，俱如平人，但面色痿黄，有蟹爪紋路，而得五虛脈應之。因竊疑而詰之曰：足下多怒乎，善忘乎，口燥乎，便秘乎，胸緊乎，脅脹乎，腹疼乎？渠曰：種種皆然。此何病也？余曰：外症尚未顯，然内形已具，將來血蠱之候也。曰：何以知之？曰：合色與脈而知之也。夫血之充周於身也，榮華先見於面，今色黯不華，既無舊恙，又匪新疴，其所以憔悴不榮者何在？且壯盛之年而見脈細損，宜一損皮毛，二損肌肉，三損筋骨，不起於床矣。乃皮毛、肌肉、步履如故，其所以微弱不健者又何居？是敢直斷爲血蠱。腹雖未大，而腹大之情狀已著，如瓜瓠然，其日趨於長也易易耳。明哲可不見機於早耶。曰：血蠱，乃婦人之病，男子亦有之乎？曰：男子病此者甚多，而東方沿海一帶比他處更多。醫不識所繇來，漫用治氣、治水之法嘗試，夭枉不可勝計，總緣不究病情耳。所以然者，以東海擅魚鹽之饒。魚者，甘美之味，多食使人熱中；鹽者，鹹苦之味，其性偏於走血。血爲陰象，初與熱合不覺，其病日久月增，中焦沖和之氣，亦積漸而化爲熱矣。氣熱則結，而血始不流矣。於是氣居血中，血裹氣外，一似婦女受孕者然，至彌月時，腹如抱甕矣。但孕系於胞中，如熟果自落；蠱蟠於腹内，如附贅難療〔一〕，又不可同語也。究而論之，豈但東方之水土致然。凡五方之因膏粱厚味，椒、薑、桂、糈成熱中者，除癱疽、消渴等症不常見外，至脹滿一症，人人無不有之。但微則旋脹旋消，甚則脹久不消而成蠱耳。倘能見微知著，寧至相尋於覆轍耶。要知人之有身，執中央以運四旁者也。今中央反竭，四旁以奉其錮，尚有精華發見於色脈間乎？此所以脈細皮寒，少食多汗，尩羸之狀不一而足也。余言當不謬，請自揆之。月餘病成，竟不能用，半載而逝。

胡卣臣先生曰：議病開此一法門，後有作者，不可及矣。

答門人問州守錢希聲先生治法

門人問曰：州尊暴病，嘔血數升，指尖微冷，喉間窒塞，聲不易出。安危之機，關於醫藥，有用温補人參、阿膠之屬者，有用凉血生地、玄參之屬者，有用降火黄柏、知母之屬者，漫難適從。請吾師確言其理，以開聾聵。答曰：古今論失血之症，皆混在痰火一門，是以言之不中肯綮，吾試爲子詳之。夫血病有新久、微甚，無不本之於火，然火有陰陽不同，治法因之迥遠。州尊雖舊嘗失血，不過傷損之類，其原頗輕。今

〔一〕附　三味書局本作「負」。

入春以來，忽爾嘔血數盂，則出之暴矣。《經》云暴病非陽，則其爲火也，即非陽火甚明。陽火者，五行之火，天地間經常可久之物，何暴之有？設其暴也，復可以五行之水折之，不能暴矣。惟夫龍雷之火，潛伏陰中，方其未動，不知其爲火也。及其一發，暴不可禦，以故載陰血而上溢。蓋龍雷之性，必陰雲四合，然後遂其升騰之勢。若天青日朗，則退藏不動矣。故凡用凉血清火之藥者，皆以水製火之常法，施之於陰火，未有不轉助其虐者也。大法惟宜温補，而温補中之微細曲折，要在講明有素。《經》曰：少陰之脈縈舌本。謂腎脈縈繞於舌根之間也。又曰：咯血者屬腎。明乎陰火發於陰中，其血咯之成塊而出，不比咳嗽癆症，痰中帶血爲陽火也。此義從前未有發明，惟漢代張仲景，爲醫中之聖，於傷寒症中垂戒一款云：誤發少陰汗，動其經血者，下竭上厥，爲難治。後人隨文讀去，至下竭上厥之理，總置不講。不知下竭者，陰血竭於下也；上厥者，陰氣逆於上也。蓋氣與血兩相維附，氣不得血，則散而無統；血不得氣，則凝而不流。故陰火動，而陰氣不得不上奔；陰氣上奔，而陰血不得不從之上溢；陰血上溢，則下竭矣。血既上溢，其隨血之氣散於胸中，不能復返本位，則上厥矣。陰氣上逆，不過至頸而止，不能越高巔清陽之位，是以喉間窒塞，心忡耳鳴，胸膈不舒也。然豈但窒塞不舒已哉？陰氣久居於上，勢必龍雷之火應之於下。血不盡竭，不止也；氣不盡厥，亦不止也。仲景所以斷爲難治者，其以是乎？但止曰難治，非謂不治也。仲景不立治法者，以另有《卒病論》十六卷，顓論暴病，後世散逸無傳耳。吾爲子大闢〔一〕其扃，則以健脾中之陽氣爲第一義。健脾之陽，一舉有三善也：一者，脾中之陽氣旺，如天青日朗，而龍雷潛伏也；一者，脾中之陽氣旺，而胸中窒塞之陰氣如太空不留纖翳也；一者，脾中之陽氣旺，而飲食運化精微，復生其

〔一〕闢　錫環堂和三味書局本作「開」。

下竭之血也。況乎地氣必先蒸土爲濕，然後上升爲雲。若土燥而不濕，地氣於中隔絶矣，天氣不常清乎。今方書皆治陽火之法，至龍雷之火，徒有其名，而無其治。反妄引久嗽成瘵、痰中帶血之陽症，不敢用健脾增咳爲例。不思咯血即有咳嗽，不過氣逆上厥之咳，氣下則不咳矣，況於原無咳嗽者乎。古方治龍雷之火，每用桂、附引火歸元之法。然施於暴血之症，可暫不可常。蓋已虧之血，恐不能製其悍；而未動之血，恐不可滋之擾耳。究而論之，治龍雷之火，全以收藏爲主，以秋冬則龍潛雷伏也。用收藏藥不效，略用燥烈爲鄉導，以示同氣相求之義則可，既已收藏，寧敢漫用燥烈乎。先生宿有損傷失血之病，值此上下交匱，功令森嚴，人心欲逞，惴惴其不免，是勞傷又益以憂恐。恐則傷腎，而少陰之血無端溢出，與仲景所謂誤發少陰汗，動其血者，初無少異矣。又況肝主謀慮，性喜疏泄，冬間腎氣不藏，久已供肝木之挹取，今春令將行，而肝木居青龍之位、震雷之司，乘權用事，是以天時之龍雷未動，身中之龍雷先動，其血已暴湧而出，不識後此春夏十二氣，龍雷大發之時，將何血以奉之耶？夫大病須用大藥，大藥者，天時春夏，而吾心寂然秋冬是也。昔人「逃禪」二字甚妙。夫禪而名之曰「逃」，其心境爲何如哉？子後遇此病，必以崇土爲先，土厚則陰濁不升，而血患自息，萬物以土爲根，元氣以土爲宅，不可不亟講矣。

胡卣臣先生曰：今世失血一症甚夥，前後四案，發明無窮奥義，垂誨懇懇。此篇詳論陰火原委，尤補千古闕失。

李思萱乃室膈氣危病治驗附葉氏婦治驗

李思萱室人有孕，冬月感寒，至春而發，初不覺也。連食鷄麵鷄子，遂成夾食傷寒，一月纔愈。又傷食物，吐瀉交作，前後七十日，共反五次，遂成膈症，滴飲不入。延診時，其脈上湧而亂，重按全無，嘔噦連綿不絶，聲細如蟲鳴，久久方大嘔一聲。余曰：病者胃中全無水穀，已翻空向外，此不可救之症也。思萱必求良治，以免餘憾。余籌畫良久，因曰：萬不得已，必多用人參。但纔入胃中，即從腸出，有「日費斗金，不勾西風一浪」之譬，奈何？渠曰：儘在十兩之内，尚可勉備。余曰：足矣。乃煎人參湯，調赤石脂末，以墜安其翻出之胃。病者氣若稍回，少頃大便，氣即脱去。凡三日服過人參五兩，赤石脂末一觔，俱從大腸瀉出。得食仍嘔，但不嘔藥耳。因思必以藥之渣滓，如粞粥之類與服，方可望其少停胃中；頃之傳下，又可望其少停腸中。於是以人參、陳橘皮二味，剪如芥子大，和粟米同煎作粥，與服半盞，不嘔，良久又與半盞。如是再三日，始得胃舍稍安。但大腸之空尚未填實，復以赤石脂爲丸，每用人參湯吞兩許。如是再三日，大便亦稀。此三日參橘粥内，已加入陳倉米，每進一盞，日進十餘次，人事遂大安矣。仍用四君子湯、丸調理，通共用人參九兩，全愈。然此亦因其胎尚未墮，有一綫生氣可續，故爲此法以續其生耳。不然者，用參雖多，安能回元氣於無何有之鄉哉。後生一子，小甚，緣母病百日失蔭之故。

葉氏婦亦傷寒將發，誤食鷄麵鷄子，大熱喘脹。余憐其貧，乘病正傳陽明胃經，日間爲彼雙表去邪，夜間即以酒大黄、元明粉連下三次，大便凡十六行，胎仍不動，次早即輕安。薄粥將養數日，全愈。此蓋乘其一日驟病，元氣大旺，盡驅宿物，以免纏綿也。設泥有孕，而用四物藥和合下之，則滯藥反爲食積樹黨矣。

胡卣臣先生曰：前治神矣，後治復不減，蓋前治明，後治良也。行所明以持危扶顛，藉有天幸者多矣。此嘉言所以昭述其事，亦曰不得已歟。

辨黄咫旭乃室膈氣危症用緩治法而愈

咫旭乃室病膈氣二十餘日，飲粒全不入口。延余眕時，尺脈已絶而不至矣。詢其二便，自病起至今，從未一通，止是一味痰沫上湧，厭厭待盡，無法以處。邑庠有施姓者，善決生死，謂其脈已離根，頃刻當壞。余曰：不然，《脈經》明有「開活」一款云：上部有脈，下部無脈，其人當吐，不吐者死。是吐則未必死也，但得天氣下降，則地道自通。故此症倍宜治中，以氣高不返，中無開闔，因成危候。待吾以法緩緩治之，自然逐日見效，於是始獨任以觀驗否。乃遂變旋伏代赭成法，而用其意，不泥其方。緣女病至尺脈全無，則莫可驗其受孕，萬一有而不求，以赭石、乾薑輩傷之，呼吸立斷矣，姑闕疑。以赤石脂易赭石，煨薑易乾薑，用六君子湯加旋覆花，煎調服下，嘔即稍定。其岳父見用人參，以爲劫病而致憾。余曰：無恐也，治此不愈，願以三十金爲罰；如愈，一文不取。乃全神照應，藥必親調，始與服之。三日後，漸漸不嘔；又三日後，粥飲漸加，舉家甚快。但病者全不大便，至是已月餘矣。一則憂病之未除，再則憂食之不運，刻刻以通利爲囑。余曰：臟氣久結，食飲入胃，每日止能透下腸中一二節，食飲積之既久，臟氣自然通透，原議緩治，何得急圖耶？舉家僉以余爲不情，每進診脈，輒聞病者鼻息之揚，但未至發聲相詈耳。蓋余以歸、地潤腸之藥，恐滯膈而作嘔，硝、黄通腸之藥，恐傷胎而隕命。姑拂其請，堅持三五日，果氣下腸通，而病全瘳矣。病瘳而其家竊議曰：一便且不能通，曷貴於醫耶？月餘腹中之孕果漸形著。又議曰：一孕且不能知，安所稱高耶？吁嗟。余之設誠而行，以全人夫妻子母，而反以得謗也，豈有他哉。惟余得謗，當世之所謂醫者，然後迺得名耳。

胡卣臣先生曰：議論入理之深，自然入俗之淺，如中無開闔之語，及臟氣逐日漸通之語，豈堪向尋常索解耶。

面議倪慶雲危症再生治驗

倪慶雲病膈氣十四日，粒米不入咽，始吐清水，次吐綠水，次吐黑水，次吐臭水，呼吸將絶，醫已歇手。余適診之，許以可救，渠家不信。余曰：儘今一晝夜，先服理中湯六劑，不令其絶，來早轉方，一劑全安。渠家曰：病已至此，滴水不能入喉，安能服藥六劑乎？余曰：但得此等甘温入口，必喜而再服，不須過慮。渠諸子或庠或弁，亦知理折，僉曰：既有妙方，何不即投見效，必先與理中，然後乃用此，何意也？余曰：《金匱》有云，病人噫氣不除者，旋覆代赭石湯主之。吾於此病分别用之者有二道：一者以黑水爲胃底之水，臭水爲腸中之水，此水且出，則胃中之津液久已不存，不敢用半夏以燥其胃也；一者以將絶之氣，止存一系〔一〕，以代赭墜之，恐其立斷，必先以理中分理陰陽，俾氣易於降下，然後代赭得以建奇奏績。一時之深心，即同千古之已試，何必更疑？及簡仲景方，見方中止用煨薑而不用乾薑〔二〕。又謂乾薑比半夏更燥，而不敢用。余曰：尊人所噫者，下焦之氣也，所嘔者，腸中之水也。陰乘陽位，加以日久不食，諸多蛔蟲，必上居膈間，非乾薑之辣，則蛔蟲不下轉，而上氣亦必不下轉，妙處正在此，君曷可泥哉。

〔一〕一系　三味書局本作「一絲」。

〔二〕方中止用煨薑而不用乾薑　三味書局本作「方中用乾薑而不用煨薑」，當是。

諸子私謂，言有大而非誇者，此公頗似。姑進是藥，觀其驗否。進後果再索藥。三劑後病者能言，云內氣稍接。但恐太急，俟天明再服後且轉方爲妥。至次早，未及服藥，復請前醫參酌，衆醫交口極沮，渠家並後三劑不肯服矣。余持前藥一盞，勉令服之，曰：吾即於衆醫前，立地轉方，頃刻見效，再有何說？乃用旋覆花一味煎湯，調代赭石末二茶匙與之。纔一入口，病者曰：好藥，吾氣已轉入丹田矣。但恐此藥難得。余曰：易耳。病者十四日衣不解帶，目不交睫，憊甚，因圖脱衣安寢。冷氣一觸復嘔，與前藥立止，思粥，令食半盞。渠飢甚，竟食二盞，少頃已食六盞。復嘔，與前藥立止。又因動怒，以物擊婢，復嘔，與前藥立止。已後不復嘔。但困倦之極，服補藥二十劑，丸藥一斤，將息二月，始能遠出，方悔從前少服理中二劑耳。

胡卣臣先生曰：旋覆代赭一方，案中屢建奇績，但醫家未肯信用，熟讀前後諸案，自了無疑惑矣。

論吴聖符單腹脹治法附論善後之法

聖符病單腹脹，腹大如箕，緊硬如石，胃中時生酸水，吞吐皆然，經年罔效。蓋由醫輩用孟浪成法，不察病之所起，與病成而變之理，增其勢耳。昨見雲間老醫煎方，龐雜全無取義，惟腎氣丸一方，猶是前人已試之法，但此病用之，譬適燕而南其指也。夫腎氣丸爲腫脹之聖藥者，以能收攝腎氣，使水不泛溢耳。今小水一晝夜六七行，溝渠順導，水無泛濫之虞也。且謂益火之源，以消陰翳耳。今酸味皆從火化，尚可更益其火乎。又有指腹脹爲食積，用局方峻攻，尤屬可駭，僕不得不疏明其旨。夫聖符之疾，起於脾氣不宣，鬱而成火，使當時用火鬱發之之法，升陽散火，病已豁然解矣。惟其愈鬱愈湮，漸至脹滿，則身中之氣，一如天地不交而成否塞，病成而變矣。症似無火，全以火爲之根，不究其根，但治其脹，如檳榔、厚朴、萊菔子之類，皆能耗氣助火。於是病轉入胃，日漸一日，煎熬津液，變成酸汁，胃口有如醋甕，胃中之熱，有如麯蘖，俟穀飲一入，頃刻釀成酢味矣。有時新穀方噉，舊穀即爲迸出，若互換者。緣新穀芳甘未變，胃愛而受之，其酸腐之餘，自不能留也。夫人身天真之氣，全在胃口，今暗從火化，津液升騰屑越，已非細故。況土曰稼穡，作甘者也；木曰曲直，作酸者也。甘反作酸，木來侮土，至春月木旺時，必爲難治。及今可治，又治其脹，不治其酸，曾不思酸水入腹，脹必愈增，不塞源而遏流，其勢有止極耶。試言其概。治火無過虛補、實瀉兩法，内鬱雖宜從補，然甘温除熱瀉火之法，施於作酸日，其酸轉增，用必無功。故驅其酸而返其甘，惟有用剛藥一法。剛藥者，氣味俱雄之藥，能變胃而不受胃變者也。參伍以協其平，但可用剛中之柔，不可用柔中之剛，如六味丸加桂、附，柔中之剛也。於六味作酸藥中，入二味止酸藥，當乎不當乎？剛中之柔，如連理湯丸是也，剛非過剛，更有柔以濟其剛，可收去酸之績矣。酸去而後治脹，破竹之勢已成，迎刃可解，錮疾頓蠲。脾君復辟，保合太和，常有天命矣。孰是用藥者後先銖兩間，可無審乎。

善後多年，聞用黄柏、知母之屬，始得全效，更奇之。剛柔諸藥，爲丸服之，胸中如地天交而成泰，爽不可言，脹病遂不勞餘力而愈。

論善後之法

門人請曰：吾師治病，每每議先於藥，究竟桴鼓相應，纖毫不爽，今果酸止脹消，臍收腹小，奏全績矣。不識意外尚有何患，懇同善後之法，究極言之。答曰：悉乎哉問也。《内經》病機，劉河間闡發頗該，至於微芒要渺，不能言下盡傳，吾爲子益廣其義。夫病有逆傳、順傳，種種不同，所謂病成之機則然。至於病去之機，從來無人道及。前論聖符之病，乃自脾入傳於胃；今酸去脹消，亦自胃復返於脾。故善後之法，以理脾爲急，而胃則次之，其機可得言也。設胃氣未和，必不能驅疾，惟胃和方酸減穀增，漸復平人容蓄之常。然胃喜容蓄，脾未喜健運，倦怠多睡，惟樂按摩者有之；受食一盞，身若加重，受食三盞，身重若加一鈞者有之；步履雖如常候，然登高涉險，則覺上重下輕，舉足無力者有之；脾陽弗旺，食後喜溉沸湯，借資於有形之熱者有之；其病之餘，夏熱爲癉，秋清爲瘧，燥勝脾約，濕勝脾泄者有之。故理脾則百病不至，不理脾則諸疾續起，久之仍入於胃也。至若將息失宜，飲食房勞所犯，脾先受之，猶可言也。設忿怒之火一動，則挾木邪直侵胃土，原病陡發，不可言也。語以一朝之忿，亡身及親爲惑，垂戒深矣。又其始焉酸脹，胃中必另創一膜囊，如贅疣者，乃肝火衝入，透開胃膜，故所聚之水，暗從木化變酸，久久漸滿，膜囊垂大，其腹之脹，以此爲根。觀其新穀入口，酸物迸出，而芳穀不出，及每食飴糖，如汲筒入喉，酸水隨即湧出，皆可徵也。若非另一窠臼，則其嘔時宜新腐並出，如膈氣之類，何得分别甚清耶？昨游玉峰，渠家請授他醫調攝之旨，及語以另闢膜囊，其醫不覺失笑曰：若是，則先生真見隔垣矣。吁嗟。下士聞道，固若此乎？訂方用六君子湯，煎調赤石脂末。其醫不解，豈知吾意中因其膜囊既空，而以是填之，俾不爲異日患乎？吾昔治廣陵一血蠱，服藥百日後，大腹全消，左脅肋始露病根一長條，如小枕狀，以法激之，嘔出黑污斗許，餘從大便泄去，始消。每思蠱脹，不論氣血水痰，總必自闢一宇，如寇賊蟠據，必依山傍險，方可久聚。《内經》論五臟之積，皆有定所，何獨於六腑之聚久爲患，如鼓脹等類者，遂謂漫無根柢區界乎？是亦可補病機之未逮。

附窠囊證據

許叔微《本事方》曰：微患飲澼三十年。始因少年夜坐寫文，左向伏几，是以飲食多墜左邊，中夜必飲酒數杯，又向左臥。壯時不覺，三五年後，覺酒止從左下有聲，脅痛、食減、嘈雜，飲酒半盞即止，十數日必嘔酸水數升。暑月止右邊有汗，左邊絶無。遍訪名醫及海上方，間或中病，止得月餘復作。其補如天雄、附子、礬石；利如牽牛、甘遂、大戟，備嘗之矣。自揣必有澼囊，如水之有科臼，不盈科不行，但清者可行，而濁者停滯，無路以決之。故積至五七日必嘔而去。脾土惡濕，而水則流濕。莫若燥脾以去濕，崇土以填科臼，乃製蒼朮丸，服三月而疾除。由此觀之，痰飲小患，尚有科臼，豈脹滿大病，反無科臼乎？但許公酸水積至數升，必盡嘔去，故不下滲於腹，若聖符則積之經年，腹中已容數斗。喉間連穀上湧者，不過數口而已。向非吾先治胃中酸水，腹内再可加一年之積乎。然腹中之事，言之反涉於誕，其不以爲功也宜矣。昔賢自病三十年始悟，今之醫輩，視人猶己者有幾？況已病亦不知所由耶。其更數手而不能爲善後計者，總之未透此一關耳。

胡卣臣先生曰：認病機處，溯流窮源，若河漢莫可紀極，然實鑿鑿有據，不涉影響，覺十年讀書，三次折肱者，未必具此手眼。

論吴叔寶無病而得死脈

吴叔寶先生因治長公聖符之暇日，無病索爲立案。豈求隔垣早見，而撤土先防乎？僕未悉翁平素之脈，因嘗藥而吐瀉交作，始爲診之，見脈躁而不静，勁而不柔，疑所傷甚大。乃翁漫不介意，無非恃體之堅固耳。及具道平昔，始知稟受元陽甚旺，從前所患，皆爲熱中之病。蓋膏粱厚味之熱，陽氣載以俱升，勢必發爲癰疽疔毒，及膿潰斗許，毒盡而陽不乏，夫非得於天者厚耶。然屢費不貲，久從暗耗。況人身候轉不常，始傳熱中，今傳寒中矣。熱中則一身之痰俱變爲熱，痰熱則走，故發爲瘡瘍；寒中則一身之痰俱變爲寒，痰寒則凝，故結塞於胸膈，不易開散。一縣陽氣高亢，一縣陽氣卑微耳。今見脈中或三至一轉，或五至一轉，不與指相值，自爲區別，雖名三五不調，其實陽氣孤危已甚。翁弗病則已，萬一病出，必匪紆徐迂緩。試即以冬時爲譬，寒威凜冽，陰霾晝見，天日無光，或有之矣，能無慮乎。據所稟之厚，宜百年有常。乃今亦覺早衰，扶身藥餌，有斷不可闕者。服藥而脈返其馴，緝續罔間，尚可臻古稀之列。蓋所稟之豐，如有國者祖功宗德之隆，即當衰季，復有中興一段光彩耳。

翁見案不懌。至冬月果患胸腹緊痛，脹悶不堪，以滚酒熱鹽，内澆外熨不止，服附子理中十數劑始安。次年四月，臨喪過哀，嘔血升餘，服潤滯藥過多，飲食入胃，先痛後嘔，大便沾滯而不堅燥，欲成痰膈。在郡更醫十餘手，雜投罔效。歸用土醫服觀音對坐草，而胃氣搜削殆盡。最後飲水惡熱，乃胃中久失穀養，津液盡枯，一團真火内熾。凡病此症者，無不皆然。醫者不審痰膈與熱膈異治，尚以牛黄、狗寶，漫圖僥倖。僕以未病先識，不敢染指投劑。亦緣時輩媢嫉，欲借翁病爲刀俎地，先以去年所用之藥爲謗端，是以即有旋覆代赭成法可施，承當不下耳，可勝悼哉。

胡卣臣先生曰：輿謗易興易息，出於公耳，獨壇箎中之鬼域，造端微而貽禍遠，可慨可慨。

附與門人論飲滚酒過多成膈症之故

過飲滚酒，多成膈症，人皆知，而所以然之理不達也。蓋膈有二種：一者上脘之艱於納，一者下脘之艱於出耳。然人之胃中，全是一團冲和之氣，所以上脘清陽居多，不覺其熱；下脘濁陰居多，不覺其寒。

即時令大熱，而胃中之氣不變爲熱；時令大寒，而胃中之氣不變爲寒。氣惟沖和，故但能容食，不能化食，必藉脾中之陽氣入胃，而運化之機始顯，此身中自然之造化也。麯蘖之性，極能升騰，日飲沸酒不輟，勢必將下脘之氣，轉升於中上二脘，而幽門之口，閉而不通者有之。且滚酒從喉而入，日將上脘炮灼，漸有腐熟之象，而生氣不存，窄隘有加，此能納水，不能納穀者有之。此其所以多成膈症也。若夫熱藥之性，其傷人也必僭，以火曰炎上也；寒藥之性，其傷人也必濫，以水曰潤下也。不僭不濫，而獨傷中焦沖和之氣者，必無之理。設果服附子能成膈患，去年勸勿飲熱酒時，何不蚤言？而治錢州尊失血，大劑倍用，又何自戾耶？赤土不容朱砂，巧於用譖，此方之不我穀者，豈偶哉？

寓意草卷三

面論大司馬王岵翁公祖耳鳴用方大意

人身有九竅：陽竅七，眼耳鼻口是也；陰竅二，前後二陰是也。陽氣走上竅，而下入於陰位，則有溺泄腹鳴之候；陰氣走下竅，而上入於陽位，則有窒塞耳鳴之候。故人當五十以外，腎氣漸衰於下，每每從陽上逆。而腎之竅開於耳，耳之聰司於腎。腎主閉藏，不欲外泄。因肝木爲子，疏泄母氣而散於外，是以謀慮鬱怒之火一動，陰氣從之上逆，耳竅窒塞不清，故能聽之用〔一〕不礙，而聽遠不無少礙。高年之體，大率類然。較之聾病，一天一淵。聾病者，其竅中另有一膜，遮蔽外氣，不得内入，故以開竅爲主。而方書所用石菖蒲、麝香等藥，及外填内攻等法者，皆爲此而設。至於高年，陰氣不自收攝，越出上竅之理，從無一人言及〔二〕，反以治少壯耳聾藥，及發表散氣藥，兼帶陰虛爲治，是以百無一效。不知陰氣至上竅，亦隔一膜，不能越出竅外，止於竅中汩汩有聲，如蛙鼓蚊鑼，鼓吹不已。以故外入之聲，爲其内聲所混，聽之不清。若氣稍不逆上，則聽稍清；氣全不逆上，則聽全清矣。不肖悟明此理，凡治高年逆上之氣，屢有奇效。方中大意，全以磁石爲主，以其重能達下，性主下吸，又能製肝木之上吸故也。而用地黄、龜膠羣陰之藥輔之，更用五味子、山茱萸之酸以收之，令陰氣自旺於本宫，不上觸於陽竅，繇是空曠無礙。耳之於聲，似

〔一〕用　三味書局本作「近」。
〔二〕越出上竅之理，從無一人言及　三味書局本均作「越出上竅，此理無一人言及」。

谷之受響，萬籟之音，尚可細聆，豈更與人聲相拒，艱於遠聽耶。此實至理所在，但醫術淺薄之輩，不能知之。試觀人之收視而視愈明，返聽而聽愈聰者，然後知昌之斯言非臆説也。謹論。

附答岵翁公祖書

捧讀祖台鈞論，耳中根原甚悉。且考究方書，揣察内景，即深於醫旨者，不能道隻字。不肖昌竦然於金玉之音，從兹倍加深入矣。慶幸慶幸。昨方論中，明知左耳有一膜遮蔽，姑置未論。但論右耳，所以時清時混之故，在於陰氣上觸耳。蓋人兩腎之竅，雖開於耳，而腎氣上入耳際，亦爲隔膜所蔽，不能越於耳外，止於耳根下，少則微鳴，多則大鳴，甚且將縈耳之筋，觸之跳動，直似撞穿耳輪之象者，然實必不可出也。設陰氣能出耳外，而走陽竅，則陰陽相混，非三才之理矣。故耳之用，妙在虚而能受也。外入之氣，隨大隨小，至耳無礙。惟内觸之氣，咶咶有聲，所以外入之氣，僅通其半。若鬱怒之火動，内氣轉增，則外入之氣轉混，必内氣漸走下竅，上竅復其虚而能受之體，然後清清朗朗，聲入即通，無壅礙也。方書指爲少陽膽、厥陰肝二經熱多所致，是説左耳分部。然少陽之氣，能走上竅，其穴皆絡於腦巔，無觸筋衝耳之理，不當與厥陰混同立説。其通聖散一方，汗下兼用，乃治壯火之法。丹溪所取，亦無確見。惟滚痰丸一方，少壯用之，多有效者，則以黄芩、大黄、沉香之苦，最能下氣，而礞石之重墜，大約與磁石之用相仿也。不肖昌所以不用此方者，以其大損脾胃，且耗胸中氤氳之氣也。至於腎虚耳鳴，指作膀胱相火上升，則陽火必能透出上竅，不爲鳴也，尤見丹溪無據之譚。《易》言水中有火，原説真火，故坎中之一點真陽，即真火也。高年之人，腎水已竭，真火易露，故腎中之氣，易出難收。況有厥陰之子，爲之挹取乎。然則壯水之主，以製陽光，如盞中加油，而燈焰自小，誠爲良治。乃云作腎虚治不效者，知其泛論世人，不爲老人立法也。

夫收攝腎氣，原爲老人之先務，豈丹溪明哲而爲此等議論乎。不肖昌昨方論中，欲返祖台右耳十餘年之聰，以仰答帝鑒，慰藉蒼生耳。非爲左耳數十年之錮論也。草野不恭，統惟亮宥〔一〕。謹復。

胡卣臣先生曰：耳鳴之故，從來無人説透，此案方大開法門。

直叙王岵翁公祖病中垂危復安始末

岵翁公祖自春月論耳鳴後，見昌執理不阿，知爲可用。至冬初以脾約便艱，再召診視。進蓯蓉、胡麻、首烏、山藥等，四劑即潤。蓋緣腸中少血多風，與藥適宜，故效敏耳。自是益加信悦，時沐枉駕就問，披衷相示。冬盡偶因飽食當風，忽然一吐，傾囊而出，胃氣大傷。隨召診問，體中微似發熱，左關之脈甚大，自云：始先中脘不舒，今覺氣反攻左。始用梨汁不投〔二〕，今用蔗漿稍定。不知此何症也？昌因斷曰：此虚風之候也。以胃中所受之水穀，出盡無留，空虚若谷，而風自内生，兼腸中久蓄之風，乘機上入，是以胃中不安。然風入於胃，必左投肝木而從其類，是以氣反攻左，而左脈即爲之大且勁。《内經》云：風淫於内，治以甘寒。梨汁蔗漿，俱甘寒對症之物，而一效一不效者，又可知胃中氣虚已極，不耐梨性之達下，而喜蔗性之和中也。於是以甘寒一派之藥定方，人參、竹瀝、麥門冬、生地黄之屬，衆議除參不用。服後腹中呱呱有聲，嘔出黄痰少許，胸中遂快。次早大便亦通，症似向安。然有可怪者，本是胃經受病，而胃脈反不見其病，祇是上下兩傍，心腎肝肺之脈，時時另起一頭，不安其常。因爲剖心争論，謂此非上下兩傍之

〔一〕亮宥　三味書局本作「原宥」。
〔二〕不投　三味書局本作「不效」。

見病端也，乃中央氣弱，不能四迄，如母病而四子失乳，故現飢餒之象耳。觀祖翁自云：口中之味極淡。又云：水到喉管，即汪住〔一〕不肯下行。明明是胃中之氣不轉，宿水擋住喉間，不能更吞新水耳。宜急用四君子湯以理胃氣，則中央之樞軸轉，而四畔之機關盡利，喉管之水氣不逆，而口中之淡味亦除矣。如不見信，速請明者商之，不便在此羈時誤事也。然而言過激烈，反怪爲故意驚駭。改召二醫，有謂中風者，有謂傷寒者，見各不同。至於人參之不可用，則同聲和之。謂症之輕而易療，則同力擔之。微用發表之藥，即汗出沾濡，又同口讚之。曾不顧已竭之胃氣，追之實難，反開關而縱之去，於是氣高神蕩，呃逆不休矣。再徵倖而投黄連一劑，將絶之系，加極苦以速其絶。二醫措手不及，復召昌至，則脈已大亂，如沸如羹，頻轉頻歇，神昏不醒，身强莫移，年壽間一團黑滯，其氣出則順，而入必噦，通計晝夜一萬三千五百息，即得一萬三千五百噦矣。二醫卸禍，謂昌前所議四君子湯，今始可用。吁嗟。呼吸存亡，尚圖雍容樽俎乎？據理答之曰：氣已出而不入，再加參、朮之膩阻，立斷矣。惟有仲景旋覆代赭石一方，可收神功於百一。進一劑而噦勢稍減，二劑加代赭至五錢，噦遂大減。連連進粥，神清色亮，脈復體輕。再用參、苓、麥冬、木瓜、甘草，平調二日，遂康復如初。此蓋祖翁少時純樸不凋，故松柏之姿，老而彌勁，非盡藥之功能也。即論藥，亦非參之力，乃代赭墜參下行之力也。祖翁病劇，問昌何爲不至，及病間，見昌進藥，即鼓勇欣嘗，抑何見知之深耶。而昌亦得藉湯藥以行菽水之事，快矣快矣。

胡卣臣先生曰：《左氏春秋》，無與於兵，而名將以爲兵法之至精。見理不到，則一心之運用不出也。噫。難與俗人言矣。

〔一〕汪住　三味書局本作「阻住」。

直敍王岵翁公祖病後再誤貽患

岵翁公祖深知醫理，投劑咸中肯綮，所以長年久世。然苦耳鳴，不樂對客，其左右侍從，誰能究心醫藥之事？前病獲安，競以爲人參之力，而卸患者反得居功，謂其意中原欲用參，但不敢專主。姑進不肖商確，以示詳慎耳。於是善後之宜，一以諉之，曾不顧夫一誤再誤也。吁嗟。善後之圖，遂果易謀乎哉。前所論虛風一症，昌纔用甘寒藥二劑稍效，俄焉更醫，誤以傷寒爲治，而致危殆。昌雖用旋覆代赭二劑回天，然前此虛風本症，尚無暇於驅除，而主家及醫，其時方競夸人參之力，謂調理更宜倍用，無俟參酌。曾不思虛風醞釀日深，他日再求良治，不能及矣。此際欲造庭力争，必謂生端，即上書陳説，又恐中格，惟有撫膺展轉太息而已。吁嗟。時事之不可爲，大都若此矣。然雖不得借箸而籌，未可不列眉而論也。《内經》云：風者善行而數變。言風之爲病，無定體也。又曰：病成而變。此則專言胃風所傳之病，變症最多也。變症有五：一曰風成爲寒熱，以風氣通肝，則木盛而侮脾胃，故生寒熱也。祖翁前病時，左關之脈獨大，自云氣反攻左，而每多寒熱之候，致醫輩視爲外感者，是其徵也。一曰厥成爲巔疾。厥者，逆也。謂胃氣逆而上升，成巔頂之疾，如眩暈之類也。祖翁前病時，呃逆不休，時覺昏暈者，是其徵也。一曰癉成爲消中。癉者熱也。熱積胃中，善食而易飢，火之害也。祖翁胃中素有積熱，而多欲得食者，是其徵也。一曰久風爲飧泄。言胃中風熾，飧已即泄，不留停也。祖翁平素三四日始一大便，今嘗無故泄下數行，是其徵也。一曰脈風成爲癘。言胃中之風，醞釀既久，則榮氣腐而不清，肌肉之間，漸至潰爛，以胃主肌肉也。祖翁四末及脈道之間，慣生瘡瘍，浸淫爲害者，是其徵也。此五者，總爲胃風之病。祖翁俱已見端，又喜飧羊肉、河豚以召致之，然亦不自繇也。蓋風煽胃中，如轉丸之捷，食入易消，不得不借資於厚味。而不知胃中元氣，久從暗耗，設虚風止熄，即清薄之味尚不易化，況於肥甘乎。今之醫者，全不究病前病後消息，明明語以虚風之症，竟不知虚風爲何物，奈何言醫耶。奈何言調攝耶。昌於此殆不勝古今家國之感矣。

案雖定，而狂瞽之言，未便呈覽。兼值昌有浙遊，旋日，祖翁復得重恙。召診時，語昌云：一病幾危，今幸稍可，但徹夜撰改本章不輟，神亂奈何？昌對曰：胃風久熾，津液乾槁，真火内燔，宜用知母一兩，人參、甘草各一錢，日進二劑自安。衆議方中用參太少，且無補藥佐之，全無取義，竟置不用。連進參、朮大劑，不效。越三日，劑中人參竟加一兩，服後頃刻氣高不返而仙逝。八旬元老，勳勒鼎彝，子姓森森，繞榻三匝，夫復何憾。獨昌親承棫樸之化，於報稱之心，有所未慊也，哀哉。

直敘立刻救甦劉筠枝不終其用之故

筠枝先生創業維艱，大率得之節嗇者多。然七旬御女不輟，此先天元陽固密，非人力之所爲也。若能良賈深藏，可以百年用之不竭，奈何以御女之故，而數擾其陽耶。夫陽者親上而衛外，易出而難收者也。在根基淺露之軀，毫不敢肆情縱慾。幸而根深蒂固，不易動摇，乃以房中之術，自伐其根，而重加栽接，致大命危於頃刻。豈誤以節嗇之方，而倒施之御女乎。夏月陽氣在外，陰氣在内，此時調攝之藥，全以扶陽抑陰爲主。翁偶不快，實飲食起居如常，醫者以壯年傷暑之藥香薷、黄柏、石膏、知母、滑石、車前、木通投之，即刻不支，臥於床褥。次早余見時，則身僵頸硬，舌强喉啞，無生理矣。余診畢云：此證雖危，然因誤藥所致，甫隔一晚，尚可以藥速追。急以大附子、乾薑、人參、白朮各五錢，甘草三錢，大劑煎服，可解此厄，萬不宜遲。渠諸子不能決，余忙取藥自煎。衆議姑以前方煎四分之一，服之安貼，再煎未遲，衹得從之。藥成送進，適前醫再至，遂入診良久，阻藥不用。余面辱其醫，進房親督灌藥。寸香之久，翁大嘔一聲，醒而能言，但聲雌而顫。呼諸子乳名，云適纔見州官回。詢其所繇，開目視之不語。轉問醫者何人。曰江西喻。遂擡手一拱。又云：門縫有風來塞塞。余甚快，忙出前所存三分之藥以續進。維時姻族雜至，商以肩輿送余歸寓。余斷欲進藥。衆勸云：且暫回寓，或者明日再請。其意中必懼吾之面折醫輩耳。及他醫進藥，啞瞶如前，越二日而逝。余爲之嘆惜不已焉。七旬御女不輟，斧斤於内，而假庸醫以權，長子次子繼夭；斧斤於外，而開姻族以釁；氣機久動，尚自謂百年無患也。於人乎何尤。

胡卣臣先生曰：獻玉而遭刖，認爲頑石也。投珠而按劍，詫爲不祥也。至剖石得玉，轉災爲祥，尚然不識，則何見耶。醫事固裂，亦所遇適窮耳。

論徐嶽生將成痿痹之症

徐嶽生軀盛氣充，昔年因食指微傷見血，以冷水濯之，遂至血凝不散，腫潰出膿血數升，小筋脱出三節，指廢不伸。邇來兩足間纔至秋月便覺畏冷，重綿蔽之，外拊仍熱，内揣獨覺其寒。近日從踵至膝後，筋痛不便遠行。雲間老醫，令服八味丸，深中其意。及僕診，自云平素脈難摸索，乃肝肺二部，反見洪大。大爲病進，況在冬月木落金寒時，尤爲不宜。方來之勢，將有不可嚮邇者。八味丸之桂、附，未可輕服也。何也？筋者肝之合也。附筋之血，既經食指之挹取，存留無幾，不能榮養筋脈，加以忿怒，數動肝火，傳熱於筋，足跗之大筋，得熱而短，是以牽强不便於行也。然肝之所主者惟肺，木性畏金，禀令擁戴，若君主然。故必肺氣先清，周身氣迺下行。今肺脈大，則肺氣又爲心主所傷，壅窒不清，是以陽氣不能下達而足寒也。然則所患雖微，已犯三逆，平素脈細，而今脈大，一逆也；肝脈大而熱下傳，二逆也；肺脈大而氣上壅，三逆也。設誤以桂、附治之，熱者愈熱，壅者愈壅，即日便成痿痹矣。此際用藥，淵乎微乎，有尋常不能測識者。蓋筋脈短勁，肝氣内錮，須亟講於金伐木榮之道。以金伐木，而木反榮，筋反舒，匪深通元造者，其孰能知之？然非金氣自壅，則木且奉令不暇，何敢内拒。惟金失其剛，轉而爲柔，是以木失其柔，轉而爲剛。故治此患，先以清金爲第一義也。然清金又先以清胃爲第一義。不清其胃，則飲酒焉，而熱氣輸於肺矣；厚味焉，而濁氣輸於肺矣。藥力幾何，能勝清金之任哉？金不清，如大敵在前，主將懦弱，已不能望其成功，况捨清金，而更加以助火爍金，倒行逆施以爲治耶，必不得之數矣。

翁見藥石之言，漫無忌諱，反疑爲張大其説，而莫之信，竟服八味丸。一月後，痿痹之情悉著，不幸所言果驗。乃臥床一載，必不令僕一見。聞最後陽道盡縮，小水全無，乃肺金之氣先絶於上，所以致此。明明言之，而竟蹈之，奈何奈何。

胡卣臣先生曰：此治痿痹症之《妙法蓮華經》也，不當作文字褻視。

論江冲寰先生足患治法

庚辰冬，於鼎翁公祖園中識先生半面。竊見身體重著，行步艱難，面色滯晦，語言遲緩，以爲有虚風卒中之候也。因爲過慮。辛巳秋召診間，細察脾脈，緩急不調，肺脈勁大，然肝木尚平，陽氣尚旺，是八風之邪，未可易中。而筋脈掣痛，不能安寢者，大率風而加之以濕，交煽其虐所致。以斯知尚可引年而施治也。何也？風者，肝之病，天之氣也；濕者，脾之病，地之氣也。天氣迅疾，故發之暴。益以地氣之迂緩，反有所牽製而不能暴矣。然氣别則病殊，而氣交則病合，有不可不明辨者。病殊者，在天氣則風爲百病之長，其來微，則隨相尅爲傳次，必遍五臟而始烈；其來甚，則不繇傳次而直中，惟體虚之人患始不測焉。

在地氣則濕爲下體之患。其來微，則足跗腫大，然得所勝亦旋消；其來甚，則害及皮肉筋脈以漸而上攻，亦惟陽虛之人勢始騰越焉。兩者一本之天，一本之地，病各懸殊，治亦異法者也。病合者，天之氣入於筋脈，地之氣亦入於筋脈。時乎天氣勝，則筋脈張而勁焉；時乎地氣勝，則筋脈嚲而緩焉。兩者其源雖異，其流則同，交相醞結，蔓而難圖者也。先生房中之風，始雖不可知，然而所感則微也。至若濕之一字，既以醇酒厚味而釀之於内，又爲炎蒸嵐瘴而襲之於外，是以足患日熾，雖周身筋脈舒展，亦不自如。究竟不若足間晝夜掣痛，瘡瘍腫潰，浸淫無已也。夫春時之風也，夏時之濕與熱也，秋時之燥也，三時之氣，皆爲先生一身之患者也。而一身之患，又惟一隅獨當之，亦良苦矣。設内之風濕熱燥不攘，足患其有寧宇乎？所可嘉者，惟冬月寒水司令，勢稍末減，而醫者不識此意，每投壯筋骨之藥酒，以驅其濕，不知此乃治寒濕之法，惟冬月病增者方宜。豈以風濕、熱濕，而倒行逆施，寧不重其困也。況乎先生肺脈勁大，三四日始一大便，雖冬月亦喜形寒飲冷，而不常近火，何所見其爲寒濕也哉。所以孫真人大小竹瀝等方，風、濕、熱、燥、寒五治之藥具備，瓏統龐雜，後人全不知用，若識此義爲去取，則神而明之之事矣。然則不辨症而用方者，幾何而不誤耶。

胡卣臣先生曰：辨症縱横無礙，劍光燁燁逼人。

論錢太封翁足患不宜用熱藥再誤

錢叔翁太老先生，形體清瘦，平素多火少痰。邇年内蘊之熱，蒸濕爲痰。辛巳夏秋間，濕熱交勝時，忽患右足麻木，冷如冰石。蓋熱極似寒，如暑月反雨冰雹之類。醫者以其足跗之冷也，不細察其爲熱極似寒，誤以牛膝、木瓜、防己、加皮、羌、獨之屬温之。甚且認爲下元虚憊，誤用桂、附、河車之屬補之，以火濟火，以熱益熱。謬是腫潰出膿水，浸淫數月，踝骨已下，足背指踵，廢而不用，總爲誤治而至此極耳。其理甚明，無難於辨。若果寒痰下墜，不過堅凝不散止耳，甚者不過痿痹不仁止耳。何至腫而且潰，黄水淋漓，腐肉穿筋耶。太翁不知爲醫藥所誤，乃委咎於方隅神殺所致，豈其然哉。此與傷寒壞症，熱邪深入經絡而生流注，無少異也。所用參膏，但可蝢理元氣，而無清解濕熱之藥以佐之，是以未顯厥效。以元老之官，不可以理繁劇。設與竹瀝同事，人參固其經，竹瀝通其絡，則甘寒氣味，相得益彰矣。徐太掖先生服人參以治虚風，誤佐以附子之熱，迄今筋脈短縮，不便行持，亦謬不識甘寒可通經絡也。且太翁用參膏後，脾氣亦既大旺，健運有加矣。此時儻能撙節飲食，俾脾中所生之陽氣，得蝢力以驅痰、驅熱，則痰熱不留行，而足患並可結局。乃日食而外加以夜食，雖脾氣之旺，不爲食所傷，然以參力所生之脾氣，不用之運痰、運熱，止用之以運食，誠可惜也。今者食入亦不易運，以助長而反得衰，迺至痰飲膠結於胸中，爲飽爲悶，爲頻咳而痰不應。總爲脾失其健，不爲胃行津液，而飲食反以生痰，漸漬充滿肺竅，咳不易出，雖以治痰爲急，然治痰之藥，大率耗氣動虚，恐痰未出，而風先入也。惟是確以甘寒之藥，杜風消熱，潤燥補虚豁痰，乃爲合法。至於辛熱之藥，斷斷不可再誤矣。醫者明明見此，輒用桂、附無算，想必因膿水易乾，認爲辛熱之功，而極力以催之結局耳，可勝誅哉。

胡卣臣先生曰：濕熱傷足，自上而下也；足寒傷心，自下而上也。自上下者，先清其上；自下上者，先温其下。觀此而民病傷國，可知治先在民矣。

論浦君藝喘病症治之法

人身難治之病有百症，喘病其最也。喘病無不本之於肺，然隨所傷而互關，漸以造於其極，惟兼三陰之症者爲最劇。三陰者，少陰腎、太陰脾、厥陰肝也。而三陰又以少陰腎爲最劇。《經》云：腎病者善脹，尻以代踵，脊以代頭。此喘病兼腎病之形也。又云：勞風發在肺下。巨陽引精者三日，中年者五日，不精者七日，當咳出青黄濃濁之痰如彈子者大，不出者傷肺，傷肺者死也。此喘病兼腎病之情也。故有此症者，首重在節慾，收攝腎氣，不使上攻可也。其次則太陰脾、厥陰肝之兼症亦重，勿以飲食忿怒之故，重傷肝脾可也。若君藝之喘症，得之於髫幼，非有忿慾之傷，止是形寒飲冷，傷其肺耳。然從幼慣生瘡癤，瘡癤之後，復生牙癰，脾中之濕熱素多，胃中之壯火素盛，是肺經所以受傷之原，又不止於形寒飲冷也。脾之濕熱，胃之壯火，交煽而互蒸，結爲濁痰，溢入上竅，久久不散，透開肺膜，結爲窠囊。清氣入之，渾然不覺。濁氣入之，頃刻與濁痰狼狽相依，合爲黨援，窒塞關隘，不容呼吸出入，而呼吸正氣，轉觸其痰，鼾齁有聲，頭重耳響，胸背骨間有如刀刺，涎涕交作，鼻頞酸辛，若傷風狀。正《内經》所謂心肺有病，而呼吸爲之不利也。必俟肺中所受之濁氣解散下行，從前後二陰而去，然後肺中之濃痰，咯之始得易出，而漸可相安。及夫濁氣復上，則窠囊之痰復動，窒塞仍前復舉，乃至寒之亦發，熱之亦發，傷酒、傷食亦發，動怒、動慾亦發。所以然者，總繇動其濁氣耳。濁氣本居下體，不易犯入清道，每隨火勢而上騰。所謂火動則氣升者，濁氣升也。腎火動，則寒氣升；脾火動，則濕氣升；肝火動，則風氣升也。故以治火爲先也。然濁氣既隨火而升，亦可隨火而降，乃凝神入氣以靜調之。火降而氣不降者何耶？則以濁氣雖居於下，而肺中之窠囊，實其新造之區，可以僑寓其中，轉使清氣逼處不安，亦若爲亂者然。如寇賊依山傍險，蟠據一方，此方之民，勢必擾亂而從寇也。故雖以治火爲先，然治火而不治痰，無益也；治痰而不治窠囊之痰，雖治與不治等也。治痰之法，曰驅，曰導，曰滌，曰化，曰涌，曰理脾，曰降火，曰行氣。前人之法，不爲不詳。至於窠囊之痰，如蜂子之穴於房中，如蓮實之嵌於蓬内，生長則易，剥落則難。繇其外窄中寬，任行驅導滌涌之藥，徒傷他臟，此實閉拒而不納耳。究而言之，豈但窠囊之中，痰不易除，即肺葉之外，膜原之間，頑痰膠結多年，如樹之有蘿，如屋之有游，如石之有苔，附託相安，倉卒有難於剗伐者。古今之爲醫者夥矣，從無有爲此渺論者。僕生平治此症最多，皆以活法而奏全績。蓋肺中濁邪爲祟，若牛渚怪物，莫逃吾燃犀之炤者。因是而曠觀病機，異哉。肺金以脾土爲母，而肺中之濁痰，亦以脾中之濕爲母。脾性本喜燥惡濕，迨夫濕熱久錮，遂至化剛爲柔，居間用事。飲食入胃，既以精華輸我周身，又以敗濁填彼竅隧。始尚交相爲養，最後挹此注彼，顓爲外邪示豈弟，致使憑城憑社輩，得以久遂其奸。如附近流寇之地，益以巨家大族暗爲輸導，其滋蔓難圖也，有繇然矣。治法必靜以馭氣，使三陰之火不上升，以默杜外援。又必嚴以馭脾，使太陰之權有獨伸而不假敵餼。我實彼虛，我堅彼瑕，批瑕擣虛，迅不掩耳，不崇朝而掃清穢濁。乃廣服大藥，以安和五臟，培養肺氣。肺金之氣一清，則周身之氣，翕然從之下降。前此上升濁邪，允絶其源。百年之間，常保清明在躬矣。此蓋行所當然，不得不然之法。夫豈塗飾聽聞之贅詞耶。君藝敦請顓治，果獲全瘳，益見僕言之非謬矣。

胡卣臣先生曰：岐、黄論道以後，從不見有此精細快徹之譚，應是醫門靈寶。

又曰：君藝童年錮疾，非所易瘳，今疾愈而且得子矣。先議後藥，功不偉耶？

論吴吉長乃室及王氏婦誤藥之治驗

吉長乃室新秋病灑淅惡寒，寒已發熱，漸生咳嗽，然病未甚也。服表散藥不愈，體日尫羸。延至初冬，飲以參、朮補劑，轉覺厭厭欲絶，食飲不思，有咳無聲，瀉利不止，危在旦暮。醫者議以人參五錢、附子三錢，加入薑、桂、白朮之屬，作一劑服，以止泄補虛，而收背水之捷。吉長彷徨無措，延僕診畢，未及交語，前醫自外亟至，見僕在坐，即令疏方，僕飄然而出。蓋以渠見既訛，難與語至理耳。吉長辭去前醫，堅請用藥。僕因謂曰：是病總由誤藥所致。始先皮毛間灑淅惡寒發熱，肺金爲時令之燥所傷也。用表散已爲非法，至用參朮補之，則肺氣閉錮，而咳嗽之聲不揚，胸腹飽脹，不思飲食，肺中之熱無處可宣，急奔大腸。食入則不待運化而直出，食不入則腸中之垢污亦隨氣奔而出，是以瀉利無休也。今以潤肺之藥兼潤其腸，則源流俱清，寒熱、咳嗽、泄瀉一齊俱止矣。但取藥四劑，服之必安，不足慮也。方用黄芩、地骨皮、甘草、杏仁、阿膠。初進一劑，瀉即少止。四劑畢，而寒熱俱除。再數劑而咳嗽俱全愈矣。設當日與時輩商之，彼方執參、附爲是，能從我乎。

又鄉中王氏婦，秋月亦病寒熱，服參朮後，亦厭厭一息，但無咳嗽，十餘日不進粒米，亦無大便，時時暈去，不省人事。其夫來寓中，詳述其證，求發補劑歸服。余以大黄、芒硝、石膏、甘草四味，爲粗末與之。彼不能辨，歸而煎服。其妻云：此藥甚鹹。夫喜曰：鹹果補藥。遂將二劑連服，頃之腹中努痛，下結糞數塊，絶而復甦。進粥二盞，前病已如失矣。鄉人致謝忱始知之。凡此素有定見於中，故不爲臨歧所炫也。姑存是案，爲治病者廣其識焉。

胡卣臣先生曰：毫釐有差，千里懸絶，案中治法，似乎與症相反，究竟不爽，大難大難。

論鼎翁公祖頤養天和宜用之藥

舊憲治公祖江鼎寰先生，望七之齡，精神健旺，脈氣堅實，聲音洪亮，晉接不厭其繁，紛絲尚能兼理，不羨洛社耆英，行見熙朝元老矣。偶有胸膈弗爽，肺氣不清，鼻多濁涕小恙。召診日兼患齒痛，謹饋以天冬、熟地、石棗、丹皮、枸杞、五味等，收攝腎氣藥四劑，入桂些少爲引經，服之齒痛頓止，鼻氣亦清。第因喉中作乾，未肯多服，門下醫者素逢主見，治標熱不治本虛，特爲辨曰：祖翁所禀先天陽氣甚厚，冬月尚仍早興晚寢，飲蔗啖梨，是以服藥多喜清畏補。然補有陰陽之不同，陽氣雖旺於上，陰氣未必旺於下。髭鬢則黑，步履則遲，其一徵也；運臂則輕，舉腰則重，其一徵也；陽道易興，精液難固，其一徵也；胃能多受，胞弗久留，又一徵也。下本不虚，下之精華暗輸於上，是以虚也；上本不實，清陽之分爲陰所湊，似乎實也。故陰湊於上而開竅於目，則爲泪；開竅於鼻，則爲涕；開竅於口，則爲涎爲唾。經云：五十始衰。謂陰氣至是始衰也。陰氣衰，故不能自主，而從陽上行，其屑越者，皆身中之至寶，向非收攝歸元，將何底極？是以事親養老諸方，皆以温補下元爲務。誠有見於老少不同，治少年人惟恐有火，高年人惟恐無火。無火則運化艱而易衰，有火則精神健而難老，是火者，老人性命之根，未可以水輕折也。昔賢治喉乾，謂八味丸爲聖藥，譬之釜底加薪，則釜中津氣上騰，理則然矣。可見下虚者，不但真陰虚，究竟真陽亦虚，何也？陽氣以潛藏爲貴，潛則弗亢，潛則可久，《易》道也。盞中加油，則燈愈明，爐中覆灰，則火不熄，與其孤陽上浮爲熱，曷若一並收歸於下，則鼻中之濁涕不作，口中之清液常生，雖日進桂、附，尚不覺其爲熱，矧清補潤下之劑，而反致疑乎？是爲辨。

胡卣臣先生曰：吾鄉諸老，享有遐齡者最多，鼎寰廉訪年來絶慾忘機，怡情悦性，大藥不藉草木之偏，上壽更無涯涘可測。此案第借爲高年立法，理自不誣。

論張受先先生漏症善後之宜

舊鄰治父母張受先先生，久患穿腸痔漏，氣血大爲所耗。有薦以吾鄉黄生善敷割者，先生神其術，一切内治之藥，並取決焉。不肖昌雅重先生文章道德之身，居瀛海時，曾令門人往候脈息，私商善後之策，大意謂先生久困漏卮，一旦平成，精氣内榮，自可百年無患。然新造之區，尚未堅固，則有浸淫之虞。臟氣久虛，腸蓄易澼，則有轉注之虞。清氣久陷，既服甘温升舉矣，然漏下已多，陰血暗耗，恐毗於陽；水穀易混，既用養臟厚腸矣，然潤劑過多，脾氣易溜，恐毗於陰。且漏孔原通精孔，精稍溢出，勢必旁滲，則豢精當如豢虎。厚味最足濡脾，味稍不節，勢必走泄，則生陰無取傷陰。蓋人身脾氣，每喜燥而惡濕。先生漏孔已完，敗濁下行者，無路可出，必轉滲於脾，濕固倍之，是宜補脾之陽，勿傷脾之陰，以復健運之常，而收和平之益云云。及至蔞中，應召往診，指下輕取鼓動有力，重按若覺微細，是陽未見不足，陰則大傷矣。先生每進補陰之藥，則夜卧甚寧，腸澼亦稀。以故瘍醫妄引槐角、地榆，治腸風下血之法治之，亦不覺其誤。其實漏病乃精竅之病。蓋搆精時，氣留則精止，氣動則精泄。大凡强力入房者，氣每衝激而出，故精隨之横決四射，不盡由孔道而注，多溢於精管之外，久久漸成漏管。今漏管雖去，而肉中之空隙則存，填竅補隧，非此等藥力所能勝也。不肖姑不言其非，但於渠方中去槐角、地榆等，而加鹿角霜一味，所謂「惟有斑龍頂上珠，能補玉堂關下闕」者是也。況群陰之藥，最能潤下，不有以砥之，則腸中之水，更澼聚可虞耶？然此特微露一班耳。瘍醫不解，已沮爲不可用。因思吾鄉一治漏者，潰管生肌外，更有二神方。先以丸藥半觔服之，令人陽道驟痿，俟管中肉滿，管外緻密；後以丸藥半觔服之，令人陽道復興。雖宜於少，未必宜於老，然用意亦大奇矣。不肖纔欲填補竅隧，而黄生沮之，豈未聞此人此法乎。

胡卣臣先生曰：漏管果通精竅，敷治易而填補難，案中所説，確乎有見。

詳胡太封翁疝症治法並及運會之理勦寇之事

養翀太老先生精神内守，百凡悉處謙退，年登古稀，面貌若童子。蓋得於天全，而不受人損也。從來但苦脾氣不旺，食飲厚自撙節。邇年少腹有疝，形如鵲卵，數發以後，其形漸大而長，從少腹墜入睾囊甚易，返位甚難。下體稍受微寒則發，發時必俟塊中冷氣漸轉暖熱，始得軟溜而縮入，不然則鼓張於隘口不能入也。近來其塊益大，發時如臥酒瓶於胯上，半在少腹，半在睾囊，其勢堅緊如石，其氣迸入前後腰臍各道筋中，同時俱脹。繇是上攻入胃，大嘔大吐；繇是上攻巔頂，戰栗畏寒，安危止關呼吸。去冬偶見暴發光景，知爲地氣上攻，亟以大劑參、附、薑、桂投之，一劑而愈。已後但遇舉發，悉用桂、附速效。今五月末旬，值昌他往，其症連日爲累，服十全大補湯二十餘劑，其效甚遲。然疑症重，不疑藥輕也。值年家俞老先生督餉浙中，遥議此證，亦謂十全大補用到百劑自效，乃決意服。至仲秋，其症復發，發時昌仍用薑、桂、參、附取效。

令郎諫議卣翁老先生，兩疑而莫所從也。昌請深言其理焉。夫人陽不足則用四君，陰不足則用四物，陰陽兩不足，則合四君、四物，而加味爲十全大補，此中正和平之道也。若夫濁陰之氣，結聚少腹，而成有形，則陰盛極矣，安得以陰虛之法治之，助邪而滋疾乎。何以言之？婦女有娠者之病傷寒，不得已而用麻、桂、硝、黄等傷胎之藥，但加入四物，則厲藥即不能入胞而傷胎。豈欲除塊中之邪，反可用四物護之乎？此一徵也。凡生癥瘕痞塊者，馴至身羸血枯，百計除之不減，一用四物，則其勢立增。夫四物不能生血活血，而徒以增患，此又一徵也。人身之血脈，全賴飲食爲充長。四物之滯脾，原非男子所貴。既已濁陰極盛，時至横引陰筋，直衝陽絡，則地氣之上陵者，大有可慮，何得以半陰半陽之藥蔓而圖之？四物之不當用，無疑矣。即四君亦元老之官，不可以理繁治劇，必加以薑、桂、附子之猛，始克勝病，何也？陰邪爲害，不發則已，其發必暴。試觀天氣下降則清明，地氣上升則晦塞，而人身大略可睹。然人但見地氣之靜，而未見地氣之動也。方書但言陰氣之衰，而未言陰邪之盛也。醫者每遇直中陰經之病，尚不知所措手，况雜症乎。請縱譚天地之道以明之。

天地之道，《元會運世》一書論之精矣。至於戌亥所以混茫之理，則置之不講，以爲其時天與地混而爲一，無可講耳。殊不知天不混於地，而地則混於天也。蓋地氣小動，尚有山崩川沸，陵遷谷變之應。況於地氣大動，其雷礮迅擊之威，百千萬億，遍震虛空，横衝逆撞，以上加於天，寧不至混天爲一耶。必至子而天開，地氣稍下，而高覆之體始露也；必至丑而地闢，地氣始返於地，而太空之體始廓也。其時人物尚不能生者，則以地氣自天而下，未至淨盡，其青黄紅紫赤白碧之九氣而外，更有諸多悍疾之氣，從空注下者，動輒綿亘千百丈，如木石之直墜，如箭弩之横流，人物非不萌生其中，但爲諸多暴氣所摧殘，而不能長育耳。必至寅而駁劣之氣，悉返冲和，然後人物得遂其生，以漸趨於繁衍耳。陰氣之慘酷暴烈，一至於此，千古無人論及，何從知之耶？《大藏經》中，佛説世界成毀至詳，而無此等論説者，蓋已包括於地水火風之内，不必更言也。夫地水火風，有一而非陰邪也哉。羣陰之邪，釀成劫運，昌之所謂地氣之混於天者，非臆説矣。堪輿家尚知趨天干之吉，而避地支之凶，奈何醫之爲道，遇地氣上奔之症，曾不思避其凶禍耶。漢代張仲景特著《卒病論》十六卷，禄山兵火以後，遂湮没不傳，後人無由獲見。昌因悟明地氣混天之理，凡見陰邪上衝，孤陽擾亂之症，陡進純陽之藥，急驅陰氣，呱呱有聲，從大孔而出，以闢乾坤而揭日月，功效亦既彰彰。如太翁之症，屢用薑、附奏績者，毋謂一時之權宜，實乃萬世經常之法也。但悍烈之性，似非居恒所宜服，即舉發時服之，未免有口乾舌苦之過，其不敢輕用者，孰不知之？而不知不得不用也。即如兵者毒天下之物，而善用之則民從；不善用之則民叛。今討寇之師，監而又監，製而又製，强悍之氣，化爲軟戾，不得不與寇爲和同。至於所過之地，搶劫一空，荆棘生而凶年兆，盡驅良民而爲寇矣。而廟堂之上，罷兵不能，用兵無策，大略類然。

昌請與醫藥之法，互相籌酌。夫堅塊遠在少腹，漫無平期，而毒藥從喉入胃，從胃入腸，始得下究，舊病未除，新病必起矣。於此而用治法，先以薑、桂、附子爲小丸，曝令乾堅。然後以參、朮厚爲外廓，俾喉胃間知有參、朮，不知有薑、桂、附子，遞送達於積塊之所，猛烈始露，庶幾堅者削，而窠囊可盡空也。今監督之旄，充滿行間，壯士金錢，飽他人腹，性命懸他人手，其不能辨寇固也。而其大病，在以兵護監督，不以監督護兵，所以迄無成功耳。誠令我兵四面與寇相當，而令監督於附近賊界，堅壁清野，與土著之民，習且耕且戰之法，以厚爲我兵之外廓，則不至於縶騏驥而縛孟賁。我兵可以賈勇而前，或擊其首尾，或搗其中堅，或晝息夜奮以亂其鳥合，而廓清之功自致矣。況有監督以護之於外，諸凡外入之兵，不敢越伍而譁，庶幾民不化爲寇，而寇可返爲民耶？山澤之癯，何知當世。然聊舉醫法之一端，若有可通者，因並及之。

卣臣先生問曰：外廓一説，於理甚長，何以古法不見用耶？答曰：古法用此者頗多，如用硃砂爲衣者，取義南方赤色，入通於心，可以護送諸藥而達於心也。如用青黛爲衣者，取義東方青色，入通於肝，可以護送諸藥而達於肝也。至於攻治惡瘡之藥，包入葱葉之中，更嚼葱厚罨而吞入，取其不傷喉膈，而直達瘡所也。即煎劑亦有此法，如用大劑附、桂藥煎好，更投生黄連二三分，一滚即取起，俟冷服之，則熟者内行下行，而生者上行外行，豈非外廓之意耶。仲景治陰症傷寒，用整兩附子煎熟，而入生猪膽汁幾滴和之，可見聖神用藥，悉有法度也。卣臣先生曰：善。

胡卣臣先生曰：家大人德全道備，生平無病，年六十，以冬月觸寒，乃有疝疾。今更十年，每當疝發[一]，嘔吐畏寒，發後即康好如舊。今遇嘉言救濟，病且漸除，日安一日，家大人樂未央，皆先生賜矣。

詳辨諫議胡老先生痰飲小恙並答明問

卣翁老先生脈盛體堅，神采百倍，從無病邪敢犯。但每早浴面，必嘔痰水幾口，胸前慣自摩揉，乳下宗氣，其動應衣。若夜睡寧，水道清，則胸中爽然。其候似病非病，遍考方書，廣詢明醫，不得其解。昌謂是痰飲結於胸膈，小有窠囊。緣其氣之壯盛，隨聚隨嘔，是以痰飲不致爲害，而膻中之氣，則因嘔而傷矣。夫膻中者，與上焦同位胸膈。《經》云上焦如霧，言其氣之氤氳如霧也。又曰膻中者臣使之官，言其能分布胸中之氣而下傳也。今以嘔之故，而數動其氣，則氤氳變爲急迫上奔，然稍定則仍下布，亦不爲害也。大率痰爲標，氣爲本，治標易，而治本則難。非治本之難，以往哲從未言其治法，而後人不知所治耳。昌試論之。

治氣之源有三：一曰肺氣，肺氣清，則周身之氣肅然下行；先生之肺氣則素清也。一曰胃氣，胃氣和，則胸中之氣亦易下行；先生之胃氣則素和也。一曰膀胱之氣，膀胱之氣旺，則能吸引胸中之氣下行；先生青年善養，膀胱之氣則素旺也。其膻中之氣，亂而即治，擾而即恬者，賴此三氣暗爲輸運，是以不覺其累，即謂之無病也可。若三氣反干胸膈之人[二]，其爲緊爲脹，可勝道哉。故未形之病，可以不言，而屢動之氣，不可不亟反於氤氳。先生但覺爲痰飲所苦，晝日常鼓呼吸之氣，觸出胸膈之痰，而未知痰不可出，

[一] 疝發　三味書局本作「病發」。
[二] 人　錫環堂及三味書局本作「中」。

徒傷氣也。蓋夜臥則痰聚於胃，晨起自能嘔出。日間胃之津液四達臟腑，即激之出不出耳。然而痰消則氣自順，是必以治痰爲急。而體盛痰不易除，又必以健脾爲先。脾健則新痰不生，其宿痰之在窠囊者，漸漬於胃，而上下分消，於是無痰則不嘔，不嘔則氣不亂，氣不亂則日返於氤氲矣。雖然，尚有一吃緊關頭，當並講也。人身胸中，空曠如太虚，地氣上則爲雲，必天氣降而爲雨，地氣始收藏不動。誠會上焦如霧，中焦如漚，下焦如瀆之意，則知雲行雨施，而後溝瀆皆盈，水道通決，乾坤有一番新景象矣。

此義首重在膀胱一經。《經》云：膀胱者，州都之官，津液藏焉，氣化則能出矣。如人之飲酒無算而不醉者，皆從膀胱之氣化而出也。膻中位於膈内，膀胱位於腹内，膀胱之氣化，則空洞善容，而膻中之氣得以下運；若膀胱不化，則腹已先脹，膻中之氣安能下達耶。然欲膀胱之氣化，其權尤在於葆腎，腎以膀胱爲府者也。腎氣動，必先注於膀胱，屢動不已，膀胱滿脹，勢必逆奔於胸膈，其窒塞之狀，不可名言。腎氣不動，則收藏愈固，膀胱得以清靜無爲，而膻中之氣，注之不盈矣。膻中之氣，下走既捷，則不爲牽引所亂，而胸中曠若太空。昌更曰：氣順則痰不留，即不治痰，而痰自運矣。謹論。

卣臣先生問曰：痰在膈中，去喉不遠，每早必痛嘔始出者何耶？曰：道不同也。胸膈之間，重重脂膜遮蔽，渾無空隙，痰從何出，所出者胃中之痰耳。曰：然則膈中之痰不出耶？曰：安得不出？但出之艱耳[一]。蓋膻中之氣，四布於十二經，布於手足六陽經，則其氣從喉吻而上出；布於手足六陰經，則其氣從前後二陰而下出。然從下出者無礙，從上出者，亦必先下注陽明，始得上越，是以難也。曰：若是則所論膀胱氣化一段，淵乎微矣。但吸引之機權，從不見於經典，豈有所自乎？曰：《内經》有巨陽引精之義，

〔一〕艱　錫環堂本及三味書局本均作「曲」。

緣無注解，人不能會。巨陽者，太陽膀胱也。謂膀胱能吸引胸中之氣下行，而胸中之脹自消，此足證也。曰：胸中窠囊之説，確然無疑，但不知始於何因，結於何處，消於何時也。曰：人身之氣，經盛則注於絡，絡盛則注於經。窠囊之來，始於痰聚胃口，嘔時數動胃氣，胃氣動則半從上出於喉，半從内入於絡。胃之絡貫膈者也，其氣奔入之急，則衝透膈膜，而痰得以居之。痰入既久，則阻礙氣道，而氣之奔入者，復結一囊，如蜂子之營穴，日增一日，故治之甚難。必先去胃中之痰，而不嘔不觸，俾胃經之氣，不急奔於絡，轉虛其胃，以聽絡中之氣，返還於胃，逐漸以藥開導其囊，而滌去其痰，則自愈矣。此昌獨得之見，屢試之法也。

曰：所言身内病情消息，如寶鑑列眉，令人欽服，生平讀醫書，於五臟位置不能無疑，請並明之。人身戴九履一，左三右七，五居中宮，則心南腎北肝東肺西，乃定位也。乃腎不居正北，而分隸東北西北者何耶？曰：腎有兩，故分隸兩傍，而虛其在中之位以爲用。所謂兩腎中間一點明，正北方水中之真火，而爲藏精宅神之本。其體雖分左右，而用實在中，故心腎交媾之所，各該三寸六分，設從兩腎歧行而上，其去中黃，不太遠乎。凡内觀五臟，當觀其用也。曰：肺爲一身之華蓋，如蓮花舒葉於心之上，位正乎中，何以定其位於西南耶？誠如兩腎之例，則西南可位，豈東南獨不可位乎。曰：肺居心上，其募不與左連，但從右達，其用亦在西也。曰：其不與左連者何也？曰：地不滿東南，其位常空隙不用。設肺募得與左連，地無闕陷矣。曰：然則天不滿西北，何以右腎居之耶？曰：兩腎之用在中，此不過其空位耳。惟右腎爲空位，故與三焦之有名無形者相配。而三焦則決瀆之官，水道由之而出，正以天不滿西北也。曰：然則脾胃居右，其用亦在右耶？曰：胃居中，脾居右，胃中所容之水穀，全賴脾以運行，而注其氣以輸周身，其用即在中也。其用在中，故西方可容肺脾二臟。若脾之用在右，則置肺之用於何所乎？曰：然則肝之用何在耶？曰：肝木居於正東，東南爲地之空位，其氣既無主，東北爲左腎之本位，其用又不存，故肝之氣得以徹上徹下，全運於東方，其爲用也大矣。曰：然則心之用何在耶？曰：心之外有包絡，包絡之外曰膻中。心者君主之官，膻中者臣使之官，是膻中爲心之用也。曰：心之神明，其用何在耶？曰：神明之用，無方無體，難言也。《道經》云：太元無邊際，妙哉。《大洞經》曰太元，曰無邊際，曰妙哉，形容殆盡矣。禪機云：赤肉團上，有一無位真人。旨哉斯言。惟無位，乃稱真人；設有位，則仍爲赤肉團矣。欲窺其倪，惟在感而遂通之界。先生曰：吾淺言之。人能常存敬畏，便可識神明之所起。曰：此堯兢舜業，而爲允執者也。昌多言反晦。先生一言逗出，誠爲布鼓過雷門矣，因並記之。

胡卣臣先生曰：每與嘉言接談，如見劉潁川兄弟，使人神思清發。或體氣偶有未佳，則陳琳一檄，枚氏《七發》，少陵五言詩，輞川幾重圖，無不備矣。觀此論至明至正，至精至微，媿無馬遷筆，爲作《倉公傳》也。

寓意草卷四

論顧鳴仲痞塊錮疾根源及治法

顧鳴仲有腹疾近三十年，朝寬暮急，每一大發，腹脹十餘日方減。食濕麪及房勞，其應如響，腹左隱隱微高，鼓呼吸觸之，汩汩有聲。以痞塊法治之，内攻外貼，究莫能療。余爲懸内炤之鑒，先與明之，後乃治之。人身五積六聚之症，心肝脾肺腎之邪，結於腹之上下左右，及當臍之中者，皆高如覆盂者也。膽、胃、大小腸、膀胱、命門之邪，各結於其本位，不甚形見者也。此症乃腎臟之陰氣，聚於膀胱之陽經，有似於痞塊耳。何以知之？腎有兩竅，左腎之竅，從前通膀胱，右腎之竅，從後通命門。邪結於腹之左畔，即左腎與膀胱爲之主也。六腑惟膽無輸瀉，其五腑受五臟濁氣傳入，不能久留，即爲輸瀉者也。今腎邪傳於膀胱，膀胱溺其輸瀉之職，舊邪未行，新邪踵至，勢必以漸透入膜原，如革囊裹物者然。《經》曰：膀胱者州都之官，津液藏焉，氣化則能出矣。然則腎氣久聚不出，豈非膀胱之失其運化乎。夫人一團之腹，大小腸、膀胱俱居其中，而胞又居膀胱之中，惟其不久留輸瀉，是以寬乎若有餘地。今腎之氣，不自收攝，悉輸膀胱，膀胱之氣蓄而不瀉，有同膽腑之清淨無爲，其能理乎。宜其脹也，有與生俱焉者矣。《經》曰：腎病者善脹。尻以代踵，脊以代頭。儻膀胱能司其輸瀉，何致若此之極耶？又曰：巨陽引精者三日。太陽膀胱經，吸引精氣者，其脹止於三日。此之爲脹，且數十年之久，其吸引之權安在哉。治法補腎水而致充足，則精氣深藏，而膀胱之脹自消。補膀胱而令氣旺，則腎邪不蓄，而輸化之機自裕。所以然者，以腎不補不能藏，膀胱不補不能瀉。然補腎易而補膀胱則難。以本草諸藥，多瀉少補也。經於膀胱之予不足者，斷以死期，後人莫解其故。吾試揣之，豈非以膀胱愈不足則愈脹，脹極勢必逆傳於腎；腎脹極，勢必逆傳於小腸；小腸脹極，勢必逆傳於脾，乃至通身之氣，散漫而無統耶？醫者於未傳之先，蚤見而預圖之，能事殫矣。

胡卣臣先生曰：言腹中事，如張炬而游洞天，愈深愈朗。

袁聚東痞塊危症治驗

袁聚東年二十歲，生痞塊，臥床數月，無醫不投。日進化堅削痞之藥，漸至毛瘁肉脱，面黧髮卷，殆無生理。買舟載往郡中就醫，因慮不能生還而止。然尚醫巫日費。余至則家計已罄，姑請一診，以決生死遠近耳，無他望也。余診時，先視其塊，自少腹至臍傍，分爲三歧，皆堅硬如石，以手附之，痛不可忍。其脈止兩尺洪盛，餘俱微細。謂曰：是病由見塊醫塊，不究其源而誤治也。初起時塊必不堅，以峻猛之藥攻，至真氣内亂，轉護邪氣爲害，如人厮打，紐結一團，旁無解散，故迸緊不放，其實全是空氣聚成。非如女子衝任血海之地，其月經凝而不行，即成血塊之比。觀兩尺脈洪盛，明明是少陰腎經之氣傳於膀胱。膀胱之氣，本可傳於前後二便而出，誤以破血之藥，兼破其氣，其氣遂不能轉運，而結爲石塊。以手摩觸則愈痛，情狀大露。若是血塊得手，則何痛之有？此病本一劑可瘳，但數月誤治，從上而下，無病之地亦先受傷。姑用補中藥一劑，以通中下之氣，然後用大劑藥，内收腎氣，外散膀胱之氣，以解其相厮相結。約計三劑，可痊愈也。於是先以理中湯，少加附子五分，服一劑，塊已減十之三。再用桂、附藥一大劑，腹中氣響甚喧，頃之三塊一時頓没。戚友共駭爲神。再服一劑，果然全愈。調攝月餘，肌肉復生，面轉明潤。堆雲之髮，纔剩數莖而已；每遇天氣陰寒，必用重裀厚被蓋覆，不敢起身。余謂病根尚在，蓋以腎氣之收藏未固，膀胱之氣化未旺，兼之少年新婚，儻犯房室，其塊復作，仍爲後日之累。更用補腎藥，加入桂、附，而多用河車爲丸，取其以胞補胞，而助膀胱之化源也。服之竟不畏寒，腰圍亦大，而體加充盛。年餘又得子。感前恩而思建祠肖像以報，以連直歲凶，姑尸祝於家庭焉。亦厚之道矣。

胡卣臣先生曰：辨症十分明徹，故未用藥，先早知其效效矣。又早善其後，得心應手之妙，一一傳之紙上，大有可觀。

論楊季蘅風發之症並答門人四問

季蘅翁稟豐軀偉，望七之齡，神采不衰，近得半身不遂之症，已二年矣。病發左半，口往右喎，昏厥遺溺。初服參、朮頗當，爲黠醫簧以左半屬血，不宜補氣之說，幾致大壞。雲間施笠澤以參、附療之，稍得嚮安。然概從温補，未盡病情也。診得脈體，軟滑中時帶勁疾，蓋痰與風雜合之證，痰爲主，風爲標也。又熱與寒雜合之症，熱爲主，寒爲標也。平時手冷如冰，故痰動易至於厥。然厥已復甦，甦已嘔去其痰，眠食自若。雖冬月亦能耐寒，無取重裀複絮，可知寒爲外顯之假寒，而熱爲内藴之真熱。既有内藴之熱，自蒸脾濕爲痰，久久阻塞竅隧，而衛氣不周，外風易入，加以房幃不節，精氣内虚，與風相召，是以雜合而成是症耳。及今大理右半脾胃之氣，以運出左半之熱痰虚風，此其間有微細曲折，非祗温補一端所能盡者，何也？治雜合之病，必須用雜合之藥，而隨時令以盡無窮之變。即如冬月嚴寒用事，身内之熱，爲外寒所束，不得從皮膚外泄，勢必深入筋骨爲害矣。故用薑、附以暫徹外寒，而内熱反得宣洩。若時令之熱，與内藴之熱相合，復助以薑、附，三熱交煽，有灼筋腐肉而已。孰是用藥之權衡，可以一端盡耶？或者曰：左半風廢，而察脈辨症，指爲兼痰兼熱似矣。痰者脾濕所生，寄居右畔，是則先宜中右，而何以反中左耶？既已中左，明係左半受病，而何以反治右耶？不知此正病機之最要者。但爲丹溪等方書説，病在左血多，病在右氣多，教人如此認症，因而起後人之執着，至《内經》則無此説也。《内經》但言左右者，陰陽之道路。夫左右既爲陰陽往還之道路，何常可偏執哉。况左半雖血爲主，非氣以統之則不流；右半雖氣爲主，非血以麗之則易散。故肝膽居左，其氣常行於右，脾胃居右，其氣常行於左，往來灌注，是以生生不息也。肝木主風，脾濕爲痰。風與痰之中人，原不分於左右。但翁恃其體之健，過損精血，是以八八天癸已盡之後，左半先虧，而右半飲食所生之痰，與皮毛所入之風，以漸積於空虚之府，而驟發始覺耳。風脈勁疾，痰脈軟滑，惟勁疾故病則大筋短縮，即舌筋亦短而蹇於言。小筋弛長，故從左而喎於右。從左喎右，即可知左畔之小筋，弛而不張也。若左筋之張，則左喎矣。凡治一偏之病，法宜從陰引陽，從陽引陰，從左引右，從右引左。盍觀樹木之偏枯者，將溉其枯者乎？抑溉其未枯者使榮茂，而因以條暢其枯者乎？治法以參、朮爲君臣，以附子、乾薑爲佐使，寒月可恃無恐；以參、朮爲君臣，以羚羊角、柴胡、知母、石膏爲佐使，而春夏秋三時，可無熱病之累。然宜刺手足四末，以泄榮血而通氣，恐熱痰虚風，久而成癘也。

門人問曰：經文左右者，陰陽之道路，注解以運氣之司天在泉，而有左間右間爲訓，遂令觀者茫然。今先生貼以往還二字，與太極動而生陽，靜而生陰，天地生成之數，春秋自然之運，適相符契矣。但不知往於何始，還於何終，可得聞乎？答曰：微哉，問也。天地之道，春氣始於左，而終於右；秋氣始於右，而終於左；夏氣始於上，而終於下；冬氣始於下，而終於上。人身亦然。《經》云：欲知其始，先建其母。母者五臟相乘之母也。又曰：五臟以生尅而互乘，如右之肺金，往左而生腎水，尅肝木；左之心火，往右而生脾土，尅肺金之類。其往還交織無端。然始於金者，生則終於土，尅則終於火；始於火者，生則終於木，尅則終於水，此則交織中之次第也。推之十二經，如子時注少陽膽，丑時注厥陰肝之類，亦交織中之次第也。誠建其母推其類，而始終大略睹矣。

又問曰：病機之左右上下，其往還亦有次第乎？答曰：病機往還之次第，不過順傳、逆傳兩端。順傳者傳其所生，乃天地自然之運。如春傳夏，夏傳長夏，長夏傳秋，秋傳冬，冬復傳春，原不爲病，即病亦輕可。逆傳者，傳其所尅，病輕者重，重者死矣。如春傳長夏，長夏傳冬，冬傳夏，夏傳秋，秋傳春，非天地自然之運，故爲病也。曰：經言間傳者生，七傳者死。則間傳爲順傳，七傳爲逆傳無疑。曰：非也。注《難經》者，言間傳是順行隔一位而傳，誤認病機但從右旋左，不從左旋右，皆繇不知左右往還之理，而以訛傳訛。試計以腎水間一位傳心火，爲逆傳之賊邪，則無可置喙矣。故間傳七傳，俱於逆傳中分生死耳。間傳者，心病當逆傳肺，乃不傳肺，而傳肺所逆傳之肝；肺病當逆傳肝，乃不傳肝，而傳肝所逆傳之脾。推之肝病脾病腎病皆然。此則臟腑不受尅賊，故可生也。七傳者，前六傳已逆周五臟，第七傳重復逆行，如心臟初受病，二傳於肺，則肺臟傷。三傳於肝，則肝臟傷。四傳脾，五傳腎，六傳仍歸於心，至七傳再入於肺，則肺已先傷，重受賊邪，氣絶不支矣。所謂一臟不兩傷，是以死也。不比傷寒傳經之邪，經盡再傳，反無害也。《鍼經》云善鍼者以左治右，以右治左。夫人身之穴，左右同也，乃必互換爲治，推之上下，莫不皆然，於往還之機，益明矣。

又問曰：半身不遂之病，原有左右之分，豈左右分屬之後，病遂一往不返乎？而治之迄無成效者，何也？答曰：風與痰之中人，各隨所造，初無定體。病成之後，亦非一往不返也。蓋有往有復者，天運人事病機，無不皆然。如風者四時八方之氣，從鼻而入，乃天之氣也；痰者五穀百物之味，從口而入，脾腎之濕所結，乃地之氣也。勢本相遼，亦常相兼〔一〕，全似内傷之與外感，每夾雜而易炫，故風勝者先治其風，痰勝者先治其痰，相等則治風兼治痰。此定法也。《内經》云：風之中人也，先從皮毛而入，次傳肌肉，次傳筋脈，次傳骨髓。故善治者，先治皮毛，其次治肌肉。由此觀之，乃從右而漸入於左也。皮毛者，右肺主之；肌肉者，右胃主之；筋脈者，左肝主之；骨髓者，左腎主之。從外入者轉入轉深，故治皮毛、治肌肉，不使其深入也。又曰：濕之中人也，先從足始，此則自下而之上，無分於左右者也。但内風素勝之人，偏與外風相召；内濕素勝之人，偏與外濕相召。内風之人，大塊之噫氣未動，而身已先惕〔二〕；内濕之人，室中之礎磉未潤，而體已先重。是以治病必從其類也。從外入者，以漸而驅之於外；從下上者，以漸而驅之於下。若任其一往不返，安貴其爲治乎。

又問曰：從外入者，驅而之外；從下上者，驅而之下，驟聞令人爽然，不識古法亦有合歟？答曰：此正古人已試之法，但未挈出，則不知作者之意耳。如治風用大小續命湯，方中桂、附、苓、朮、麻、防等藥，表裏龐雜，今人見爲難用。不知用附、桂者，驅在裏之邪也；用苓、朮者，驅在中之邪也；而用痲、防等表藥獨多者，正欲使内邪從外而出也。至於病久體虚，風入已深，又有一氣微汗之法，一旬微利之法，平調半月十日，又微微驅散，古人原有規則也。至於治痰之規則，不見於方書。如在上者，用瓜蒂散、梔豉湯等方；在左者，用龍薈丸；在右者，用滾痰丸，以及虚人用竹瀝達痰丸，沉寒錮冷用三建湯之類，全無奥義，豈得心應手之妙，未可傳之紙上耶。吾今爲子輩傳之。蓋五味入口，而藏於胃。胃爲水穀之海，五臟

〔一〕亦常　錫環堂本均作「亦嘗」。
〔二〕惕　三味書局本作「作」。

六腑之總司。人之飲食太過，而結爲痰涎者，每隨脾之健運而滲灌於經隧，其間往返之機，如海潮然，脾氣行則潮去，脾氣止則潮回。所以治沉錮之法，但取辛熱，微動寒凝[一]，已後止而不用，恐痰得熱而妄行，爲害不淺也。不但痰得熱而妄行，即脾得熱而亦過動不息，如潮之有去無回，其痰病之決裂，可勝道哉。從來服峻補之藥者，深夜亦欲得食，人皆不知其故，反以能食爲慶，曾不思愛惜脾氣，令其晝運夜息，乃可有常。況人身之痰，既由胃以流於經隧，則經隧之痰，亦必返之於胃，然後可從口而上越，從腸而下達，此惟脾氣静息之時，其痰可返。故凡有痰症者，早食午食而外，但宜休養。脾氣不動，使經隧之痰得以返之於胃，而從胃之氣上下，不從脾之氣四迄，乃爲善也。試觀人痰病輕者，夜間安卧，次早即能嘔出泄出。痰病重者，昏迷復醒，反能嘔出泄出者，豈非未曾得食，脾氣静息而予痰以出路耶？世之喜用熱藥峻攻者，能知此乎？噫。天下之服辛熱而轉能夜食者，多矣，肯因俚言而三思否？

胡卣臣先生曰：知之深，故言之詳。然皆根據《内經》，而非創説。又自有神悟，而非襲説。予向者極嘆服王宇泰、繆仲淳，直是齊人知管晏耳。

治葉茂卿小男奇症效驗並詳誨門人

葉茂卿乃郎出痘未大成漿，其殼甚薄，兩月後尚有著肉不脱者。一夕腹痛，大叫而絶。余取梨汁入温湯灌之，少甦。頃腹痛絶，灌之又甦。遂以黄芩二兩煎湯，和梨汁與服，痛止。令製膏子藥頻服，不聽。

［一］寒凝　錫環堂本及三味書局本均作「寒痰」。

其後忽肚大無倫，一夕痛叫，小腸突出臍外五寸，交紐各二寸半，如竹節壺頂狀，莖物絞摺長八九寸，明亮如燈籠，外症從來不經聞見，余以知之素審，仍爲治之。以黄芩、阿膠二味，日進十餘劑，三日後始得小水，五日後水道清利，臍收腫縮而愈。門人駭而問曰：此等治法，頑鈍一毫莫解。乞明示用藥大意。答曰：夫人一身之氣，全關於肺。肺清則氣行，肺濁則氣壅。肺主皮毛，痘不成漿，肺熱而津不行也。殼著於肉，名曰甲錯。甲錯者多生肺癰。癰者壅也，豈非肺氣壅而然與？腹痛叫絶者，壅之甚也。壅甚則並水道亦閉，是以其氣横行於臍中，而小腸且爲突出。至於外腎弛長，尤其剩事矣。吾用黄芩、阿膠清肺之熱，潤肺之燥，治其源也。氣行而壅自通，源清斯流清矣。緣病已極中之極，惟單味多用，可以下行取效，故立方甚平，而奏功甚捷耳。試以格物之學，爲子廣之。凡禽畜之類，有肺者有尿，無肺者無尿，故水道不利而成腫滿，以清肺爲急。此義前人闡發不到，後之以五苓、五皮、八正等方治水者，總之未悟此旨。至於車水放塘，種種劫奪膀胱之劑，則殺人之事矣，可不辨之於蚤歟。

趙我完孝廉次郎，秋月肺氣不能下行，兩足腫潰，而小水全無，臍中之痛，不可名狀，以手揉左，則痛攻於右，揉右則痛攻於左。當臍操熨，則滿臍俱痛，叫喊不絶。利水之藥，服數十劑不效。用敷臍法，及單服琥珀末至兩許，亦不效。昌見時彌留已極，無可救藥矣。傷哉。

胡卣臣先生曰：凡求同理者，必不求同俗。嘉言之韜光鏟采，寧甘訕謗，曾不令人窺識者，無意求之而得，聞之而有不心折者耶。

議沈若兹乃郎腸澼危症並治驗

沈若兹乃郎，因痘後食物不節，病瀉。瀉久脾虚，病瘧。遂爾腹痛脹大，三年來服消導藥無算，腹脹及瀉利總不愈。去歲迎醫，服參苓白朮稍效，醫去仍復如故。病本腹脹，更兼腸澼。腸澼者，大腸之氣，空洞易走。胃中傳下之物，總不停蓄〔一〕，澼出無度，腥水不臭，十中五死、五生之症也。今則病勢轉深，又加四逆矣。暮熱朝涼，一逆也；大渴引湯救急，二逆也；氣喘不能仰睡，三逆也；多汗煩躁不寧，四逆也。無病人腹中之氣，運轉收攝，是以身體輕快，大便省約。今爲久瀉，遂至氣散不收。腹之脹，腸之鳴，便出之不自知，皆此故也。氣既散而不收，又服行氣利水之藥，不愈增其散乎。無病人身中營衛，兩無偏勝，故陽勝則發熱，陰勝則惡寒。病瘧之時，寒熱交作，猶是陰陽互戰，迨瀉久亡陰，整夜發熱，一綫之陰，爲陽所乘，求其相戰，不可得矣。內水虧竭，燎原之火自焚，不得不引外水以濟急。然有形之水，不足以製無形之火，徒增脹瀉，而重傷其陰氣耳。醫不清其源，以香燥之藥，助火劫陰。加官桂、肉豆蔻等類，用之誤矣。夫男子氣海在於臍下，乃元氣之舍，性命之根也。久瀉則真氣亦散，勢必上干清道，而不下行，鼻中鼾鼾有聲，不能仰臥，是其徵也。夫此已散之氣，必不能復歸其處，但冀未散之氣，不致盡散則可耳。屢服木香、檳榔、蘇子、腹皮、厚朴等降氣之藥，尤誤之誤也。至於汗出煩躁，則陰氣虛盡，孤陽亦不能久留之兆也。總如歲運，有溫熱無寒涼，有生長無收藏，人物其免夭札疵癘乎？於此而圖旋轉之功，亦難之難矣。若兹見案，轉托戚友，強懇用藥，因以清燥潤肺爲主，阿膠、地黃、門冬等類同蜜熬膏三斤，渠男三年爲藥所苦，得此甘味，稱爲糖也。日爭十餘次服之，半月藥盡，遂至大效。身涼氣平，不渴、不煩、不瀉，諸症俱退，另製理脾藥末善後，全愈。

胡卣臣先生曰：久瀉而用潤藥，與症相反，而究竟相宜。議病時先闢三種治法之誤，已隱隱見大意

〔一〕停蓄　三味書局本作「停留」。

矣。與吴吉長乃室治驗參看自明。

辨治楊季登二女奇症奇驗

楊季登二女，俱及笄將字。長女病經閉年餘，發熱食少，肌削多汗，而成癆怯。醫見汗多，誤謂虛也，投以參、朮，其血愈錮。余診時見汗出如蒸籠氣水，謂曰此症可療處，全在有汗。蓋經血內閉，止有從皮毛間透出一路，以汗亦血也。設無汗而血不流，則皮毛乾槁而死矣。宜用極苦之藥，以斂其血入內，而下通於衝脈，則熱退經行，而汗自止，非補藥所能效也。於是以龍薈丸日進三次。月餘忽覺經血略至，汗熱稍輕，姑減前丸，祇日進一次。又一月，經血大至，淋漓五日，而諸病全瘳矣。

第二女亦病多汗，食減肌削。診時手間筋掣肉顫，身倦氣怯。余曰：此大驚大虛之候，宜從温補者也。遂於補劑中多加茯神、棗仁，投十餘劑，全不對病。余爲徘徊治法，因自訐曰：非外感也，非内傷也，非雜症也，虛汗振掉不寧，能受補藥而病無增減，且閨中處子，素無家難，其神情渾似喪敗之餘，此曷故耶？忽而悟曰：此必邪祟之病也。何爲其父不言，甚有可疑。往診問其面色，曰：時赤時黄。余曰：此症確有邪祟，附入臟肺，吾有神藥可以驅之。季登纔曰：此女每晚睡去，口流白沫，戰慄而絶，以薑湯灌至良久方蘇，挑燈侍寢防之，亦不能止。因見所用安神藥甚當，兼恐婿家傳聞，故不敢明告也。余曰：何不蚤言？吾一劑可愈。乃以犀角、羚羊角、龍齒、虎威骨、牡蠣粉、鹿角霜、人參、黄芪等藥合末，令以羊肉半斤，煎取濃汁三盞，盡調其末，一次服之。果得安寢，竟不再發。相傳以爲神異。余蓋以祟附於身，與人之神氣交持，亦逼處不安，無隙可出，故用諸多靈物之遺形，引以羊肉之羶，俾邪祟轉附骨角，移從大便而出，倣上古遺精變氣祝繇遺事，而充其義耳。

吾鄉熊仲紓先生幼男去疾，髫齡患一奇症，食飲如常，但脈細神呆，氣奪色夭。仲翁曰：此何病也？余曰：病名淹牒，《左傳》所謂近女室晦，即是此病。彼因近女，又遭室晦，故不可爲。令郎受室晦之邪，而未近女，是可爲也。即前方少加牛黄丸，服旬日而安。今壬午，去疾已舉孝廉矣。

胡卣臣先生曰：辨症用藥，通於神明，究莫測其涯涘。

直叙顧諟明二郎三郎布痘爲宵小所誤

顧諟明公郎種痘，即請往看。其痘苗淡紅磊落，中含水色，明潤可愛，且顆粒稀疏，如晨星之麗天。門下醫者，先已誇爲狀元痘，昌未知也。躊躇良久，明告曰：此痘熱尚未退，頭重頸軟，神躁心煩，便泄青白，全是一團時氣外感，兼帶内虚，若用痘門通套藥，必危之道也。諟明毫不動念。適值二尹請同挨戶查賑饑民，出街親董其事。余忙造其契戚家，謂曰：我觀諟明公郎在家布痘，而精神全用於賑饑，雖仁人長者之事，然此等處他人可代，乃自任不辭。明明言之，絶不回顧，此必有醫者誇美獻諛，而信之篤耳。不然，豈有倒行逆施之理哉。此痘必得一二劑藥，先退其外感，則痘不治自痊。若遲二三日，緩無及矣。相煩速往朝陽門内外追尋，直述鄙意。其戚聞言即往。余亦回寓修書投之，其辭激切，不避嫌疑。傍晚一僕攜回書至，擲於几上，忿忿而去。余以爲諟明之見責也。拆視則云，尊翁大人必欲得方，始肯服藥。余即定一方，並詳論方中大意，令僮輩賚送。僮輩竊謂余之不智也，一日三四次奔走大人之門，是自忘其耻辱矣。吁嗟。余豈不自愛？但當羣小蒙蔽時，倘得一撥立轉，所全頗鉅。於是親送其方至門，則内戶已扃，閽人收之，次早送進。余暗地獨行，往返六里，以圖心安。次日再托其戚，促之進藥，則云既是狀元痘，何必服藥耶。此後即欲一造其庭，末由矣。吁嗟。朝廷之上，任者議者，不妨互用。使余得與其側，此兒即不服藥，亦必無死法。蓋感症在身，而以蝦魚鷄笋發痘之物雜投，誤上加誤，適所以促其亡耳。纔至六日而壞，正應感症壞期。若痘出既美，即有意外變症，亦在半月一月矣。越二日，三公郎即發熱布痘，仍夾時氣外感，仍用前醫，仍六日而壞。旬日間兩兒爲一醫所殺。諟明引爲己辜，設局施藥於城隍廟。余偶見之，蹙然曰：盛德之人，恐懼修省，皇天明神，豈無默庇。然賞善自應罰惡，而殺兒之醫，寧無速奪其算耶。一夕此醫暴亡，余深爲悚惕。然尚有未暢者，左右之宵人，未蒙顯誅也。

胡卣臣先生曰：讒諂蔽明，邪曲害正，今古一轍，而幽憤所至，真足以動鬼神之吉凶。

論劉筠枝長郎失血之症

筠翁長郎病失血，歲二三發。其後所出漸多，咳嗽發熱，食減肌削，屢至小康，不以爲意。夏秋間偶發寒熱如瘧狀，每夜達曙，微汗始解。嗣後寒熱稍減，病轉下利。醫謂其虚也，進以參、朮，胸膈迷悶，喉音窒塞，服伏苓、山藥，預收紅鉛末，下黑血塊數升，胸喉頓舒，面容亦轉。筠翁神之，以爲得竹破竹補之法也。加用桂、附二劑，於是下利一晝夜十數行，飲食難入，神識不清，病增沉劇。僕診其脾脈大而空，腎脈小而亂，肺脈沉而伏。筠翁自謂知醫，令僕疏方，並問此爲何症。僕曰：此症患在亡陰，況所用峻熱之藥，如權臣悍帥，不至犯上無等不已。行期在立冬後三日。以今計之，不過信宿，無以方爲也。何以言之？《經》云：暴病非陽，久病非陰。則數年失血，其爲陽盛陰虚無疑。況食減而血不生，漸至肌削而血日槁。虚者益虚，盛者益盛，勢必陰火大熾，上炎而傷肺金，咳嗽生痰，清肅下行之令盡壅。由是腎水無母氣以生，不足以蔭養百骸，柴栅瘦損。每申酉時洒淅惡寒，轉而熱至大明，微汗始退。政如夏日炎蒸，非雨不解。身中之象，明明有春夏無秋冬。用藥方法，不亟使金寒水冷以殺其勢，一往不返矣。乃因下利誤用參朮補劑，不知肺熱已極，止有從皮毛透出一路。今補而不宣，熱必移於大腸，所謂肺移熱於大腸，傳爲腸澼者是也。至用紅鉛末下黑血者，蓋陽分之血，隨清氣行者，久已嘔出。其陰分之血，隨濁氣行至胸中，爲膜原所蔽，久瘀膈間者，得經水陰分下出之血，引之而走下竅，聲應氣求之妙也。久積頓寬，面色稍轉，言笑稍適者，得其下之之力，非得其補之之力也。乃平日預蓄此藥，必爲方士所惑。見爲真陽大藥，遂放膽加用桂、附燥熱，以盡劫其陰，惜此時未得止之。今則兩尺脈亂，火熸而泉竭；脾胃脈浮，下多陰亡，陽無所附，肺脈沉伏，金氣縮斂不行；神識不清，而魄已先喪矣。昔醫云：亂世溷濁，有同火化。夫以火濟火，董、曹乘權用事，漢數焉得不終耶。

胡卣臣先生曰：論症論藥，俱從卓識中流出，大有關係之作。

論錢小魯嗜酒積熱之症

錢小魯，弈秋之徒也，兼善飲，每弈必飲，飲必醉，歲無虛日。辛巳秋，浩飲晚歸，嘔吐、寒熱兼作，骨節煩疼，醫以時行感冒表散藥治之，不愈。更醫知爲酒毒，於寒涼藥中用熱藥爲嚮導，治之亦不愈。臥床二十餘日，始請余診。其脈洪大促急，身耎，着席不能動展，左腿痛如刀刺，鼻煤，從病起至是總未大便，此癰疽之候也。歸語兩門人，王生欣然有得，曰：迄今燥金司令，酒客素傷濕熱，至此而發。金盛則木衰，是以筋骨疼痛，而不能起於床。臟燥則腑亦燥，是以津液乾枯，而大腸失其潤。以清金潤燥治之可矣。吴生曰：不然，酒毒大發，腸胃如焚，能俟掘井取水乎？是必以大下爲急也。余曰：下法果勝，但酒客胃氣素爲多嘔所傷，藥入胃中，必致上涌，不能下達，即敷臍導腸等法，無所用之。掘井固難，開渠亦不易，奈何奈何？吾爲子輩更開一竇。夫酒者清洌之物，不隨濁穢下行，惟喜滲入者也。滲入之區，先從胃入膽，膽爲清淨之府，同氣相求故也。然膽之攝受無幾，其次從胃入腸，膀胱滲之，化溺爲獨多焉。迨至化溺，則所存者酒之餘質，其烈性實惟膽獨當之。每見善飲者，必淺斟緩酌，以俟腹中之滲，若連飛數觥，有傾囊而出耳。是以酒至半酣，雖懦夫有揮拳罵座之膽，雖窶人有千金一擲之膽，雖狷士有鑽穴踰垣之膽，甚至凶徒有撫劍殺人之膽，以及放浪形骸之流，且有一飲數斛，不顧餘生之膽。以小魯之赤貧，而膽不喪落者，夫非藉資於酒乎。其受病實有較他人不同者。蓋膽之腑，原無輸瀉。膽之熱，他人可移於腦，濁涕從鼻竅源源而出，亦少殺其勢。若小魯則陽分之陽過旺，陽分之陰甚衰，髮鬢全無，直似南方不毛之地，熱也極矣，肯受膽之移熱乎？幸其頭間多汗，腦熱暗洩，不爲大患。乃膽熱既無可宣，又繼以酒之熱，時之燥，熱淫内熾，脈見促急，幾何不致極憊耶。故膽之熱汁滿而溢出於外，以漸滲於經絡，則身目皆黄，爲酒癉之病，以其滲而出也。可轉驅而納諸膀胱，從溺道而消也。今獨攻環跳之穴，則在膽之本屬無可驅矣。且其步履素爲此穴所苦，受傷已久，氣離血散，熱邪彌滿留連，服藥縱多，有拒而不納耳，何能取效。即欲針之，此久傷之穴，有難於抉瀉者。設遇良工如古人輩，將何法以處此乎？吾更有慮焉。有身以後，全賴穀氣充養。穀氣即元氣也。穀人素少之人，又即藉酒爲元氣。今以病而廢飲，何所恃爲久世之資耶。吾諦思一法，先搐腦中黄水出鼻，次針膽穴之絡腦間者數處，務期膽中之熱移從腦鼻而出。庶乎環跳穴中，結邪漸運，而腸胃之枯槁漸回，然後以瀉膽熱之藥入酒中，每日仍痛飲一醉，飲法同而酒性異，始得陰行而妙其用。蓋其以生平之偏，造爲堅壘，必藉酒轉爲嚮導，乃克有濟也，豈清金潤燥與下奪之法，能了其局乎。兩生踴躍曰：蒙誨治法，令人心地開朗，請筆之以志一堂授受之快。録此付渠子，令送商顧幼疏孝廉求救，小魯竟阻之。或以余言爲不然耶。

胡卣臣先生曰：先寫全神，後論治法，大是奇觀。

面論李繼江痰病奇症

李繼江三二年來嘗苦咳嗽生痰，胸膈不寬。今夏秋間臥床不起，瀕亡者再。其人以白手致素封，因無子自危，將家事分撥，安心服死。忽覺稍安，亦心死則身康之一徵也。未幾仍與家事，其病復作。然時作時止，疑爲不死之病也。聞余善議病，托戚友領之就診。見其兩頤旁，有小小壘塊數十高出，即已識其病之所在。因許〔一〕之曰：爾爲何病？曰：咳嗽。曰：嗽中情狀，試詳述之。曰：内中之事，愚者弗知，是以求明耳。余爲哂曰：爾寒暑飢渴，悉不自知耶。覩爾脈盛筋強，必多好色，而喜任奔走，本病宜發癰疽，所以得免者，以未享膏粱之奉，且火𦤎一動，便從精孔洩出耳。然雖不病癰，而病之所造，今更深矣。爾胸背肩髃間巉巖如亂石插天，櫛比如新笋出土，嵌空如蜂蓮之房，芒鋭如棘栗之刺，每當火動氣升，痰壅緊逼之時，百苦交煎，求生不生，求死不死，比桁楊之罪人十倍過之，尚不自知耶。渠變容頓足而泣曰：果實如此，但吾説不出，亦無人説到耳。昔年背生癰癤，幸未至大害。然自癤愈，咳嗽至今，想因誤治所成，亦未可知。余曰：不然。由爾好色作勞，氣不歸元，騰空而上，入於肝肺散葉空隙之間，膜原之内者，日續一日，久久漸成熟路，祗俟腎氣一動，千軍萬馬，乘機一時奔輳，有入無出，如潮不返海。潮兼天湧至，儻後潮不息，則前古今寃於此病者，不知其幾。但爾體堅堪耐，是以病至太甚，尚自無患，不然者久已打破崑崙關矣。爾宜歸家休心息神，如同死去，俾火不妄動，則痰氣不爲助虐，而胸背之堅壘，始有隙可入。吾急備藥，爲爾覆巢搗穴，可得痊也。渠駭然以爲遇仙，托主僧請以五金搆藥，十金爲壽而去。次日復思

〔一〕許　錫環堂本及三味書局本均作「許」。

病未即死，且往鄉徵租，旬日襄事，搆藥未遲。至則因勞陡發，暴不可言，痰出如泉，聲響如鋸，面大舌脹，喉哽目突，二日而卒於鄉，真所謂打破昆崙關也。其人遇而不遇，亦顧家不顧身之炯戒矣。治法詳陰病論。

胡卣臣先生曰：論病從外灼内，因流識源，精鑿全非影響。

吴添官乃母厥巔疾及自病真火脱出治驗

吴添官生母，時多暴怒，以至經行復止。入秋以來，漸覺氣逆上厥，如畏舟船之狀，動輒暈去，久久卧於床中，時若天翻地覆，不能強起，百般醫治不效。因用人參三五分，略寧片刻。最後服至五錢一劑，日費數金，意圖旦夕苟安，以視稚子，究竟家産盡費，病轉凶危。大熱引飲，腦間有如刀劈，食少瀉多，已治木無他望矣。聞余返婁，延診過，許以可救，因委命以聽焉。余以怒甚則血菀於上，而氣不返於下者，名曰厥巔疾。厥者，逆也；巔者，高也。氣與血俱逆於高巔，故動輒眩暈也。又以上盛下虚者，過在少陽。少陽者，足少陽膽也。膽之穴皆絡於腦，鬱怒之火，上攻於腦，得補而熾，其痛如劈，同爲厥巔之疾也。風火相煽，故振摇而熱蒸；木土相凌，故艱食而多瀉也。於是會《内經》鐵落鎮墜之意，以代赭石、龍膽草、蘆薈、黄連之屬，降其上逆之氣；以蜀漆、丹皮、赤芍之屬，行其上菀之血；以牡蠣、龍骨、五味之屬，斂其浮游之神。最要在每劑藥中，生入猪膽汁二枚。蓋以少陽熱熾，膽汁必乾，亟以同類之物濟之，資其持危扶顛之用。病者藥一入口，便若神返其舍，忘其苦口，連進十數劑，服猪膽二十餘枚，熱退身凉，飲食有加，便瀉自止，始能起床行動數步，然尚覺身輕如葉，不能久支。僕恐藥味太苦，不宜多服，減去猪膽及蘆、龍等藥，加入當歸一錢，人參三分，薑棗爲引，平調數日而全愈。母病愈，而添官即得腹痛之病，徹夜叫喊不絶，小水全無。以茱連湯加元胡索投之始安。又因傷食復反，病至二十餘日，肌肉瘦削，眼胞下陷，纔得略再。適遭家難，症變壯熱，目紅腮腫，全似外感有餘之候。余知其爲激動真火上焚，令服六味地黄加知蘖三十餘劑，其火始退。退後遍身瘡痍黄腫，腹中急欲得食，不能少耐片頃，整日哭煩。余爲勉慰其母曰：旬日後腹稍充，氣稍固，即不哭煩矣。服二冬膏而全瘳。此母子二人，皆極難辨治之症，竟得相保，不亦快哉。

胡卣臣先生曰：二病最多，此案深足嘉惠來學。

論體盛絶孕治法

一友繼室夫人，身體肥盛，經候雖調，從未孕育。令僕定方而施轉移化機之藥，雖從古醫書所未載，然可得言也。蓋山之不可葬者五：童、斷、過、石、獨。縱有明師，無所施其剪裁。以故女之不可孕，如方書所誌生稟之殊，非人工所能改移者，可不更論。若夫生稟不殊，但爲形軀所累，而嗣孕終不乏者，古今來不知凡幾。第夫婦之愚，天然湊合之妙，雖聖神有不能傳者，所以方書闕焉未備耳。僕試言之：地之體本重厚，然得天氣以苞舉之，則生機不息。若重陰沍寒之區，天日之光不顯，則物生實罕。人之體中肌肉豐盛，乃血之榮旺，極爲美事。但血旺易至氣衰，久而彌覺其偏也。夫氣與血，兩相維附，何以偏衰偏旺耶？蓋氣爲主，則血流；血爲主，則氣反不流。非真氣之衰也，氣不流有似於衰耳。所以一切補氣之藥，皆不可用；而耗氣之藥，反有可施。緣氣得補則愈錮，不若耗之以助其流動之勢，久而久之，血仍歸其統握之中耳。湖陽公主，體肥受孕，然不能産也。進諸御醫商之，得明者定一傷胎之方，服數十劑，而臨産始得順利，母子俱無災害。蓋肥滿之軀，胎處其中，全無空隙，以故傷胎之藥，止能耗其外之血肉，而不能耗其内之真元也。此用藥之妙也。僕倣是意而製方，預爲受胎之地，夫豈無術而杜撰乎。然而精誠之感，貫於金石，女之宜男者，先平其心，心和則氣和，氣和則易於流動充滿也。其次在節食，仙府清肌，恒存辟穀。宫中細腰，得之忍飢。志壹動氣，何事不成耶？而且爲齋心積德，以神道之教，補藥餌之不逮，有不天人叶應者乎。僕於合浦求珠，藍田種玉之舉，而樂道之。

胡卣臣先生曰：觀此一論，不必問方，而已得其意之所存，破盡尋常窠臼矣。奇創奇創。

華太夫人餌朮方論

天御孝廉太夫人，宿有胸膈氣脹小恙，近臻勿藥矣。孝廉膝下承歡，不以三公易一日者，今而後喜可知也。然以太夫人福體凝重，惟恐日增一日，轉爲暮年之累。欲僕訂方，及早圖之。僕不覺悚然而動於衷，曰：孝廉未嘗習醫，乃思治未病消未萌，何其深於醫旨若是，以知子道之貫徹者，無微不入矣。《經》曰：陰精所奉者，其人壽。太夫人陰血有餘，即年過百歲而形不衰，此可不問而知者。然形盛須克之以氣，而氣者漸衰漸耗之物，必欲兩得其平，所藉於藥力不少耳。况氣復有陰陽之别，身半已上陽主之，身半已下陰主之。陰氣過盛而乘陽位，則胸膈脹悶不舒，所謂地氣上爲雲者是也。雲生而天地之寥闊，頃刻窒塞矣，故陰氣不可盛也。陰氣盛，勢不得不用耗散之藥。氣日耗，則體日重，又不能兼理之術也。湖陽公主以體盛難産，御醫爲製枳殼、厚朴等耗氣之藥，名曰瘦胎散，亦以當其壯年耳。若夫年高氣弱之時，而可堪其耗散乎。我儀圖之。至人服天氣而通神明，祇此一語，足爲太夫人用藥之準矣。蓋天食人以五氣者也，地食人以五味者也。以地之味養陰，不若以天之氣養陽。藥力既久，天氣運而不積，挈地氣以周旋，所謂載華嶽而不重者，大氣舉之之謂也。方用茅山蒼朮一味，取其氣之雄烈，可驅陰邪而通天氣。《本草》列之上品，《仙經》號爲山精者，誠重之也。每歲修事五七斤，每早百沸湯吞下三錢，秋月止服二錢，另用天門冬一錢，煎湯吞下。初服一兩月，微覺其燥，服至百日後，覺一日不可闕此矣。服之一年，身體輕健。

服之三年，步履如飛。黑夜目中有光，可燭幽隱。所謂服天氣而通神明者，其不誣如此。食物諸無所忌，但能稍遠肥甘。白飯香蔬苦茗，種種清勝尤妙。餌朮以後，身健無病，今服三十餘斤矣。

胡卣臣先生曰：此成方也，用之通天氣以苞舉乎地，覺製方之人，未必辦此。

陸子堅調攝方論

子堅玉體清和，從來無病。邇因外感之餘，益以飢飽内傷，遂至胸膈不快，胃中隱隱作痛，有時得食則已，有時得食反加。大便甚艱，小水不暢。右關之脈，乍弦乍遲，不得調適〔一〕，有似錮疾之象。用藥得當，驅之無難。若歲久日增，後來必爲大患。大意人身胃中之脈，從頭而走於足者也；胃中之氣，一從小腸而達於膀胱，一從小腸而達於大腸者也。夫下行之氣，濁氣也。以失調之故，而令濁氣亂於胸中，干其清道，因是窒塞不舒。其始本於病時，胃中津液，爲邪火所爍，至令津液未充〔二〕，火勢内蘊，易於上燎，所以得食以壓其火則安。然邪火熾，則正氣消。若食飲稍過，則氣不能運轉其食，而痛亦增，是火不除則氣不復，氣不復則胃中清濁混亂，不肯下行，而痛終不免也。病屬胃之下脘，而所以然之故，全在胃之中脘。蓋中者，上下四傍之樞機。中脘之氣旺盛有餘，必驅下脘之氣，人於大小腸，從前後二陰而出，惟其不足，所以反受下脘之濁氣而撓指也。夫至人之息以踵，呼之於根，吸之於蒂者也。以濁氣上干之故，究竟吸入之氣，艱於歸根。且以痛之故，而令周身之氣，凝滯不行，亦非細故也。爲訂降火生津下氣止痛一方，

〔一〕不得　錫環堂本及三味書局本均作「不相」。
〔二〕至令　錫環堂本及三味書局本均作「至今」。

以爲常用之藥。尚有進者，在先收攝腎氣，不使外出，然後濁氣之源清，而膀胱得吸引上中二焦之氣以下行，想明哲知所務矣。

胡卣臣先生曰：言一病即知其處。既知其處矣，又知其上下正反之因，猶珠玉之光，積而成炤，非有意映重淵連赤極也。

與黄我兼世兄書

尊夫人驚痰堵塞竅隧，肝肺心包絡間，無處不有，三部脈虚軟無力，邪盛正衰，不易開散。有欲用涌劑稍吐十分之三，誠爲快事。弟細籌之，此法殆不可行。蓋涌法政如兵家劫營之法，安危反掌，原屬險道，況痰迷不過片晌耳。設以涌藥投之，痰纔一動，人即暈去，探之指不得入，咽之氣不能下，藥勢與病勢相扼，轉致連日不甦，將若之何？無已，如丹溪所云，懼吐者宜消息下之乎。不知竅隧之痰，即導之下行，萬不能導，徒傷脾氣，痰愈窒塞，此法亦不可用也。爲今之計，確以理脾爲先。脾氣者，人身健運之陽氣，如天之有日也。陰凝四塞者，日失其所；痰迷不省者，脾失其權耳。理脾則如烈日當空，片雲纖翳，能掩之乎？其次莫如清肺。肺爲將帥之官，氣清則嚴肅下行。氣下行，則痰之藉爲堅城固壘者，方示以瑕而可用其攻擊之力，所謂攻堅則瑕者亦堅，攻瑕則堅者亦瑕是也。今四末腫麻，氣壅已甚，尤不可不亟亟矣。其理脾之法，須藥餌與飲食相參，白飯、香蔬、苦茗，便爲佳珍，不但滑膩當禁，即粥亦不宜食，以粥飲之結爲痰飲易易耳。不但雜食當禁，即飯食亦宜少減，以脾氣不用以消穀，轉用之消痰，較藥力萬萬耳。其辛辣酒脯，及煎煿日爆之物，俱能傷肺，並不宜食。至於用藥，弟自有節次矩矱，俟日漸輕安，來春方奏全愈也〔一〕。緣此病人不識治，前賢亦未見高出手眼。弟思之累日，竊以爲要領在是。所以必欲持久者，與金城方略同。意且先除協從，後殲巨魁，自勢所不易捷得之事，惟台兄裁酌進教，毋謂小恙過矜，迂遠不切。幸孔幸孔。

驚痰之來，始於肝膽。冬月木氣歸根〔二〕，不敢攻治，故但以理脾藥平調。必至春月木旺，纔用四君子湯加龍膽草、蘆薈、代赭石、黄連、青黛等藥爲丸，服之，痰迷之症，果獲全瘳。此後不發。

胡卣臣先生曰：情形方略，指畫無遺，古名將中求其人，不可多得也。

辨黄鴻軒臂生癰癤之症並治驗

黄鴻軒手臂忽生癰癤，蔓腫無頭，痛極莫耐。外科醫者，咸謂熱毒所致。揆之平素，淡泊明志，寧靜居心，絶無生熱致毒之因，究莫識其所起也。尊公我兼，謂昌善議病，盍捨樽俎而一代庖人乎。昌曰：吾議此症，請先爲致賀，後乃言之。瘡瘍之起，莫不有因。外因者，天行不正之時毒也，起居傳染之穢毒也；內因者，醇酒厚味之熱毒也，鬱怒横決之火毒也。治火毒與治諸毒，原自天淵。蓋火與元氣，勢不兩立，以寒凉折之，則元氣轉漓矣。鴻軒於四者總無其因，不問知爲胎毒之餘也。凡人禀受天地之氣，有清濁之不同，惟純粹以精之體，其福澤壽算，俱不可限量。然從父母搆精而有身，未免夾雜慾火於形骸，所賴者，惟在痘瘡一舉，暗將所藏慾火，運出軀外，復其粹精之恒體，如鑛金相似，必經紅爐煆煉，而渣滓與精

〔一〕愈　原作「最」，據錫環堂本、三味書局本改。
〔二〕木氣　三味書局本作「水氣」。

瑩，始分之爲兩。吾嘗以此法觀出痘者之眸子，七八日後，眼開之時，黑白分明者，精金也；赤筋紅膜包裹者，混金也。至於瞳人模糊，神光不現，則全非金矣。鴻軒幼時出痘太多，元氣不能充灌，又爲雜症所妨，臟腑中之火毒雖盡，而軀殼間之留滯猶存，所以痘癰之發，必於手足之委中、曲池者，則以零星小毒，無處可容，而潛避於呼吸難到之處耳。今之癰癤，正當委中之穴，其爲痘毒何疑。毒伏肘腋之下，原無所害，但粹精之體，微有夾雜，是亦寶鑒之纖塵，白璧之微纇也。日者太和元氣，充滿周身，將十五年前之餘滓，盡欲化爲膿血而出。他人見之爲毒，吾蚤已卜其爲興者機矣。豈有暢於四肢而不發於事業者哉。治法外用馬齒莧熬膏，攻之速破；內用保元湯，托之盡出。仍以痘癰門藥爲治，即日自當痊愈，必不似瘡毒之曠日持久。但不識症，而以治瘡毒寒凉瀉火諸藥投之，適以增楚貽患耳。孰謂外科小恙，可無樽俎折衝之人耶。如法治之，潰出膿水甚多，果不用生肌長肉而自愈。

胡卣臣先生曰：以慧心辨症，竟出恒理，而降衷所以不齊，受衷所以相遠之故，盡逗毫端。治火一法，鑛金一喻，驗目一談，種種指示，俱足令人心開神爽。

論士大夫喜服種子壯陽熱藥之誤

人生有性分之樂，有勢分之樂，有形體康健之樂。性分之樂，四時皆春，萬物同體。雖環堵蕭然，而樂在也；雖五官弗備，而樂在也；雖夷狄患難，而樂亦在也。谿山風月，有我便是主人；木石禽魚，相親悉爲好友。何取溺情枕蓆，肆志淫佚也哉。即造物小兒，無所施其播弄矣。至於勢分之樂，與康健難老之樂，惟福厚者，始兼有之。蓋得貴之與得壽，其源若有分合兩途，少年芼樸不凋，此壽基也，而嫌其精采不露；髫齔機神流動，此貴徵也，而嫌其渾敦太鑿。此其間半予天，半予人，而後天奉若之功，不知費幾許小心，然後可凝休而永命。故在得志以後，既知此身爲上天托畀之身，自應葆精嗇神，以答天眷。若乃女愛畢席，男歡畢輸，竭身中之自有，而借資於藥餌，責效於眉睫，致宵小無知之輩，得陰操其禍人之術，以冀捷獲，雖前代之覆轍皆然，而今時爲益烈矣。蓋今者雍熙之象，變爲繁促。世運已從火化，復以躁急之藥濟之，幾何不喪亡接踵乎。此道惟岐、黄言之甚悉，但仕宦家不肯細心究討耳。其云：凡陰陽之道，陽密乃固，兩者不和，如春無秋，如冬無夏，是故因而同之，是謂聖度。此段經文，被從前注解埋没，不知乃是明言聖人於男女之際，其交會之法度，不過使陽氣秘密，乃得堅固不泄耳。然而陰陽貴相和，有春無秋，是無陰也；有冬無夏，是無陽也。所以聖人但調其偏，以歸和同，允爲交會之法度而已。夫聖人太和元氣，生機自握。我觀夫調琴弄瑟，考鐘伐鼓，雖閨壺之性情克諧，而况於己身之血氣；禮陶樂淑，仁漸義摩，雖民物之殷阜坐致，而况於一人之嗣胤。所以凡爲廣嗣之計者，其用藥之準，但取純王以召和，無取雜霸以兆戾也。而經文又云陰平陽秘四字，尤足互暢其義。蓋陰得其平，而無過不及，然後陽得其秘，而不走泄也。此可見陽之秘密，乃聖神交會所首重。然欲陽之秘密，即不得不予其權於陰。正以陽根於陰，培陰所以培陽之基也。今人以峻烈之藥，劫盡其陰，以爲培陽。益以房幃重耗，漸至髓消肉減，神昏氣奪，毛瘁色夭，尚不知爲藥所誤，可勝悼哉。向見一浙醫宋姓者，在京師製成大顆彈丸，遍送仕宦，托名臍帶胎髮，其實用煉過硫黄在内，服之令人陽道驟堅可喜，未幾燥病百出。吾鄉諸大老受其禍者，歷歷可指。近游鹿城，聞張鴻一孝廉，以進紅鉛傷腦，而日夜精流不止。蓋腦爲髓海，腦熱而通身之髓盡奔。究竟熱未除而髓先竭，骨痿艱行矣。至婁過天如先生舊宅，見鼻中濁涕，凡落板壁者，深黄之色，透入木中，剗刷不除。詢之，亦由服種子熱藥所致。後以傷風小恙，竟至不起。噫嘻。腦熱已極，蒸涕爲黄，出鼻之熱，尚能透木，曾不省悟。至熱極生風，尚治外而不治内也，復何言哉。吾鄉劉石閭先生，服熱藥而病消渴，醫者鄧橘存，堅令服六味地黄湯千劑，果效，蓋得於壯水之主，以製陽光之旨也。高郵袁體仁種子經驗方，皆用陰陽兩平之藥，蓋得於陰平陽秘之旨也。此老於醫而審於藥者，因並表之。又方士取黑鉛之水，名爲神水金丹以惑人。凡痰火之病，初得其下行之力，亦覺稍爽；而不知鉛性至燥，轉至劫陰，爲害反大。又有用蒸臍之藥，名彭祖接命之法者。夫臍爲人之命根，以麝香、硫黄、附子等大熱散氣之藥，加艾火而蒸灼，幸而不中真氣，尚無大害。若蒸動真氣，散越不收，擾亂不寧，有速斃耳。聞婁中老醫穆雲谷，嘗誨人曰：蒸臍一法，有損無益，斷不可行。旨哉言矣。亦並表之。

胡卣臣先生曰：艱嗣之故有五：一曰性偏刻，好發人陰私；一曰好潔，遇物多不適意處；一曰慳吝，持金錢不使漏一綫；一曰喜孌童，非其所用，肝筋急傷；一曰多服熱劑，鑠真陰而盡之。嘉言此論，曲暢經旨，以闢方士之謬，而破輕信之惑，真救世之藥言也。

論治傷寒藥中宜用人參之法以解世俗之惑

傷寒病有宜用人參入藥者，其辨不可不明。蓋人受外感之邪，必先發汗以驅之。其發汗時，惟元氣大旺者，外邪始乘藥勢而出。若元氣素弱之人，藥雖外行，氣從中餒，輕者半出不出，留連爲困；重者隨元氣縮入，發熱無休，去生遠矣。所以虚弱之體，必用人參三五七分，入表藥中，少助元氣，以爲驅邪之主，使邪氣得藥，一湧而去，全非補養虚弱之意也。即和解藥中，有人參之大力者居間，外邪遇正，自不争而退舍。設無大力者當之，而邪氣足以勝正氣，其猛悍縱恣，安肯聽命和解耶？故和解中之用人參，不過藉之以得其平，亦非偏補一邊之意也。而不知者，方謂傷寒無補法，邪得補彌熾，斷不敢用。豈但傷寒一症，即痘疹初發不敢用，瘧痢初發不敢用，中風、中痰、中寒、中暑，及癰疽、産後，初時概不敢用，而虚人之遇重病，一切可生之機，悉置之不理矣。古今諸方，表汗用五積散、參蘇飲、敗毒散，和解用小柴胡湯、白虎湯、竹葉石膏湯等方，皆用人參，皆藉人參之力，領出在内之邪，不使久留，乃得速愈爲快。奈何世俗不察耶。獨不見感入體虛之人，大熱呻吟，數日間爍盡津液，身如枯柴。初非不汗之，汗之熱不退；後非不和之下之，和之下之，熱亦不退。醫者技窮，委身而去。不思《内經》所言，汗出，不爲汗衰者死，三下而不應者死。正謂病人元氣已漓，而藥不應手耳。夫人得感之初，元氣未漓也；惟壯熱不退，灼乾津液，元氣始漓。愚哉愚哉。倘起先藥中用人參三五七分，領藥深入驅邪，即刻熱退神清，何致汗下不應耶。況夫古今時勢不同，膏粱藜藿異體。李東垣治内傷兼外感者，用補中益氣，加表藥一二味，熱服而散外邪，有功千古，姑置不論。止論傷寒專科，從仲景以至於今，明賢方書充棟，無不用人參在内。何爲今日醫家，單單除去人參不用，以阿諛求容，全失一脈相傳宗旨。其治體虛病感之人，百無一活。俟閻君對簿日知之，悔無及矣。乃市井不知醫者，又交口勸病人不宜服參，日睹男女親族死亡，曾不悟旁操鄙見害之也。謹剖心瀝血相告，且誓之曰：今後有以發表和中藥内，不宜用人參之言誤人者，死入犁耕地獄。蓋不當用參而用之殺人者，皆是與黃芪、白朮、當歸、乾薑、肉桂、大附子等藥，同行溫補之誤所致。不與羌、獨、柴、前、芎、桔、芷、芩、膏、半等藥，同行汗、和之法所致也。汗、和藥中兼用人參，從古至今，不曾傷人性命，安得視爲砒鴆刀刃，固執不用耶。最可恨者，千百種藥中，獨歸罪人參君主之藥，世道人心，日趨於疾視長上，其醞釀皆始於此。昌安敢與亂同事，而不一亟辨之乎。

附人參敗毒散注驗：嘉靖己未五六七月間，江南淮北，在處患時行瘟熱病，沿門闔境傳染相似。用本方倍人參，去前胡、獨活，服者盡效，全無過失。萬曆戊子、己丑年，時疫盛行，凡服本方發表者，無不全活。又云：饑饉兵荒之餘，飲食不節，起居不常，致患時氣者，宜同此法。

昌按，彼時用方之意，倍加人參者，以瘟氣易染之人，體必素虚也。其用柴胡即不用前胡，用羌活即不用獨活也，以體虚之人，不敢用複藥表汗也。饑饉兵荒之餘，人已內虚久困，非得人參之力以驅邪，邪必不去，所以服此方者，無不全活。今崇禎辛巳、壬午，時疫盛行，道殣相藉。各處醫者，發汗和中藥內惟用人參者，多以活人。更有發瘕一症最毒，惟用人參入消瘕藥內，全活者多，此人人所共見共聞者。而庸愚之執着不破〔一〕，誠可哀也。又有富貴人，平素全賴參、朮補助，及遇感發，尚不知而誤用。譬之賊已至家，閉門攻之，反遭凶禍者有之。此則誤用人參爲温補，不得借之爲口實也。

胡卣臣先生曰：將傷寒所以用人參之理，反覆辨論，即婦人孺子聞之，無不醒然，此立言之善法也。

詳論趙三公令室傷寒危症始末並傳誨門人

趙景翁太史，聞昌來虞譚醫，一旦先之以駟馬。昌心儀其賢，欲敬事而效藥籠之用久矣。孟冬末，三公郎令室患傷寒醫藥無功，漸至危篤。先日進白虎湯，其勢稍緩。次日進人參白虎湯，其勢轉重。皇皇求醫，因而召診。昌聞其咳聲窘迫，診其脈數無力，壯熱不退，肌膚枯澀，沉困不食。語景翁先生曰：此病大難爲，惟不肖尚可悉心圖成，以報知己。疏方用仲景麻黄、杏仁、甘草、石膏湯四味。先生頗疑麻黄僭汗，因問錢宗伯公郎服西河柳、犀角而疾瘳，今可用乎？昌曰：論太陽陽明兩經合病，其證頗似。但彼病秋熱，此病冬寒，安得比而同治。況病中委曲多端，河柳、犀角，原非正法，惟仲景麻、杏、甘、石一湯，允

〔一〕庸愚之執着不破　三味書局本作「庸愚之人，執着不破」。

爲此病天造地設、有一無二之良法。先生韙之。其房中女伴，以不省官話，兼未悉昌之生平，争用本地經驗名家，乃至服河柳而表終不解，服犀角而裏終不解；且引熱邪直攻心臟，其顛悖無倫，較胃實譫語更增十倍。醫者始辭心偏，不可救藥。吁嗟。人心位正中央，皇建有極，而何以忽偏耶。傷寒膀胱蓄血，有如狂一證。其最劇者，間一發狂，旋復自定。即心臟最虚，元神飛越者，間有驚狂卧起不安一證，未聞有心偏之説也。而病者何以得此乎？未幾陽反獨留，形如煙熏，髮直頭摇，竟成心絶之候。此段疑案，直若千古不决，孰知有麻、杏、甘、石爲持危扶顛之大藥也哉。門人請曰：麻杏甘石湯，不過一發表藥耳，何以見其能起危困？萬一用之罔效，又何以起後學之信從耶。余曰：此淵源一脈，仲景創法於前，吾闡揚於後，如錐入木，如範鎔金，所以稱爲天造地設、有一無二之法，用則必效，確無疑也。蓋傷寒一證，雖云傳足不傳手，其實足經而兼手經者恒多。醫者每遇足經六傳之病，尚爾分證模糊，至遇兼手十二經之證，鮮不五色無主矣。足經譬西北也，手經譬東南也。道理之近遠不同，勢自不能以飛渡。然乘釁召邪，阻險割據，豈曰無之。今病家爲足太陽膀胱、足陽明胃，兩經合病，既已難任，更加兩經之邪，襲入手太陰肺經，所以其重莫支。手太陰肺者，主統一身之氣者也。氣通則汗出，氣閉則汗壅。從前發汗而不得汗，馴至肌膚枯澀，豈非肺主皮毛，肺氣壅閉，津液不通，漫無潤澤耶。任用柴胡、葛根、河柳辛凉解肌，如以水投石，有拒無納，職此故耳。病者爲崑邑開府王澄川先生之女，孝敬夙成，皎然與女曜争光。澄川先生，素患鼻齇，諸女禀之，咸苦肺氣不清，鼻間窒塞，所以邪易湊入。纔病外感，便當蚤爲足經傳手之慮，通其肺氣之壅，俾得汗出邪散，始稱哲醫〔一〕。况病爲足太陽膀胱〔二〕、足陽明胃，兩經合病，則足太陽之邪，由背而貫胸；足陽明之邪，由胸而徹背。肺爲華蓋，覆於胸背之上，如錢孝廉素無肺患者，病時尚且咳嗽緊逼，豈居嘗肺氣不清之體，可堪兩經之邪交射乎？其用白虎湯，爲秋令清肅之藥，肺金所喜，故病勢稍持。纔加人參五分，即轉沉重，豈非肺熱反傷之左券乎？至於犀角，乃手少陰心經之藥，夏月心火亢甚，間有可用；冬月水盛火虧，斷非所宜。又况手少陰心經，與手太陰肺經，膜屬相聯，以手經而傳手經，其事最便。所以纔一用之，隨領注肺之邪，直攻心臟。正如足太陽誤用葛根，即領其邪傳入陽明之例耳。不然，傷寒之邪，過經不解，蘊崇日久，不過襲入厥陰心胞絡已耳，豈有直攻心臟之理哉。吾用麻黄發肺邪，杏仁下肺氣，石膏清肺熱，甘草緩肺急，蓋深識仲景製方之妙，顓主足經太陽者，復可通於手經太陰用之，一舉而解手足兩經之危，游刃空虚，恢恢有餘，寧至手復傳手，而蹈凶禍乎。乃知肺臟連心，正如三輔接壤王畿，誤用犀角，領邪攻心，無異獻門迎賊。天之報施聖君賢女，抑何慘耶。余非乏才無具者，而袖手旁觀，不禁言之親切，有如子規之啼血也已。

〔一〕哲醫　三味書局本作「明哲」。
〔二〕况　三味書局本作「此」。

校勘記

此書剞劂後，黑菴復據多本校出陳刻本譌字凡若干處，皆直注爲誤。予加覆勘，所據似皆俗本，譌處賴以訂正，其妄臆改者仍與删去，否則兼存改誤爲一作，然不及陳刻者十九，細按之即得也。喻文用字每近古，陳刻無改竄，自屬原本。元曠識

陳刻《寓意草》未分卷，論吳聖符單腹脹治法一篇，列於卷末，與目録不合，兹依目録移前。續一篇列卷首目録前，兹移卷末，仍列入編目。以卷帙重大，復約分四卷。《醫門法律》原十二卷，陳刻衹分六卷，與採進本不合，未知所據何本，但以譌字絶少，稱爲精本。編次殊多凌亂，《醫門法律》尤甚，書中條例多不一致，坊本率如陳刻，惜採進本不可見。唐許胤宗曰：醫特意耳！思慮精則得之。觀喻氏此篇，益見其《尚論》之言非妄，且由是觸類而長，始知奇症皆有定理可尋，但思慮不精卽不能神明於規矩之中耳。

先生每用人參皆不敢服，雖已効仍不謂然，當時視人參甚於毒藥至此，殊不可解。

南昌魏元曠跋並校